我的健康我做主

跟随胡大一教授学健康

胡亚民　著

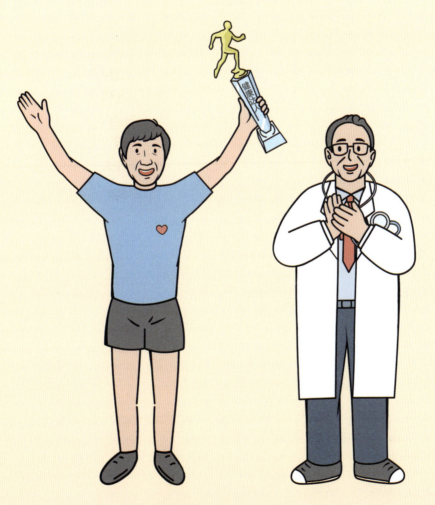

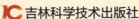
吉林科学技术出版社

图书在版编目（CIP）数据

我的健康我做主：跟随胡大一教授学健康 / 胡亚民
著. -- 长春：吉林科学技术出版社，2023.8
ISBN 978-7-5744-0646-9

Ⅰ. ①我… Ⅱ. ①胡… Ⅲ. ①保健 Ⅳ. ①R161

中国国家版本馆CIP数据核字(2023)第173601号

我的健康我做主——跟随胡大一教授学健康
WO DE JIANKANG WO ZUO ZHU —— GENSUI HUDAYI JIAOSHOU XUE JIANKANG

著	胡亚民
出 版 人	宛　霞
责任编辑	张延明
特约策划	刘伟鹏
装帧设计	张海雪
插画设计	徐宏伟　张　青
封面设计	布克（北京）文化传播有限公司
幅面尺寸	185 mm×260 mm
开　　本	16
印　　张	19.5
页　　数	312
字　　数	360千字
印　　数	1 0001—1 5000册
版　　次	2023年10月第1版
印　　次	2024年10月第2次印刷

出　　版	吉林科学技术出版社
发　　行	吉林科学技术出版社
地　　址	吉林省长春市福祉大路5788号
邮　　编	130118

发行部电话/传真　0431-81629529　81629530　81629531
　　　　　　　　　　　　 81629532　81629533　81629534
储运部电话　0431-84612872
编辑部电话　0431-81629380
印　　刷　吉林省吉广国际广告股份有限公司

书号　ISBN 978-7-5744-0646-9
定价　88.00元

序言一

本书作者胡亚民同志，曾多次被评为"健康达人"。《我的健康我做主——跟随胡大一教授学健康》一书，是他从自身的实践出发，历时十多年进行归纳总结的成果。当读完他的全部书稿之后，我深感他所走过的健康之路值得肯定，他十几年持之以恒的精神值得学习，他被授予的光荣称号实至名归。

2007年年初，我和胡亚民同志初次见面的时候他说，前些年他身体肥胖并患上了多种慢性病，非常苦恼。一次偶然的机会，在网络上看到了我的健康讲座。从此，就下定决心，开始学健康，力争做一个坚决战胜疾病、享受快乐生活的人。我很欣赏他的坦诚与执着，也坚定支持他的健康行动，当即送了他一本《掌握健康钥匙》。我说："预防疾病，保证身体健康，除了养成健康的生活方式和行为习惯以外，别无他法，想要获得健康必须靠行动，健康的钥匙就在你自己手中。"

亚民同志勤于学习。他花了两周时间，把这本书读了两遍，而且把书中的一些主要观点都背了下来，付诸实践。后来，他又拜我国著名心血管病专家胡大一教授为师，跟随胡大一教授学健康。除此之外，他还每天通过央视《健康之路》、北京卫视《养生堂》等栏目及其他各种新媒体公众号不断学习，并且经常向多学科的健康教育专家请教。他把"书山有路勤为径，学海无涯苦作舟。"作为座右铭，立志"活到老，学到老。"也正因为如此，他掌握了大量的养生保健知识，养成了自己的健康生活方式。

亚民同志勇于实践。他把世界卫生组织提出的"健康四大基石"和胡大一教授的"健康长寿三字经"，当作自己的健康行为准则，融入日常工作和生活中。作息规律，生活自律，多年如一日，坚持好习惯。到了退休年龄，他的十余种慢性病基本康复，其身体健康、心理健康、社会适应，为中老年人的自我健康管理树立了榜样。

亚民同志善于总结。他把"健康四大基石"和"健康长寿三字经"具体化，提出"每天做好八件事"。又把每天做好八件事再具体化，落实到"健康快乐每一天"，以切身体会告诉人们，在养成健康生活方式过程中可以做到有标准、能量化、可遵循。他从养成健康生活方式入手，预防慢性病；用个性化标本兼治的方法，治疗慢性病。更难能可贵的是，亚民同志退休之后，经常深入到乡村、社区、机关、学校、医院、企业、工厂、军营等地，用亲身经历和现身说法，宣讲健康，同时还带动了身边许多人一起学健康，是一位名副其实的"自我健康管理第一责任人"和"健康达人"。

　　胡亚民同志的这本书，对追求健康长寿的人来说，是一本难得的科普读物。对广大读者朋友进行慢性非传染性疾病的预防、治疗、康复，有一定的借鉴意义。我相信，只要养成健康的生活方式和行为习惯，健康的钥匙就在您自己手中。如果人人都能走上健康之路，"健康中国"的宏伟目标就一定能够实现！

中国工程院院士

原卫生部副部长

中华预防医学会会长

中国营养学会荣誉理事长

2022 年 10 月 4 日

序言二

　　《我的健康我做主——跟随胡大一教授学健康》这本健康科普著作，是胡亚民同志竭尽心力、反复修改、数易其稿、历时十年的心血之作。他用自己的切身经历，向人们讲述了他如何从身患 12 种非传染性疾病，每日服用 21 片药物，饱受慢性病折磨之苦的患者，走向了健康的人生旅程。

　　"我的健康我做主"的书名是画龙点睛，讲出我们每个人要想实现健康人生，必须成为自身健康的第一责任人。一个人应对自己的健康负责任，因为一旦患上严重疾病，即使是再亲的亲人，也无法替代你忍受疾病的痛苦乃至死亡。

　　十二年前的一天，我刚结束上午的门诊，胡亚民同志第一次走进了我的诊室。他自我介绍说，他是经人推荐读了我那本获国家科技进步二等奖的医学科普读本《健康从"心"做起》，才开始改变自己。并且在阅读中他悟出了一个道理，要想走出疾病的困扰，关键是要从改变不健康生活方式开始，落实世界卫生组织提出的健康生活方式"四大基石"：合理膳食，适量运动，戒烟限酒，心理平衡。在此基础上，他又把我总结、细化出来的"健康长寿三字经"作为他的行为准则。

　　我在和亚民同志讨论健康问题时提出：人患了病，"治标靠医生，治本靠自己"，他心领神会。因为当一位患者突发急性心肌梗死时，即使医生抢救及时，成功施行了手术，挽救了生命，但这也仅是治标的一时效果。如果患者不从根本上改变活法，即生活方式，烟照抽、酒照喝、大鱼大肉照吃，仍旧不运动，还可能会形成新的血栓或动脉粥样硬化病变，其他部位的血管也可能产生新的问题，仍然面临新的致残、致命风险。

　　我与亚民同志及其他朋友说健康，涉及的另一话题是"知—行—信"，按传统认识"知—信—行"，即学习了解知识、相信科学、付诸行动。而我自己的生活经历和指导患者改变不健康生活方式，走向健康的过程，实际上是一个"知—行—信"的过程。如果人们认为，健康饮食类似当年吃的忆苦饭，难以下咽；每日运动如同苦行僧，无法坚持。那么肯定会出现"两难"：一是不健康生活方式难改变，二是健康生活方式难坚持。

　　近十年来，我在全国组建了多处心肺预防康复中心，有专业人员、有场地、有设备、有医疗安全救护保障措施。主要是指导心血管病患者落实五大处方——药物处方、运动处方、营养处方、精神心理 / 睡眠处方和戒烟限酒处方。让患者用半年左右时间，改变不健康的生活方式，从实践与改变中亲身体验到坚持健康生活方式是愉悦的。例如有氧运动是抗焦虑、给人带来快感的良药；健康饮食是美味的；充足的睡眠会使人精力充沛；戒烟后，不咳嗽，痰没了；戒酒后，应酬少，酒精肝也没了……实践告诉你，改变不健康生活方式，给人们带来了看得见、体会得到的健康效果。

亚民同志在这些方面融会贯通，身体力行。他从改变不健康的生活方式开始，体重减了 26 千克，每日用药 21 片减到半片，12 种慢性病基本治愈。他尝到了甜头，看到了实效，使他对坚持健康生活方式的必要性深信不疑，而且持之以恒。

亚民同志不仅是改变不健康生活方式的实践者，更是健康生活方式的示范者与宣教者，他用自己的言行影响着身边的亲人、同事、朋友。在他担任吉林省健康协会和吉林省健康管理学会副会长后，与我一起在全国各地和各类媒体上，通过各种形式，用自己不断学习总结的经验和体会，向全社会宣讲健康科普知识，并将此视为重要的社会责任和一份全新的事业，不图回报、乐此不疲，这也使他退休后的生活更加丰富、更加充实。

《我的健康我做主——跟随胡大一教授学健康》一书通俗易懂，很接地气，即将付梓。亚民同志在写作过程中，不仅请我读了多遍，还多次向营养、运动、心理、睡眠等方面的专家，如常翠青、郭建军、李舜伟、曲姗、曲洪达、李宏伟等教授学习请教，力求使本书涉及的医学知识更科学、更严谨。

我希望，也相信，阅读本书会对追求健康人生的朋友们有启发，有借鉴。

中国心脏联盟主席

国际欧亚科学院院士

中国控制吸烟协会会长

北京大学人民医院心血管研究所所长

2022 年 8 月 26 日

目 录

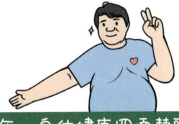

第一章　人到中年，身体健康四面楚歌

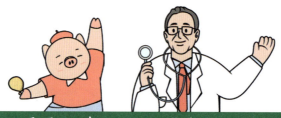

第二章 自我改变，两个"法宝"驱走病魔

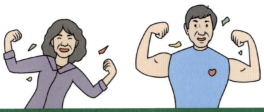

第三章 换个活法，健康融入日常生活

一 管住嘴，并不难

第四章　人生感悟，自己健康自己做主

第一章 人到中年，身体健康四面楚歌

一 没把肥胖当成病

二 都是肥胖惹的祸

三 一边吃着药，一边使劲『造』

四 看着别人撞南墙，触动自己想回头

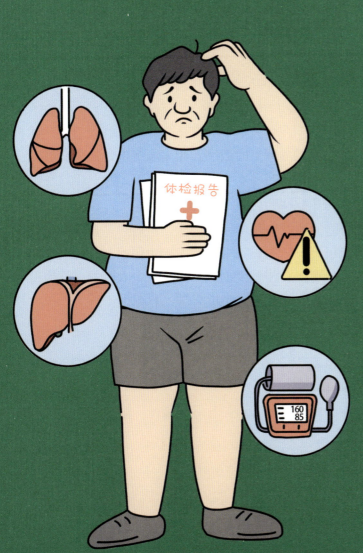

一 没把肥胖当成病

无论过去多少年，人生的第一次总是难忘的。22岁那年的夏天，我谈恋爱了。有一天，我们两个人到县医院看望她的一位同学。在护士办公室里正好有一台体重秤，我就顺便测试一下身高和体重。身高1.74米，体重66千克，她同学说我是个体形标准的小伙儿，当时我也很高兴。老百姓常说"六六大顺"，我感到很吉利，这也是我第一次对自己的身体状况有了初步了解。

40岁以后，随着年龄的增长，工作岗位变化，社交范围扩大，身体也逐渐发福，个头不见长，肉倒没少增。十多年时间，体重一直维持在88千克左右。很多人却说我"长得富态""胖得匀称""大耳有福"。我听了不仅不反感，还觉得很受用，甚至认为发胖是成功男人的标志。

1. 体重一八八，仍然未在意

52岁那年秋天的一个晚上，我参加初中同学的聚会，酒足饭饱之后，大家去浴池洗澡，更衣室里正好有一台体重秤，我就去量了一下体重。由于灯光暗淡，体重秤上的数字又模糊，看了半天我也没看清秤上的数字。叫来服务生让他帮我看看，小伙子惊呼道："叔叔，94公斤！"我说："不对吧，又长了6公斤？来，再量一次。"我又回到体重秤上，真的没错，的确是94公斤。

从那一刻起，我开始关注自己的体重和体形。当洗完澡之后，走到镜子前，仔细看着自己的体态，觉得滑稽又可笑。侧面看将军肚，像一个怀胎八个月的孕妇；背面看水桶腰，腰部上下一般粗；正面看两条小细腿儿，支着个大肚腩，就像挺着一个大"炸药包"。再看看身边其他洗澡的人，相形见绌，自己似乎成了另类，真有些不好意思了。

2. 打鼾招人烦，尴尬又无奈

肥胖给我的工作和生活带来诸多不便与无奈：开会打瞌睡，睡觉打呼噜，如厕有障碍，时常掉裤子。形象不雅，动作迟缓，已成为同事调侃我的话题和笑料。有人形容我的鼾声之大，如同一台正在作业的推土机，连续轰轰作响一阵，瞬间又鸦雀无声，突然又震耳欲聋。因此，每次出差，同行的人谁都害怕与我共住一室。如果人员是单数，我就一个人一间，如果是双数，他们就采取"抓阄儿"的方式，幸运者便逃出和我住在一起的"厄运"。有一次到外地学习考察，我们共去8个人，到宾馆分配房间时，他们抢着结对，最后就剩下我和另一位也打呼噜的同事。临睡前我告诉他："我睡觉打呼噜比你声大，你先睡我后睡。"那位同事说："我知道，我不怕。"他的话音刚落，我就鼾声如雷了。打呼噜的人也怕别人打呼噜，那位同事怎么也睡不着，不得不把耳机戴上，听广播节目。到后半夜，广播节目都结束了，他还是睡不着，只好又戴上耳机，收听收音机里的电流噪声，以此来掩盖我的鼾声。就这样，他一直似睡非睡地熬到天亮。第二天，说什么也不和我住一起了。

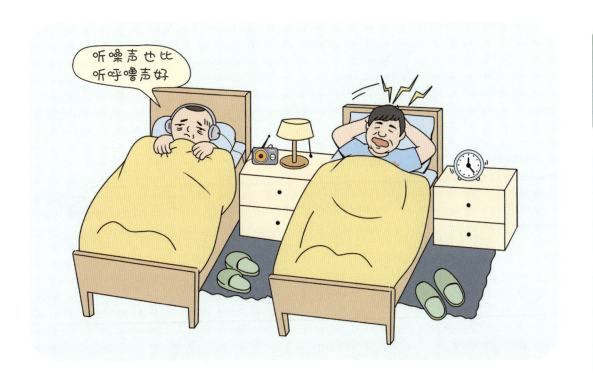

正常人大便后擦屁股，都是伸手向背后。可我身体最胖的时候，往后面伸手够不到位。这就让我想起原单位的一位同事"徐老厚"擦屁股的故事。老徐是单位的财会人员，老实厚道，人缘甚好。他个子不高，却很胖，走起路来两边晃。由于整天坐在办公室里很少运动，就更加大腹便便。他和我说，每次上厕所大便，都要从前面伸手擦屁股。十年前，他说的时候，我还觉得挺可笑，没想到现在我也成了老徐的样子。虽然开始不习惯，但总算是解决了擦屁股的难题，老徐当年可笑的故事，成了我今天的现实生活。后来听人说，老徐50多岁就去世了。真就应了那句话："裤腰带越长，寿命越短。"

最尴尬的是，有一次参加全系统职工干部大会，该我上台发言了。我刚走上主席台，全场顿时哄堂大笑。我低头一看，是外裤突然掉到了臀部，弄得我不知所措，那个不堪的窘境就甭提了。从那以后，我把所有的裤子都缝上了背带，以防不测。

3. 本是读书人，奈何不开窍

俗话说："知识越少越不学，水平越低越不服。"50 岁已是知天命之年，可我对健康知识却一窍不通，不但不懂，也不学，也不信，还不服，自我感觉良好，还怕被别人改变。

有一次，单位发给每人一套我国首席健康教育专家洪昭光教授编著的书和光碟，我一看是健康教育方面的，便顺手送人了。尽管这是件不值一提的小事，但足以说明我当年健康意识的淡薄，可谓"健商"太差。

其实，我是爱读书的人。受时代影响，初中只读了一年，就下乡当了"知识青年"，没有机会读高中、上大学。从参加工作开始，我坚持利用业余时间上夜大、读刊大、学函大，从事什么工作就学什么。先后学习了企业管理、经济管理、党政管理等专业，文凭真的没少拿。而且我没有因为文凭到手就书本脱手，几十年来，每天早晨都坚持读书学习半个小时以上，这已成为习惯。每逢休息，我常去逛书店。每次出差，必须到机场、火车站书屋去浏览，遇到心仪的新书必买，从不空手。即便如此爱读书、爱学习，但那时候我的书房里，却没有一本关于健康方面的书籍。

回顾自己的成长历程，从家庭到学校再到走向社会，从工厂到企业又到机关，从来没有接受过任何关于健康的教育。头脑中的疾病预防概念和卫生保健知识几乎是零，也从未把肥胖当疾病看待。

第一章

第二章

第三章

第四章

二 # 都是肥胖惹的祸

> 我年轻时身体好。40 岁之前没打过针，没住过医院，没请过病假，基本上不吃药。偶尔患伤风感冒、拉肚子，一挺就过去了。常听人说："人吃五谷杂粮，哪有不生病的？"总以为生病是到了一定年龄才有的事儿，是遗传原因，是天命注定，甚至认为是运气不佳。心里想自己还年轻，疾病和死神还不会这么早地光顾自己。虽然现在身体有点儿胖，但胖得匀称，这也算不上什么病。总是这样自我安慰，自我陶醉，心安理得。

1. 体检报告初显危机

我们单位每年都组织职工体检，单位是想送给员工一份健康福利。可很多员工和我一样，不关注身体健康，没把体检这个"福利"当回事儿。体检时，有的本人去了，有的把名额让给了家属。但不管谁去检查，却很少有人认真研读体检报告。

我第一次体检时，面对体检报告中的阴性、阳性、异常、上下小箭头等各种表述都是一头雾水，就像看"天书"，什么都看不明白。有人告诉我，你拿着体检报告去找主检医生咨询一下。医生看后对我说："你的体重超标，血压偏高，还有酒精肝，没啥大事儿，今后注意点儿，少喝点儿酒，少吃点儿肉。"听了主检医生轻描淡写的几句话，我也感觉没啥大不了的，因此也就没把检查结果当回事。

以后的每年体检，报告单中的向上红色小箭头不断增加。代表着我的血脂高了，尿酸高了，总胆固醇、甘油三酯、低密度脂蛋白胆固醇等指标都升高了。有一些症状也逐渐加重，原来的身体超重变成了肥胖症，原来的酒精肝变成了脂肪肝，原来的血压偏高变成了高血压，原来的鼻炎变成了鼻窦炎。又先后检出了冠状动脉粥样硬化、睡眠呼吸暂停综合征、胃溃疡、慢性支气管炎、牙周炎、足癣等疾病。每次体检报告单我都找主检医生看看，我觉得他们说的都是老一套，比如"注意饮食，多些运动，到专科医生那看看，吃点药，外用点药，没大事。"当时我在想，体检就是体检，不检查出几样病来叫什么体检？医生就是医生，不把病情说严重了，怕您不重视，没有什么大事，别在乎它。

后来，我结识了县医院的一位业务副院长，也是我县知名的心血管病专家。有一次，我到他办公室里聊起了体检，他看看我的体形，又看看我的体检报告，语重心长地对我说："老大哥应注意了，你查出这么多异常指标，自己别不当回事儿。肥胖是百病之根。例如你患上了高血压、高脂血症、动脉粥样硬化等心血管疾病，都和肥胖有关。关键你平时吃得好，运动少，工作压力又大，这些就像大树的树根，有了这些树根就长出了肥胖这个树干，有了这样的树干又长出了高血压、高脂血症、动脉粥样硬化这些树枝，然后再慢慢滋生出了心肌梗死、脑梗死、脑出血这些树叶，很多疾病都是由肥胖生成的。肥胖本身就是病，它还是癌症之源，会导致肝癌、肾癌、胰腺癌、乳腺癌、宫颈癌、卵巢癌、胆囊癌、甲状腺癌、结直肠癌、食管癌等。"

最后他很严肃地对我说："你患上这么多心血管相关疾病，虽然目前还没有明显症状，但一旦突然发作，后果不堪设想，很多人猝死、半身不遂都是因为疏忽造成的。你要高度重视自己的身体健康问题，应到大医院找专科医生再看看，无论诊断结果如何，减肥是你今后必须要做到的。"

2.一天服过21种药

听了心血管病医生的忠告，我对自己的健康状况开始上心。他给我测了血压，量了三次，高压都在150毫米汞柱（1毫米汞柱=1.33千帕）左右，他告诉我："你已经患上高血压病了，吃点降压药吧！"

就这样，每天早晨起床后我服用一片降压药，吃一周后，我又去他办公室测量一次血压，已降到正常值。他告诉我："高血压需服药，其他病也需服药，你的体检出现这么多异常指标，还是去找专科医生诊断一下，该治疗的一定要治疗，该服药的也必须服药，以免病情加重。"

我回到家里，把历年体检报告都找了出来，让医生帮我梳理一下，把所患上的病归了一下类，先后到几家大医院的心内科、神经内科、呼吸科、消化科、五官科、口腔科、皮肤科，找了7位医生看病，每位医生都说："没大事，吃点药吧！"我拿了一大沓处方，一共开了19种药，有口服的，也有外用的，再加上当时我正在吃的感冒药、拉肚子药，合计21种。得病寻良医，恨病吃苦药，吃吧！我按照药品说明书上的用法用量，每天早饭前吃一大把，晚饭后又吃一大把，几乎把药当饭吃。当时，我把治病恢复健康的希望，全部寄托在吃药上。

吃了一段时间药之后，有几种病立竿见影，有所好转，如高血压、咳嗽、鼻塞等。有几种症状有所缓解，如牙痛、牙龈出血、脚气发痒等。

但有两种病就从来没好过，慢性支气管炎和鼻窦炎，吃了药就好，一旦伤风感冒就复发。

后来听别人说："是药三分毒，无毒不入药。"还有人对我说："吃药既能治病，也能伤身，你吃这么多种药，别再把自己毒出新病来。"我听了觉得很有道理，就又去咨询一位大医院的呼吸科主任："我的慢性支气管炎和鼻窦炎吃药能不能彻底治愈？"她笑着对我说："不能！"回答得十分肯定。"那怎么办呢？"我再追问，她也没说出什么原因。之后，我便失去了治疗的信心，大部分药停用了。降压药也没有按时按量服用，感到血压高了，就吃几天，不高了，就停下来。

3. 你胖我也胖，自感无大事

随着时间的推移，自我感觉各种病症没有继续发展，于是对体检报告中的异常指标也不再重视。当时我认为：现代人生活好、应酬多、工作压力大，体重超标是正常的。从体形上看，你胖我也胖，没啥不一样。从体重上看，你超我也超，胖也没啥招。我甚至还在想，神清气则爽，心宽体才胖。文明病长在文明人身上，富贵病长在富贵人身上，用不着大惊小怪。现在肥胖的人多了，标志着生活水平提高了，无关紧要，只要无大病，就不要理它。

人的模糊认识往往产生于从众心理。平常在一些婚礼宴会、同学朋友聚会上，大家互相一交流，酒精肝、脂肪肝，你有我也有；血压高、尿酸高，你高我也高；血糖异常、血脂异常，你不正常我也不正常。于是，大家伙儿互相调侃："吃吧、喝吧，没事，我吃这么多年都没啥事，别在乎。""人活着，这个不吃，那个不喝，活着还有啥意思，人生难得几回醉，何不潇洒走一回？"我看大家都这么说，也都这么做，自己也就不那么在乎了。

第一章

第二章

第三章

第四章

一边吃着药，一边使劲"造"

经过一阵子药物治疗后，我觉得药吃得太多，不应该一看体检指标异常就吃药，应该突出重点。于是，我又去征求医生朋友的意见。他看了一遍体检报告中的异常指标，询问了我目前的身体症状，又问了我服用的21种药物的名称，语重心长地对我说："你目前已确诊的高血压、高脂血症、动脉粥样硬化等病应该服药，其他的药物暂时不用吃了，等到下一次体检有异常指标后再同专科医生商量。"我遵照医生的意见，只服3种降血压和降血脂的药。

当时，我只知道有病看医生，治病需吃药，并不知道不健康的生活方式与慢性病的关系。因此，一边吃着药，一边使劲"造"，肉照常吃，酒照常喝，夜照常熬，从不去运动。

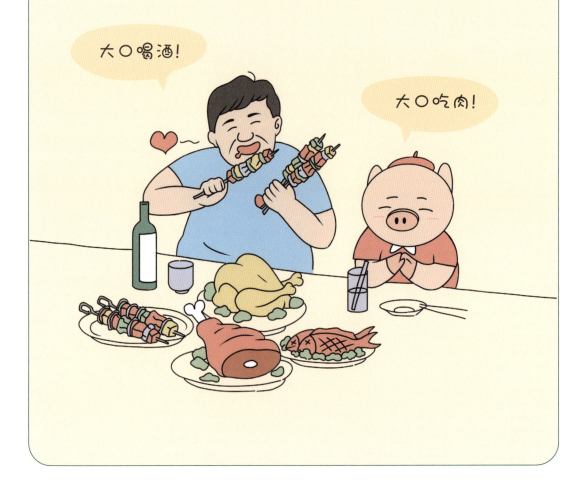

1. 早餐香四溢，贪恋"口头福"

由于工作关系，我经常到外地学习、考察、参会和讲课，宾馆的早餐基本上都是自助餐。每当我看到主食副食丰富多样、点心饮料应有尽有的早餐时，心中窃喜，庆幸自己真有"口头福"，赶上了吃啥有啥的好时代。两根油条、两个肉馅包子、三个煎鸡蛋装了一盘，香肠、培根、油炸鱼又盛了一盘。只要好吃都是我的盘中餐，真是爱吃啥吃啥，啥香吃啥，同志们都夸奖我真会选、真会吃，纷纷效仿。几个人凑在一桌吃饭，香飘四溢。直到吃得肚皮发撑，大有多吃多得，不吃白不吃的感觉。

在外面美味丰盛的早餐吃多了，回到家里，总觉得家里的早餐没滋没味儿。所以，我就经常到饭店、小吃部、小摊床上买回一些麻花、油条、油炸糕、油炸丸子当主食。听说猪皮能养颜，我又经常买回一些猪蹄、猪耳朵和猪皮冻当副食，家里的早餐也讲究美味、咸香、可口。吃丰收菜时蒸鸡蛋焖子多放油，喝豆浆时多放糖，炒菜时多放食盐和味精，吃鱼时不是用油炸就是用油煎着吃。平时我在家里不做饭，但会煎鱼。我家距离水库很近，我又爱吃鱼，所以我就经常起大早去水库边上，买回一些野生活鲫鱼，把鱼收拾干净，多放点盐腌一下，然后用平底不粘锅煎，一边煎一边不断放油，以防粘锅。出锅前在煎鱼的两面还要撒上一些味精或鸡精，这也是我最拿手的一道菜。自以为是独创，煎出来的鱼又鲜又嫩又香，味道美极了。很多吃过我煎鱼的人都称赞我是"美食家""煎鱼专家"。现在回想起来，所谓的香不就是鱼新鲜，油、盐、味精放得多吗？很多宾馆、饭店、食堂、外卖做出来的饭菜为什么香？为什么好吃？其实都是油、盐、糖和各种调料炮制出来的，要什么味道就能制造出什么味道来，要多香就能制作得有多香。至于吃后健不健康，很少有人去考虑。

2. 晚餐"全家福"，无肉都不欢

我们家都是上班族。每天早上匆匆忙忙照顾孩子，中午带饭在单位吃，只有晚上下班后的时间相对充裕。因此，多年形成了早餐买熟食凑合，午餐带盒饭对付，晚餐大鱼大肉"全家福"的饮食习惯。用丰盛的晚餐"团圆饭"来弥补其他两餐的不足。

晚餐的主食基本上都是白米饭，越白越亮越好，很少吃粗粮。偶尔加点小米、杂豆，家人都说不好吃，也不愿意吃。而且随着生活水平的提高，肉也能买得起，吃得起，家里人更愿意吃肉了。因此，晚餐基本上以肉食为主。

每到双休日，家里的伙食还要进一步改善，一般也都放在晚餐上。炖一只鸡，鸡头、鸡爪、鸡脖子、鸡翅尖、鸡臀尖、鸡血都舍不得扔，这些都是我的最爱。炖一碗红焖肉，我专挑肥瘦相间的肉吃，每一口都特别香，每次都吃到撑为止。

吃了晚餐后，经常坐下来看电视，茶几上常年必备葵花子、花生和水果，边看边吃，只要吃上就刹不住车，直到看完电视才住嘴。

有时为了解馋，下班后，一家人就找一个烧烤店吃顿烧烤。每次不仅选一些羊肉串、牛肉串，还专门选一些动物的心、肝、肾、肚等内脏，经常吃也吃不够。我家附近有一个烧烤店，因为与老板熟悉，他烤的肉串也香，虽然他三年搬了两次家，不管搬到哪里，我们都追着去他家吃。

后来，我给自己的吃相总结了四句话：菜中无肉不伸筷，不吃撑了不下桌，把胃当成"垃圾桶"，把肚吃成了"炸药包"。当时我的腰围已经达到三尺四寸（1尺=33.33厘米，1寸=3.33厘米），尽管如此，自己仍不以为意。

3. 平时不运动，上楼如登山

随着年龄的增长，工作岗位变化，生活越来越好，我的运动量却越来越少，"享受"反而越来越多。上下班由骑自行车改为坐班车，上下楼由走楼梯改为乘电梯，就连上厕所也不再需要蹲便了，换成了坐便马桶。工作大多往返于办公室和会议室之间，回到家吃完饭就坐在电脑或电视前，经常久坐成为我日常工作和生活的常态。由于吃得多，动得少，身体越超重就越不愿运动，形成了恶性循环。

我家距离单位不到3公里，平时上下班都是坐班车。那一年夏天，有几天班车出现故障，我只好步行上下班。上班时我满怀信心，但是走了不到1000米，就气喘吁吁，一步也走不动了，只好叫了一辆电动三轮出租车，把我送到单位。下班时咬着牙走得稍快了一点儿，还不到500米就大汗淋漓。只好叫了一辆人力三轮出租车，把我送到家。从此以后，凡是超过500米的路程，我都想方设法坐车，很少步行。

我的办公室在四楼，上下楼从来不走步梯，都是乘电梯。有一次，正值上班时电梯出了故障，当我走到电梯门口时，工人正在维修，旁人都很自然地去爬楼梯，我却觉得没必要去费气力。问师傅多长时间能修好，回答说两三分钟吧！我就在电梯旁等了大约5分钟，电梯修好了我才上楼。

一个双休日，我和夫人去亲戚家串门，到了楼下才知道他们住在七楼，没有电梯。我望而生畏，怕爬不上去，就对夫人谎称："单位来电话了有事，改日再来吧！"可夫人不同意："好不容易抽点时间，嫂子和大娘在楼上等着咱们呢！走上去吧！"我只好硬着头皮，鼓足勇气往上爬，爬到四层就满头大汗，爬到五层就一直喘粗气，从五层爬到七层又歇了两次，感觉爬楼比登山还难。就因为爬不动楼梯，导致我两次搬家都选择最低层居住。

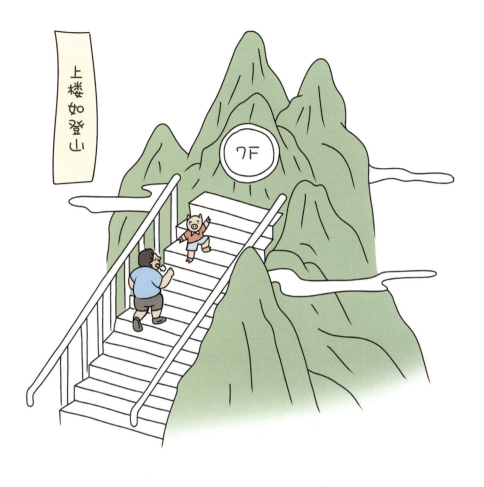

　　总之，在那个时期，我一边吃着药，一边仍不知收敛地胡乱吃喝，还从不运动，致使身体越来越胖，血压越来越高。有一次，我去参加一个婚宴，老同学、老朋友聚在一起多喝了几杯，最后一杯一口喝下二两白酒，结果血压一下子飙升到170多毫米汞柱，被迫住了三天医院。这时，我才认识到自己已经到了最危险的时刻。

四 看着别人撞南墙，触动自己想回头

正当我一边吃着药，一边不以为意地重复着以前生活方式的时候，身边又连续发生多起年轻朋友病死、致残事件，使我如梦方醒。

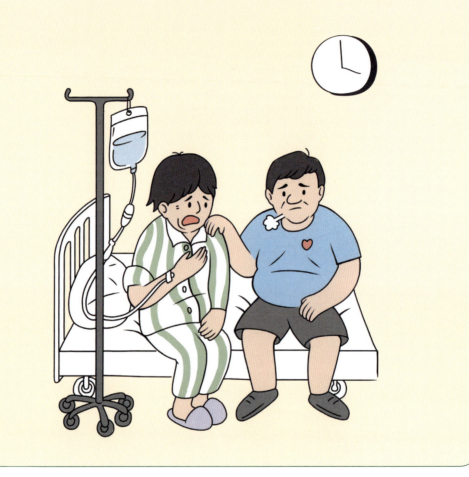

1. 昨天约吃饭，今晨成重患

我有一位非常要好的朋友李先生，多年来对我的工作非常支持，因此在一起沟通的机会就多。有一天，我俩刚吃过晚饭，约定第二天晚上还在一起吃饭。结果，第二天早晨我给他打电话，想确定一下时间、地点有无变化。打了几次无人接听，10 分钟后他夫人回电话说："大哥，你快来吧！你兄弟得了脑出血，不省人事，现正在医院急救室里抢救。"我放下电话，急忙赶到了医院。经过一天抢救，他的性命算是保住了，但医生说他可能会半身不遂。这样一位有德有才，又有一份好工作、一个好家庭，还有一批好同事、好朋友的人，48 岁就不得不离开了他心爱的工作岗位。

此后每年我都专程去看望他，他夫人很无奈地对我说："自从他患病之后，整个人都变了，脾气暴躁，吹毛求疵，谁也伺候不了。你们一定要健健康康地活着，穷富无所谓，只要没病没啥都行。"听了这番话，我好一阵子心酸，也引起了我很多反思。过去我只看到他胡吃海喝，没想到他早就患有严重的高血压和动脉粥样硬化。如果能早点注意，早期干预，结果肯定不会是这样。

自从我这位朋友患上半身不遂后，我才注意观察，在东北地区，在我身边，患这种病的人比较多。特别是在广场上、在小区里经常能看到一瘸一拐走路的人，其中不乏有一些我认识的老朋友、老邻居。仅我住的那栋楼里，60 户居民就有三位半身不遂患者。通过和他们聊天才知道，他们过去也都是胡吃海喝的主。身体肥胖、不爱运动、口重是他们的共同点。他们都患有高血压、高脂血症、脂肪肝、动脉粥样硬化等疾病。"有病为什么不去看呢？"我问邻居刘先生，他说："我从来不去医院，有一次在商店，头有点晕，正好门口有一个测血压的，我测了一下，高压160，我还不相信，以为他是为了卖药，结果没有几天就发病了。"

我又问了一位不到 50 岁，在广场上步履蹒跚的老朋友王先生："你有病之前吃过药吗？"他说："医生让我吃降压药，吃了一段时间后感觉好了，我就不吃了。以后血压高了我就再吃，血压不高我就不吃。没料到有一天早晨突然发病，医生诊断为脑血栓，最后就成了这个样子。"

通过和他们接触，我想到了自己，我与他们过去的生活方式差不多，患的病也一样，对待用药也是有些随意，将来会不会也和他们一样呢？想想真是太可怕了！

2. 自诩是爱好，结果要了命

就在我那位好朋友李先生患上脑出血之后不久，又有一位同事因肺癌突然去世，年仅 49 岁。

我这位同事为人忠厚，人们称他为"老黄牛"。他一生就两个爱好：吸烟、喝酒。每天一上班，只要往办公桌前一坐就把烟点着。当时纸烟没有过滤嘴儿，抽完第一支烟剩下的烟头不扔，对接第二支接着抽，一支接一支，一般不熄火。上午点一次，下午再点一次，连火柴都省下了，每天吸 3～4 包烟，有时还不够。喝起酒来更是疯狂，每顿白酒至少半斤，把啤酒当水喝，每天都要喝上 3～4 瓶，还经常向我们炫耀："我是尼古丁把门，白酒洗胃，什么细菌、病毒都进不来，你们看我的身体多棒。"说着还站起身来抖抖精神。没想到两个最大爱好要了他的命。

他的离世，引起了我很多回忆。我在企业工作的时候，有一位同事和另一位同事的丈夫，都因长期酗酒导致肝癌去世。在部门工作的时候，有三位同事，也是因长期吸烟，导致肺癌死亡。年龄最大的 54 岁，年龄最小的只有 36 岁。他们年纪轻轻，就是为了追求这点"口头福"而丧命。其中有一位同事，他本人不吸烟，但在体检时却发现了肺癌，这让我感到不可思议。后来通过了解我才知道，他同一办公室的人吸烟，他爱人也吸烟。医生对我说，都是这些二手烟惹的祸。

通过这些教训，我又联想到自己。吸了 20 年的烟，虽然现在已戒烟，但每天都生活在二手烟的包围之中。虽然不是酗酒，但是酒也没少喝。长此以往，难以独善其身。

3. 三去追悼会，哀乐成警钟

我的好朋友、好同事相继因病致残致死后不久，又连续发生三起英年早逝事件。

我在企业时同一班组工作的张先生，因肝癌突然致死，年仅 49 岁；我的一位发小，在政府部门工作的左先生，突然心肌梗死去世，享年 50 岁；我还有一位同事杜女士，身患肠癌，41 岁人就没了。

他们都正值事业辉煌、精力旺盛的黄金年华，他们上有老、下有小，都是家庭中的顶梁柱。这个顶梁柱的轰然倒塌，无论对事业、对家庭、对亲朋来说都难以接受。我连续三次参加追悼会，心如刀绞，悲痛万分。每当哀乐响起时，都为我敲响了健康警钟，振聋发聩。人的生命，有时就是如此脆弱，不珍惜自己的健康和生命，必将留下无法挽回的遗憾。没有了健康和生命，其他一切还有什么意义呢？此时此刻，

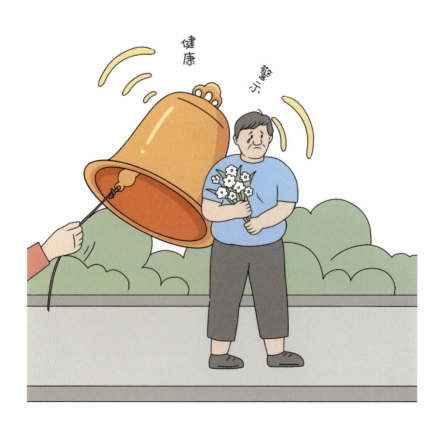

我又联想到了许多成功人士，他们因为疾病一个个英年早逝，虽然他们在事业上是成功者，但在人生旅途中却是失败者。

世界卫生组织总干事李钟郁，因脑血栓突然病逝，享年 61 岁；爱立信中国总裁杨迈，因突发心脏病去世，终年 54 岁；网易代理首席执行官孙德棣，因急性脑血栓猝死，年仅 37 岁；改革开放的风云人物，均瑶集团董事长王均瑶，因肠癌去世，年仅 38 岁；香港著名歌星邓丽君，因哮喘引发心脏病去世，年仅 42 岁；著名影视演员傅彪，因肝癌去世，年仅 42 岁；著名小品演员高秀敏，因突发心肌梗死而猝死，年仅 46 岁……还有许许多多的人，因为忽视自己的健康问题，付出了沉重的生命代价，无不令人扼腕长叹。

仔细想想，人英年早逝了，再高的荣誉变成了历史，再大的成绩留给了身后，再多的金钱属于了子女，再好的老伴儿也可能再嫁别人，只有健康和生命才是自己的。人到中年，身体健康四面楚歌，生命遭遇险象环生。如果再不关心身体健康问题，真的就是船到江心补漏迟了。正所谓人无远虑，必有近忧，到了那个时候，一切都晚了。我现在也到了最危险的边缘，如果还不醒悟，这些人的今天就一定是我的明天。

第二章 自我改变，两个『法宝』驱走病魔

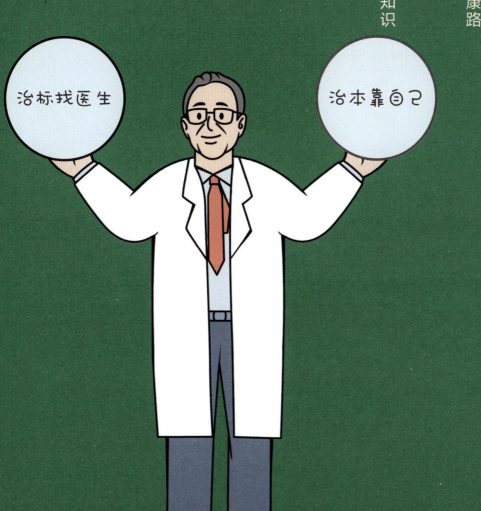

一 健康教育专家带我走上健康路

正当我身体严重肥胖、心血管疾病发展到最危险的时刻，我有幸先后结识了王陇德院士和胡大一教授。

王陇德院士帮助我打开了健康之门，胡大一教授把我带上了健康之路，《健康时报》丰富了我的健康知识。

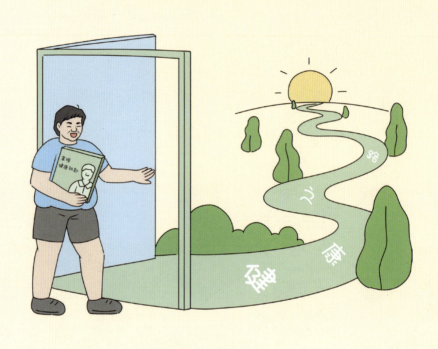

1. 王陇德院士送我健康"金钥匙"

2006 年，家里开通了中央电视台"卫生健康"频道。每天回到家里，我除了收看中央电视台《新闻联播》之外，基本上就看这个频道的节目。尤其是看到了王陇德院士的健康讲座，既生动又贴近实际，让我痴迷。后来了解到，王陇德是原卫生部副部长，现任中华预防医学会会长、中国工程院院士，难怪他能把健康问题讲解得如此透彻又深入人心。能亲耳聆听王老的教诲、请他答疑解惑，一时间成了我梦寐以求的心愿。

2007 年元旦过后，我终于在北京见到了王陇德院士，当时感觉自己犹如一个犯了错的小学生，心里忐忑不安。当我向他说明来意之后，王陇德院士非常和蔼地对我说："你年龄不大，身体这么胖，又患有这么多慢性病，核心问题就是你的生活方式出了问题。养成健康的生活方式，你就握有了健康的钥匙，我送给你一本书，回去好好看看，也可能受益。"说完，当即送给我一本由他亲笔签名的著作——《掌握健康钥匙》。

回到家以后，我连续读了三遍。其中的重要章节、主要观点更是反复学习、悉心领会。正是这部大作的观点，使我豁然开朗。正是这把健康的金钥匙，开启了我走向健康之路的大门。

开启的第一道门，使我第一次明白了"什么是健康"。书中写道，以前人们普遍认为，不得病就是健康。现在世界卫生组织对健康作了全新的定义：健康是人在躯体上、精神上和社会上的完满状态，而不仅仅是没有疾病和衰弱状态。

我对这段话的理解是：一个人的健康不只是身体健康，即躯体没有疾病，而是包括三个方面，即身体健康、心理健康和社会适应。三者的关系是：身体健康是健康的基础，心理健康是健康的核心，社会上是否适应，直接或间接影响到心理健康和身体健康。

开启的第二道门，使我第一次知道了"健康四大基石"。国际上就如何维护健康问题的《维多利亚宣言》中提出了健康四大基石——"合理膳食，适量运动，戒烟限酒，心理平衡。"另外，王陇德院士认为还应该加上"充足睡眠"，因为睡眠对健康的作用非常重要，而这一点常常被人们所忽视。

开启的第三道门，使我第一次真正认识到了中国人的健康需要"两场革命"，一场是膳食革命，另一场是行为革命。书中提出的膳食革命就是科学饮食"八字方针"，即"调整、维持、控制、增加"。调整进食顺序，水果应在饭前吃，而不是饭后吃；维持高纤维素摄入，维持食物多样化；控制肉类、油脂、盐和糖的摄入量；增加水果、奶、全谷物及薯类食物。书中提到的行为革命主要内容是：让讲卫生成为国人的一种习惯；合理调整膳食结构与摄入量；科学健身，适当增加运动量；拒绝危险行为，学会保护自己，例如艾滋病的防控；分离人畜混杂的生活环境；卫生工作者应发挥积极作用，推动国人的行为革命。只有这样，才能有效控制糖尿病、高血压、冠心病等慢性病发病率，提高全民族的健康水平。

王陇德院士特别强调，预防疾病，保证身体健康，除了养成健康的生活方式和行为习惯以外，别无他法。健康靠行动，健康的钥匙就在您自己手中。

这本书对于我后来向胡大一教授学健康、学改变，起到了至关重要的引领作用。

2.胡大一教授教我"健康从'心'做起"

经王陇德院士的推荐，我购买了一套人民卫生出版社出版的《相约健康社区行巡讲精粹》丛书。这套书是中央文明办、原卫生部特聘 11 名首席健康教育专家编写的健康教育读物，该书曾获得 2005 年度国家科技进步奖二等奖。针对我多种心血管疾病，王院士让我重点学习我国著名的心血管专家胡大一教授编著的《健康从"心"做起》。拿到这本书以后，我如饥似渴地读了好多遍，感觉书中涉及的一些问题仿佛说的就是我。

胡大一教授说，对自己的健康要关心。书中写道：很多人并不是死于无钱，而是死于无知。很多人缺乏预防意识，缺乏健康的自我忧患意识，白天忙工作，晚上忙应酬，很少把自己的健康放在心上，意识不到自己已经身处心血管疾病的高危人群之中，甚至幻想患病后再"亡羊补牢"。我不就是这样的人吗？书中指出 9 个导致心血管疾病的危险因素：血脂异常、吸烟、糖尿病、腹型肥胖、高血压、缺乏运动、饮食缺乏蔬菜和水果、紧张和酗酒。我一对照，除了血糖暂时不高以外，9 个危险因素我占了 8 个。我已成为心血管疾病的高危人群中的一员了。如果再不关心自己的身体健康，一旦发病，就会一发而不可收拾。想到这里，我吓出了一身冷汗。

胡大一教授说，对自己的健康要上心。书中写道：预防心血管疾病有两大"法宝"。第一个"法宝"是改变不良的生活方式。不吸烟、管住嘴、迈开腿、好心态、饭吃八分饱、日行一万步。第二个"法宝"是坚持科学循证用药，控制血压、血脂、血糖三达标。

胡大一教授还现身说法讲述自己改变不健康生活方式的经历。2000 年前后，他自己也肥胖过，血糖、血脂也异常，患有脂肪肝。后来坚持饭吃八分饱，控制肉食，少吃甜食。坚持日行万步路，上下班不坐车，每天坚持快步行走，即使是在开会空隙时间或候机、候车时仍走个不停。身体恢复到正常体重后，血糖、血脂正常了，脂肪肝消失了，精神状态明显好转。

胡大一教授不仅是我国著名的心血管病专家、医学教育专家，更是一位自我健康管理的实践者。因此我暗下决心，不仅要学好、用好他提出的预防和治疗心血管疾病的两大"法宝"，更要学习他身体力行，改变不健康生活方式的方法和毅力。

胡大一教授说，对自己的健康要用心。书中写道：理想健康标准是"四加四"。第一个"四"是四项理想健康行为，包括不吸烟、坚持运动、健康饮食习惯和理想体重。第二个"四"是理想健康因素，包括不吸烟或戒烟一年以上；不需要药物治疗，血压长年保持在<120/80 毫米汞柱；不需要药物治疗，空腹血糖长年保持在<6 毫摩尔 / 升；不需要药物治疗，血总胆固醇水平长年保持在<5 毫摩尔 / 升。书中提出"一带五"的慢性病综合预防策略，是指如果以心血管疾病防控和心血管健康促进作为一个杠杆的支点，可以撬动威胁人类健康最常见的五大疾病的防控，即癌症、糖尿病、老年阻塞性肺疾病、慢性肾脏疾病和视力的丢失。

我学习完"四加四"和"一带五"等标准和策略以后感慨万千。悟出健康从"心"做起，更要重新做起。对自己的健康要关心、上心和用心。从心血管疾病的康复做起，以此来促进其他疾病的预防、治疗和康复。

在反复研读学习胡大一教授《健康从"心"做起》这本书的过程中，我就产生了这样的愿望，不仅要在书本上向胡大一教授学习，还要在实践中请胡大一教授当面指教。功夫不负有心人，见面的那天，我向胡大一教授简单汇报了我的健康经历和学习经历。我说："我这次来，就是想拜您为师，虚心向您学健康，要彻底改变自己。"胡大一教授看到我如此诚恳非常高兴，他称赞我的学习精神，希望我在健康的"知、行、信"等方面作出表率，将来成为一名健康达人，为更多的人树立榜样。

胡大一教授向我反复强调他提出的健康口诀："饭吃八分饱，日行万步路"，让我彻底减肥。他还让我牢记"慢病健康的五大处方"，即药物处方、运动处方、营养处方、精神心理/睡眠处方、戒烟限酒处方，只有把这些处方坚持运用，我所患有的十多种慢性病，才能得到康复。还有他提出来的"健康长寿三字经"十二句箴言，即管住嘴、迈开腿、零吸烟、多喝水、好心态、莫贪杯、睡眠足、别过累、乐助人、心灵美、家和睦、寿百岁。让我开始养成健康的生活方式。

3.《健康时报》让我学到健康小妙招

胡大一教授大力倡导慢性病防控工作要"知、行、信"。就是每个人在日常生活中，都要善于学习，不断实践，感悟和领悟。特别对养生保健知识要知道、做到、悟到。我按照胡大一教授的意见，订阅一份由《人民日报》主办的《健康时报》，又陆续关注一批"健康微信公众号"，主要有"胡大一大夫""吃好每天三顿饭""健康时报""科普中国""协和医院说""吉大口腔护理之家"等。这些新媒体上关于健康的讲座和文章，其内容广泛、贴近生活、言简意赅、通俗易懂。增加了我的健康知识储备，指导着我的健康实践，已成为我日常健康生活不可或缺的精神食粮以及健康顾问。

《健康时报》教给我很多健康小常识。例如《擤鼻涕擤出中耳炎》一文，让我学会了擤鼻涕，按左侧鼻孔擤右侧鼻孔，按右侧鼻孔擤左侧鼻孔，让我的中耳炎不再复发；《耳屎该不该挖》一文，使我知道了不应该总掏耳朵，因为耳屎具有防尘、防水和防虫功能，经常掏耳屎就什么也防不住了；《保护好你的牙龈》一文，使我学会了"水平颤动浮刷法"的刷牙方法，也养成了早晚刷牙和饭后漱口的好习惯；《自我推拿疏通鼻塞》一文，让我学会了用双手食指按揉鼻通穴和迎香穴，当鼻塞的时候一按就通；《有钱不如有肌肉》一文，促使我长年坚持做俯卧撑运动，主要增加胸大肌、肱二头肌、肱三头肌、前臂肌肉群等上肢肌肉，身体肌肉多了，赘肉少了，人也更健康了。

《健康时报》让我学会很多健康小窍门。例如：在外出就餐时要学会"一尝二吃三停"，一是为品味而尝，二是为营养而吃，三是再好的美味佳肴最多吃三口即停，要防止营养过剩；在走步运动时要学会"昂首挺胸、大步流星"，即昂首挺胸就是保持正确走路姿势，大步流星就是要适量增加运动强度；每天快走30分钟时，要学会把握"三个微微"，即"微微出汗、微微气促、微微心跳加快"。如果出现

第一章　第二章　第三章　第四章

一种情况过重时，就应降低运动强度，避免心脏、肺脏、大脑、骨骼、肌肉、关节受到伤害；预防骨质疏松最好的办法是阳光行走，还要学会补钙"一加二"。"一"就是坚持有氧运动，"二"就是多吃高钙食物，再加上每天晒20分钟太阳。这样可以促进人体钙的吸收，从而增强骨密度。

"健康微信公众号"教我学会很多健康小经验。例如，胡大一教授的微信公众号"胡大一大夫"中有一篇名为《慢性病，人生中的遇见和相伴》的文章，让我学会了与慢性病为敌不如学会与其为伴，要认识它、接受它、管好它。

《健康时报》微信公众号有一篇名为《看看吸烟者的肺，让你发抖，马上戒烟吧》的文章，内窥镜下显示的吸烟人的肺，惨不忍睹。15年烟龄者的肺，充满了大块黑色斑点。30年烟龄者的肺像被泼上墨汁一样，布满了黑色物质，而这些黑色物质就是致癌物！看后让我更加明白吸烟的危害，自觉防范二手烟，主动帮助更多的人去戒烟……

于康教授的微信公众号"吃好每天三顿饭"中有一篇名为《痛心！年仅17岁就被查出肠癌，这些癌症的危险因素，一定要看仔细》的文章，常吃熏烤食品、喜欢腌制食品、吃霉变食物、饮酒会导致胃癌。高脂肪饮食，膳食纤维不足，大量饮酒人群，会导致肠癌。从此，我严格控制这些食物的摄入量，增加食物中的膳食纤维，严格限酒……

中国科协微信公众号"科普中国"有一篇名为《快收好！10个学科的医生从来不做这些事，想不到危害这么大》的文章。骨科医生：不坐沙发；肿瘤科医生：不吃发霉食物；肾科医生：不憋尿；血液病科医生：不染头发；消化科医生：不喝浓茶、浓咖啡；心内科医生：感冒后不剧烈运动；皮肤科医生：不去角质、不用美白产品；口腔科医生：不用牙齿开酒瓶；儿科医生：不给3个月内宝宝喂米糊；药剂师：感冒时不重复吃药。各科医生对自己所擅长的领域，可谓了如指掌。医生们从来都不做，我知道了以后也不做这些事。

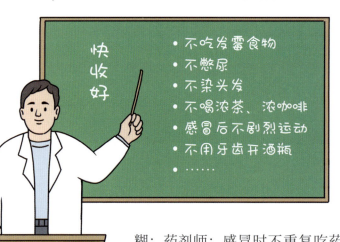

总之，通过新媒体我学习到很多小常识、小窍门、小经验，这些妙招丰富了我的健康生活，也成为我日常生活中的又一位良师益友。

二 改变自己从减肥开始

> 通过向胡大一教授学健康，我才发现过去的"活法"不对。于是，我换了一种生活方式，开始改变自己。由过去的傻吃、胡喝、瞎抽、熬睡、懒动等不健康的生活方式，调整为现在的少吃、多动、睡足、戒烟、限酒等健康的生活方式。虽然前后都是 10 个字，但意义却大相径庭。换了一个活法就改变了习惯，改变了命运，改变了人生，改变了一切。

1. 三项准备为减肥

第一项准备就是做一次体检，给自己身体一个定论。

很多人知道，节食能减肥，运动能减肥，但身体肥胖对健康到底有什么危害，有多大危害，很多人根本不了解，特别是年轻人或者没有得过大病的人就更不了解了。

我到医院体检中心做了一次全面的体检。体检后又找专科医生会诊，最后确诊为肥胖症、高血压、高脂血症、高尿酸血症、脂肪肝、动脉粥样硬化、睡眠呼吸暂停综合征等疾病，还有慢性支气管炎、鼻窦炎、胃溃疡、牙周炎和足癣等疾病，共 12 种。医生非常严肃地对我说："前 7 种疾病与肥胖有直接关系，你的体重 94 千克，属于严重肥胖，检查发现冠状动脉已经堵了 60% 以上，如果再不减肥，任其发展下去，随时可能发生心肌梗死、脑梗死、脑出血等，很多人的猝死和半身不遂都是这样造成的。""后 5 种疾病与不健康的生活方式有直接关系，是由于饮食不科学、不运动、吸烟、喝酒、口腔和脚部不注意卫生造成的。如果不减肥，不改变生活方式，一旦条件成熟，也有可能发展到肝癌、胃癌、肠癌、鼻癌等。"医生给我上了一堂生动的慢性病预防科普课，让我更加了解了小病变大病，大病变绝症的过程，这绝不是耸人听闻。因此，更坚定了我减肥的决心。

第二项准备就是掌握计算体重的方法，给自己确定减肥目标。

通过学习，我掌握了两种标准体重、超重体重和肥胖体重的测量方法。

第一种，国际上流行的体重指数（BMI）测量方法：

体重指数 = 体重（千克）/ 身高（米）的平方。国际正常值为 21 ～ 24，东方人正常值为 21 ～ 23。世界卫生组织发布的亚太地区指标：体重指数 23 ～ 24.9 为超重，25 ～ 29.9 为一度肥胖，大于或等于 30 为二度（重度）肥胖。

我减肥前体重按照上述计算结果为：体重（94 千克）/ 身高（1.74 米）的平方 = 体重指数（为 31）。属于二度（重度）肥胖。

我减肥后体重指数应为：体重（69千克）/身高（1.74米）的平方＝体重指数（为23）。达到了正常指标上限。

第二种，王陇德院士提出的简易计算体重的方法：

标准体重（千克）＝身高（厘米）－105

超重体重（千克）＝身高（厘米）－100

肥胖体重（千克）＝身高（厘米）－90

我减肥前，身高174厘米，减去90，剩84千克，我的体重是94千克，属于重度肥胖。

我减肥后应达到体重值的计算方法。身高174厘米，减去105，应达到69千克，这个计算方法简单，好记，我就选择了王陇德院士提出的简易计算体重的方法。为了防止减肥后反弹，保留点余地，我要多减掉1千克。即减肥前体重94千克，减肥后体重应达到68千克，按照国际上流行的测量方法也不超。需减去的体重是26千克。

第三项准备就是制订科学的减肥计划，给自己选择正确的减肥方法。

根据专家建议，在不影响身体健康的前提下，每月减重最多不超过2千克，每周最多减重500克。按平均每月减掉1100克计算，计划减掉26千克，争取两年内完成。专家认为，如果减肥速度过快，人体内脂肪、蛋白质代谢太快，会导致基础代谢率降低，从而增加肝脏、肾脏、心脏负担，易患胆结石。同时也容易发生感冒、眩晕、恶心、呕吐、烦躁不安等症状，还容易导致皮肤松弛和减肥后反弹。

为保证按目标完成减肥计划，我买了体重秤、计步器，又准备了记录本。计划每天量两次体重，早晨起床小便后量一次，晚上睡觉前小便后再量一次。两天一对比，每周一算账，每月一结账，月月不欠账。

2.少吃多动自然瘦

我把胡大一教授的"管住嘴，迈开腿，饭吃八分饱，日行万步路，少吃多动自然瘦。"的指导意见，作为每天的行为准则，持之以恒，绝不懈怠。从2007年年初到2008年年底，用两年时间，我的体重从94千克减到68千克，共减掉26千克。熟悉我的同事、朋友、同学，无一不感到惊奇和赞叹，都说这是了不起的奇迹。

其实减肥很简单，如果用四个字来概括就是——少吃多动。每天摄入食物的热量少一点，运动消耗的热量多一点，这就是吃动负平衡，体重自然下降。如果用两个字来形容就是"饿＋汗"，饭吃八分饱，适度饥饿感，日行万步路，适量出点汗，体重自然减。

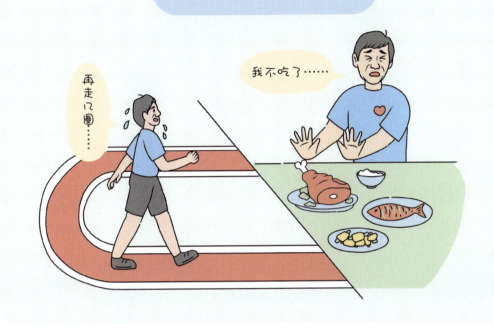

这个道理如同使用银行卡一样，关键要把握"收支平衡"。假设银行卡里有 100 元钱，如果每天存入一元钱，花掉九角钱时，每天卡里增加了一角钱，一个月 30 天下来，卡里 100 元钱就变成了 103 元，一年下来，卡里的钱就变成 136.5 元。如果每天存入九角钱，花掉一元钱，一个月下来，卡里 100 元钱就减少到 97 元，一年下来，卡里就变成 63.5 元。减肥也是这个道理，如果天天吃得多，动得少，体重肯定增加；反过来，如果天天吃得少，动得多，体重肯定减少。

饭吃八分饱的关键是少吃，食物总量少吃，高脂肪、高热量食物少吃，减少食物热量摄入。我重点把握"七个少"：

一是少吃饱。严格控制食物总量。早餐和午餐吃到八分饱，晚餐吃到六分饱，甚至是五分饱。刚开始时，几分饱的感觉把握不好，我就用定量的方法。早餐和午餐主食吃一小碗，副食吃一小盘，晚餐吃到午餐一半的量。一日三餐中，每餐之前都有点适度饥饿感。我除了严格控制每天的食物总量外，还要特别控制晚餐的量。晚餐吃多了，睡觉前运动消耗又少，不仅不能减肥，还可能致病。有人调侃："晚餐吃得太多，三分之一是维持自己的生命，三分之二是维持医生的收入。"这话不无道理。我过去身体肥胖，又患上那么多慢性病，甚至把药当饭吃，其中一个重要的原因，就是晚餐吃得太好太多。

二是少吃肉。世界营养学家 T·柯林·坎贝尔教授说过："有确凿的证据证明，以牛奶、肉类为主的动物性食物，会引发肥胖、冠心病、肿瘤等慢性病。"因此，我在减肥期间，肉食的摄入量是正常摄入量的一半，一般每天食用一两左右，基本选择热量较低的鱼类。红肉基本不吃，其他营养不足部分用大豆制品替代。

三是少吃油。动物油和植物油都属于高脂肪、高热量食物，长期过量食用会造成肥胖。因此，我在减肥期间，严格控制油摄入量，所有动物的油、肥肉、五花肉不吃，植物油尽量控制在每天 20 克以内。无论在哪里吃饭，所有油炸的、油煎的、油炒的、烧烤的食物基本不吃。高油的坚果，如松子、花生仁、葵花子仁等也严格控制。在家做菜，基本都采用炖的方法，出锅前加少许橄榄油和盐，且从来不喝菜中的汤。

四是少吃糖。糖本身的热量很高，可能几口甜食下去，一天摄入的热量就超标了。我过去最喜欢吃甜食，到饭店专点挂浆食物；喝牛奶、豆浆一定添加白砂糖；吃西红柿愿意蘸蜂蜜；吃黏豆包、年糕必须蘸糖，就是戒烟也口含糖替代吸烟……最终嗜糖成瘾，导致身体肥胖。因此减肥期间，我坚决控糖。首先，清理厨房中的白糖、红糖、冰糖。其次，做食物一律不放糖。再次，不吃各种糖果和不喝含糖饮料。最后，高糖水果从来不多吃。喝牛奶时偶尔加半瓷勺蜂蜜，也就算是添加"糖"了。

五是少喝酒。酒不但伤肝伤胃，热量也很高。有人统计过，每天喝一瓶啤酒，一年能增重 5.5 千克。我过去肥胖，与喝酒有直接关系。我在减肥期间，基本上不喝酒。实在推不掉的聚会，白酒和啤酒一口不喝，有时喝点干红葡萄酒，每次也不超过 100 克，每周最多只能喝一次。

六是少去饭店。饭店是高脂肪、高热量食物的集聚地，不仅有大鱼大肉，还添加高油、高盐、高糖和各种名目繁多的作料，如果再喝上酒，吃饭的时间又长，不但酒精超标，食物总量也超标，食物的热量更超标。因此，我在减肥期间，基本上不去饭店吃饭。如果出差尽量选择自助餐，便于清淡食物的选择。如果推不掉的聚餐，每周最多去一次，主食吃上十口八口的，副食也不超过 20 口，凡是美味佳肴，我坚持"一尝二吃三停"，再好吃的食物也不超过三口。在这两年时间里，我不再涉足烧烤店，不吃外卖。

七是少吃超加工食品。所有超加工食品基本都属于高油、高盐、高糖和高脂肪食物，在减肥期间必须严格控制。凡是从市场、超市、小卖店、小摊床上买回来就能吃的食物，我从来不买，也基本不吃，特别是十大类超加工食品。油炸类食品：油条、麻花等；腌制类食品：咸菜、酱菜等；加工类肉制品：香肠、火腿、烧鸡等；饼干类食品：饼干、蛋糕等；方便类食品：薯条、爆米花等；罐头类食品：肉罐头、水果罐头等；蜜饯类食品：果脯、山楂糕等；冷冻食品：冰激凌、雪糕等；烧烤类食品：烤羊肉串、烤鸡翅等；饮料类饮品：汽水、可乐等。

日行万步路的关键是多动。通过多动消耗身体中的热量，在控制饮食的基础上，再增加运动消耗，就可达到减肥目的。我重点把握有氧运动中的"三个多"。

一是累计多走步。刚开始时，每天累计走 10000 步，每天睡觉前计步器达不到 10000 步时，睡前必须补上。后来，循序渐进，逐渐增加到 12000 步、14000 步……而且要持之以恒，无论是酷暑严寒，还是下雨下雪，全年一天都不差。

二是集中多走步。在每天完成至少 10000 步中，刚开始时主动到户外走步只有 6000 步。后来逐渐增加到 8000 步、10000 步……随着主动身体活动数量的增加，身体消耗的热量也在增加，以保持吃动负平衡。

三是快速多走步。随着身体的适应，步幅也逐渐加大，速度也逐渐加快。刚开始的时候，每天集中快步走 10 分钟，每分钟走 110 步。后来，每天集中快走 30 分钟，每分钟保持在 120 步左右。有时还采取间歇式运动法，在快走中又加速走 1 ～ 2 分钟，每分钟走到 140 ～ 160 步，目的就是多消耗身体热量。

减肥期间，我除了坚持少吃多动的原则以外，还控制食物热量摄入和身体热量消耗总体平衡，每月、每周、每天的减肥计划和吃动数量都要不断调整。

首先，每个月的减肥计划要适当调整。

从 2007 年 1 月开始，我实施第一阶段的减肥计划，目标是每个月减重 2 千克。我严格落实"七个少吃""三个多动"。减肥效果很理想，当月轻松减掉 2 千克。

第二个月正好赶上春节，按照本地的习俗，春节期间，都要走亲访友，吃喝一顿，多数人春节期间体重都会增加。我暗下决心，一定要过一个健康、减肥的春节，坚决少吃多动，体重不但不能增加，反而还要减轻，这是对我意志和毅力的考验。于是，我给自己定了四条规矩：第一条，所有的宴请一概不参加，必要的沟通发短信、打电话表示节日祝贺和慰问。第二条，所有的酒一口不喝，理由是今年春节胃溃疡老毛病又犯了。第三条，所有的猪、牛、羊、鸡、鸭、鹅肉一口不吃，每天吃一点鱼、虾也不超过 100 克。第四条，每天都坚持走完 10000 步，其中快走 30 分钟，春节期间一天不差。

努力就会有收获。2 月份测量，我顺利减掉 2 千克。有了春节期间这次经验和考验，以后在减肥的道路上，不管遇到什么问题都不是困难。就这样，我坚持每月减掉 2 千克，连续减了 5 个月，共减掉 10 千克。

减肥初见成效，很多熟人一见面都感到很惊讶："你减肥效果可真好，身材苗条多了，继续努力！""你真有毅力，我应该向您学习！"我听了很有成就感。但是也有人说三道四，有人半开玩笑地说："你可别再减了，看你的小脸儿，又黄又瘦，已经皮包骨了。"有人背地里说："别听他说减肥，有可能得上了糖尿病或其他什么病了，不好意思说，你看他脸都什么颜色了？"诸如此类。我听了也很不舒服，自己一照镜子，也发现脸色确实有点憔悴，像是生病了。什么原因呢？可能是刚开始减肥心切，管住嘴管得太严，造成营养不良？或者是吃动不平衡身体不适应？先停止减肥一个月，自我调整一下再看看。

于是，6 月份我停止减肥一个月，以调整心理和身体上的不适应，及调整吃和动的平衡，别让脸色太难看，免得大家议论纷纷。这一个月里，我在饮食中"七个少吃"上，控制得不那么严格，高脂肪、高热量的食物适量增加一点。在运动上的"三个多动"运动总量适当减少，速度适当放缓，汗出得也不那么多，尽量保持吃和动平衡，真没想到这个月的体重真的不增不减。实践再一次验证了，要想保持标准体重，吃动平衡非常重要。从中我也学会了吃动平衡的方法和技巧。经过一个月的调整，我的脸色基本恢复正常。

2007 年 7 月，我开始实施第二阶段减肥计划，每个月确定的身体减重目标为 1.5 千克。适当降低减重标准，既要达到减肥目的，又要保持身体的营养和健康，又连续减了 5 个月，共减掉 6.5 千克。前三个月每月都减掉 1.5 千克，后两个月只减掉 1 千克。

12 月份我又停止减肥一个月，又一次调整减肥计划。前两个减肥阶段，共减掉 16.5 千克，成果显著，身体也不那么臃肿。有一些很要好的朋友和同事都劝我："现在这个体形可以了，看起来不胖不瘦，如果再瘦了就不好看了，身体抵抗力也不一定行。"任凭旁人如何评论，我的身体我做主。按照既定减肥目标，还差 9.5 千克，我决不能半途而废。正如《曹刿论战》中所说"一鼓作气，再而衰，三而竭。"不达到目的，决不罢休。

从 2008 年 1 月起，我开始实施第三阶段减肥计划，每个月身体减重目标确定为 1 千克。原因是前两个阶段减肥，减掉的身体水分多，容易减掉，到后期再燃烧脂肪和增长肌肉可能要慢一些。我又经过一年的努力，到 2008 年年底，终于把计划的 9.5 千克体重全部减掉。

其次，每周的吃动平衡要及时调整。

减肥过程中，不仅有每个月的减肥目标，还要有每周的减肥目标。如果每个月的目标是减重 2 千克，每周的目标就是减重 500 克。然后，每天一算账，每周一结账，只有这样，才能有效完成每周的减肥计划，才能实现每月的减肥目标。

当时，我的饮食态度是什么都吃，但什么都不多吃。如遇到丰盛饮食时，也难免多吃几口，有时热量摄入也会超标。我的运动态度是不论春夏秋冬，必须天天运动，如遇到连续出差，全天开会时，也难免运动总量减少，运动强度不够，有时热量消耗会减少。每周 7 天中，有时一天能减掉 100 克，有时一天减不到 25 克。我每天都要查明原因，在饮食方面，是肉吃多了，还是油、糖吃多了，是去饭店的原因，还是喝酒的原因，然后按项调整。在运动方面，是运动总量少了，还是主动身体活动少了，或是集中连续快走少了，然后逐项改进。总之，只有保持每天的吃动负平衡，才能保证每周减肥目标的实现。

最后，每天晚餐的摄入量和热量要及时调整。

在每天两次体重测量中，如果睡前测量的体重与第二天早晨测量的体重之差大于 1 千克，说明前一天的晚餐吃得太多、太油腻，应调整晚餐的饮食结构和摄入量。如果感觉晚餐吃得多了一点，我就把早上运动的数量和强度，移到晚餐后进行，直至把多余热量消耗掉。第二天早晨再量体重，体重差就低于 1 千克，从而确保第二天实现减重的目标。

3. 体重管理要终身

体重管理是长期的，也是终身责任，尤其是要防止减肥后体重反弹。对此，我重点抓好三个终身管理。

一是要终身警钟长鸣。

肥胖是百病之王、万病之源，大多数慢性非传染性疾病都与肥胖有关。有句话是这样说的："腰带越长，寿命越短，青年人肥胖是一生的祸根。"因此，体重管理是一种责任，是一种智慧，更考验一个人的意志。我不允许肥胖的悲剧在我身上重演，这个提醒时刻挂在心上。

二是要终身维持正常体重。

我的前半生，年轻时体重 66 千克，中年达到 88 千克，最后又增加到 94 千克，年过半百后才回到 68 千克。不健康的生活方式导致我肥胖，肥胖又导致我患上了多种慢性病。我的减肥过程，也是改变不健康生活方式，养成健康生活方式的过程。所以，我减到标准体重后，继续落实胡大一教授的"健康长寿三字经"，始终坚持健康生活方式，特别重视吃和动的平衡，保持健康体重。

三是要终身监测。

我的身体恢复到标准体重后，仍然坚持每周量一次体重，直到一年之后，改为每个月量一次体重，同时做好体重管理记录。体重秤、皮尺和体重管理记录本都能派上用场。减肥后十几年来，我的体重始终保持在 68 千克左右，正负不差 500 克。生活已形成规律，体重管理也就经常化、制度化、科学化了。

在体重管理上，我的原则是既不能胖起来，更不能瘦下去。我国著名营养运动专家常翠青教授告诉我："人到老年不要太瘦，太瘦了身体免疫力会下降，对病毒和细菌的抵抗力会减弱，容易骨折，也容易患上癌症。"我按照常教授的指导意见，并根据《中国成人 BMI 与健康体重对应关系表》中的要求，体重应保持在 57.6 ～ 69.6 千克。到 70 周岁以后，体重控制在 70 千克左右。

总之，体重不仅仅显示身体表象的肥胖或者消瘦，还反应出身体内部各功能组织代谢分泌的好坏，更是折射总体健康状况的一面镜子，因此，必须做好终身管理。

12 种慢性病标本兼治

　　我减肥期间，不仅是改变不健康生活方式的过程，也是所有慢性病治疗和康复的过程。减肥以后，身体、心理的健康状况都发生了明显的变化，参会不打瞌睡了，睡觉不打呼噜了，换季不再感冒了，遇事也不再着急上火了。体检发现脂肪肝不见了，尿酸不高了，总胆固醇不异常了，低密度脂蛋白胆固醇也都回归正常了。其他所有的慢性病都在减轻。医生告诉我，CT 显示，冠状动脉曾经堵塞 60% 的地方，现在已经稳定、缩小，并向可逆方向发展。时间和实践验证了胡大一教授提出来的"慢病健康五大处方"真的管用。没有用药物处方，仅用了营养处方、运动处方、精神心理 / 睡眠处方、戒烟限酒处方，减肥后就达到了如此效果。由此可见，生活方式对身体健康的影响至关重要。

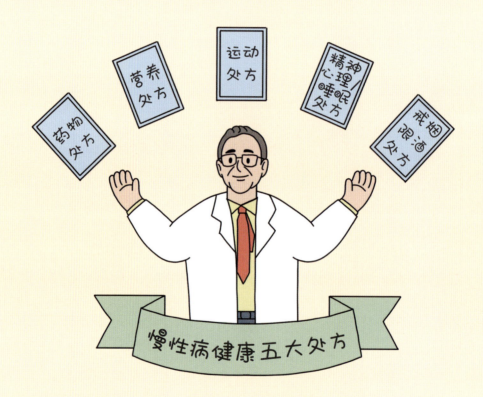

　　通过两年坚持不懈的努力，我多余的体重减掉了，慢性病也减轻了。但已患上多年的高血压、慢性支气管炎、鼻窦炎、牙周炎、足癣（脚气）等，还没有彻底治愈，有时候症状还很明显。每当身体不适时，我就想到胡大一教授提出预防、治疗心血管病的两大"法宝"。第一个"法宝"就是治标找医生，坚持科学循证用药，控制血压、血脂和血糖三达标。第二个"法宝"就是治本靠自己，彻底改变不健康的生活方式，管住嘴、迈开腿、好心态、睡眠足、零吸烟、莫贪杯，并实行个体化非医疗干预。这两大"法宝"，也就是后来的"慢病健康五大处方"。于是，我把胡大一教授这两大"法宝"首先应用到高血压的治疗和康复上。

> 两大"法宝"：治标找医生，治本靠自己

1. 血压终于不高了

我按照胡大一教授治疗高血压的指导意见，在治标上坚持做到了四个方面。

一是小剂量联合用药。我原来服用一种降压药，坎地沙坦酯片，每天 8 毫克。在这个基础上，遵医嘱又增加一种降压药，即吲达帕胺缓释片，每天 1.5 毫克。服用两种以上降压药，疗效互相增进，有 1 加 1 大于 2 的效果，有利于靶器官的保护。我同时服用这两种药物以后，血压很快降到安全值。

二是清晨服药改为晚上睡前服药。清晨通常是一天中血压水平最高的时间段，医学上称为血压晨峰。一般是指清晨醒后 1 个小时内或起床后 2 个小时内，收缩压达到最高水平。因此，清晨血压也是管理全天 24 小时血压的风向标。我经过测量后发现，早晨的血压比白天、晚上的血压都高一些，于是我就由过去早晨服药，改为晚上睡前服药，有效控制了血压晨峰，从而预防心脑血管并发症发生。

三是"宁可忘记一顿饭，决不忘吃一顿药。"患上高血压一般要终生服药，活一天就得吃一天药。宁可忘了吃饭也不能忘了服药。千万不要血压高了就吃，血压不高了就不吃，更不要一下子就停药，因为随意停药后，血压一定会再次升高，变化波动很大。这就如同海边的防浪堤坝，海浪忽高忽低，最容易溃堤。我明白这个道理后，一旦晚上漏服，半夜醒了或者早上起来也一定要补服。

四是"效不更方"，如果一旦选择了降压效果较好的药品，千万不要随便更换药物。不用担心副作用和依赖性，如果有什么副作用，一般在早期就会出现，而不会在服用了很长时间后才发生，也不存在药物依赖性和停药反弹的问题。在服药期间，我彻底改变了不健康的生活方式，血压一直非常平稳，在医生的指导下，我开始逐渐地减药。先减掉后增加的吲达帕胺缓释片，然后又把起始服用的坎地沙坦酯片减半，现在每天只服用 4 毫克的坎地沙坦酯片，血压始终保持在安全值。

在治本上，重点从以下五个方面改变自己。

一是坚决减肥。肥胖和高血压是一对形影不离的"好兄弟"，有人进行过测算，皮下脂肪增厚 1 厘米，血管长度相当于增加 5 公里。皮下脂肪较厚，会使毛细血管大大扩充，增加血容量。血液的循环量也相对增加，从而增加了心脏和血管的负荷，心搏出量大为增加，心脏和血管的负荷长期过重，会诱发左心肥厚，导致血压升高。因此，降压首先必须减肥，胡大一教授认为："男士腰围应控制在 85 公分以内，女士腰围应控制在 80 公分以内。"我减肥后把腰围控制在 85 公分，也就是 2.6 尺。为血压长期稳定控制，奠定了良好基础。

二是控制情绪。如果把高血压比作定时炸弹，情绪就好比一个开关。当你经常处在"喜、怒、忧、思、悲、恐、惊"的不良情绪之中，全身的血管就会经常收缩、痉挛。血容量不变，血管变窄，血管中的压力肯定会升高，就有可能随时引爆定时炸弹，造成心肌梗死、脑梗死和脑出血等后果。因此，我在日常生活和工作中，控制好"七情六欲"。生活要简单，追求要高尚，欲望要有度，得失要想开，让所有不良情绪的开关，都处在可控范围内。

三是全面减盐。食盐摄入量长期过多，很有可能导致血压升高。因为盐中含有大量的钠离子，当你摄入过多的盐分时，多余的钠离子就会进入血液，可能引起水钠潴留的现象。简单来说，就是盐在血管里吸水，把水分积聚在血液中，导致血管中的血液量增加。血管容量不变，血液量增加，血压必然升高。因此，我每天把食盐的摄入量控制在 5 克以下，所有的咸菜，包括咸蛋、青红方等高盐大户的食物基本一口不吃。把家庭炒菜变成炖菜，而且是组合炖菜，出锅后再加少许油和盐，用量可减少一多半。有一次晚餐，吃白面疙瘩汤，夫人一时不慎，加了两遍盐，我发现后，用白开水把疙瘩汤重新清洗一遍，然后再吃，我觉得白面味比咸盐味好吃多了，而且还吃得安全。

四是戒烟限酒。吸烟喝酒都会引起血压升高。烟草中的尼古丁具有促使神经兴奋的作用，能够促使血管收缩，还会使血管内壁受到损害，最终形成动脉粥样硬化，导致血压升高。饮酒超过一定限度时，可使神经兴奋增加，心跳加快，从心脏泵出的血液就会增多。同时人体肾上腺素水平增加，会促使周围血管收缩，血压自然升高，我深受其害。因此，我坚决戒烟，严控二手烟，出门一定防雾霾。一般情况下不喝酒，推不掉的应酬只喝点干红葡萄酒，每周不超过一次，每次不超过 100 毫升。

五是多吃高钾食物。人体的血管就像一辆大客车，对高血压患者来说，客车上的乘客多数都是钠离子，是收缩血管的。而钾离子是舒张血管的，血管中的钾离子乘客越多，血压越下降，越平稳。我在饮食中尽量选择一些高钾高膳食纤维的食物，常见的有玉米、糙米、荞麦、红薯、土豆、大豆及豆制品。还有鱼类、豆类、菌类、海藻类、绿叶蔬菜等，一般黄色食物，如南瓜、橘子、橙子、香蕉、玉米等含钾都很高。

我过去治疗高血压是治标不治本，把希望寄托在降压药上。现在，按照胡大一教授的指导意见，标本兼治。一方面找对医生吃对药，另一方面必须改变不健康的生活方式。只有改变不良的生活方式，用的药才能发挥更好的疗效。经过实践，取得了成功。十多年来，血压始终保持在正常范围，非常平稳。

2. 牙周不再发炎了

我应用胡大一教授预防、治疗心血管病的两大"法宝"以后，高血压病基本得到康复。这时，我又想起胡大一教授提出"一带五"的慢性病综合预防策略，就是以心血管疾病防控和促进作为一个杠杆的支点，可以撬动其他疾病的防控。我把高血压病标本兼治这个原理，又应用到牙周炎的治疗和康复上，也收到意想不到的效果。

我 50 多岁之前，刷牙是横着刷，像拉大锯似的。有时牙刷碰到牙龈会出血，当时我以为是刷毛太硬造成的。后来发现自己的牙龈好像在萎缩，牙齿变长，牙根肿痛，吃苹果带有血丝，有时唾液也带有血丝。有一颗门牙发黑，还有一颗牙经常痛，后来有点松动。

为了标本兼治，我到省口腔医院检查之后确诊为牙周炎。医生告诉我："牙周长期有炎症可能带出其他牙病，如你的牙龈出血、牙根肿痛、下鄂前牙牙髓坏死、左上食牙松动，都属于慢性牙龈炎，都会增加心脑血管病的风险，这次你应彻底治疗。"然后，医生给我洗一次牙，下颚前牙用光固化树脂黏结技术修复，左上松动的智齿根部已腐烂，保不住了，医生建议拔掉。这颗牙是后长出来的，老百姓称为"立事牙"，拔掉后也不会影响什么。在几位医生的建议下，我才下定决心把这颗牙拔掉。

虽然拔掉这颗牙，从医生的角度说不是什么大事，很多老百姓也认为"立事牙"可有可无。然而对我来说，这是一次"血的教训"，从拔牙中折射出我的口腔卫生意识的淡薄、口腔保健知识的缺失。如果年轻时有这方面知识，早期预防，不至于有今天。还好，牺牲了一颗没有大用的牙，能保住其余更有用的31颗牙，也值得庆幸。

治本靠自己，养成良好的口腔卫生习惯。从此我把牙齿当成大树，把牙龈当作土壤。大树如果没有土壤早晚会倒下。如果牙齿没有了牙龈的保护，牙齿也肯定会一颗一颗拔掉。我明白这个道理后，主动实施自我口腔卫生与保健，重点做好四件事。

（1）定期洗牙。开始时，我每半年洗一次牙，两年后每一年洗一次牙。为什么首先要洗牙呢？因为要去除牙石，牙石是由于牙菌斑使唾液的酸碱值升高而呈碱性，造成唾液中的蛋白质分解，形成钙盐，沉淀于牙齿表面而形成。经常刷牙可将刚刚开始沉积于牙面的牙垢刷掉大部分，但牙石形成后，刷牙是无法刷掉的，牙石必须通过洗牙才能清除。洗牙就是用机器超声波的高频振动，将附着在牙齿表面的牙石震碎、祛除。很多人认为，洗牙是把牙石磨掉，担心把牙齿磨薄、磨坏，因此，不敢去洗牙，这种担心是多余的。

如果牙石不及时清除，就会慢慢变大、变硬、变黄。牙石进、牙龈退，压迫牙龈导致牙龈发炎，造成牙龈出血、牙周炎、口臭、牙槽骨萎缩、牙龈坏死、牙齿松动，甚至牙齿脱落等一系列后果。

（2）饭后漱口。俗话说："饭前洗手，饭后漱口。"饭后漱口对牙齿、牙龈的保护十分重要。我每天漱口至少五次，一日三餐后要及时漱口。两餐之间吃水果、坚果，喝酸奶之后，都必须漱口。漱口一般用35℃左右的温水，不用过凉或过热的水。因为牙齿受到过冷或过热的刺激，很容易出现牙齿酸胀、牙髓疼挛、牙龈出血甚至牙齿脱落等现象。漱口前，先用牙线把牙缝中的食物残渣清除掉，防止食物残留对牙齿的腐蚀。

漱口的方法就是将一大口温水含在嘴里，利用两腮的肌肉运动，使漱口水在口腔里牙缝中来回流动，冲洗牙缝中和口腔里游离的食物残渣。每口水来回冲洗8～10次，然后把水吐掉。每次漱口都要做4～5次，大约30秒。漱口只能冲掉口腔里游离的食物残留，但不能冲掉牙菌斑，因此，漱口决不能替代刷牙。

（3）每天早、晚各刷一次牙。早饭后刷一次，睡觉前刷一次。刷牙有三个目的：刷掉牙龈沟中的牙菌斑；清理牙缝中的食物残渣；给牙龈按摩，从而增强牙龈、牙齿的抗病毒能力。口腔专家认为，吃完早饭后20分钟刷牙才是最健康的，尤其是喝了酸性饮料或吃了酸性食物之后，这时牙齿的保护层已恢复，刷牙就不会损伤牙齿了，但起床后和早饭后应用清水漱口。晚上睡前刷牙比早上刷牙更重要，睡前不刷牙，食物残渣就会较长时间停留在牙缝间，细菌以此为养料，大量生长繁殖。因此有人说："睡前不刷牙，是对牙齿最大的虐待。"

我刷牙采用国际上通用的"水平颤动浮刷法"，具体刷牙的步骤和方法如下：

首先，选择质地好的软毛牙刷，以免刺激牙龈、伤害牙齿。刷头尽量小一点，大小应该等于2个半到3个牙齿的宽度，这样可轻松刷到后面的牙齿。普通牙刷一般每隔3个月左右更换一次。

其次，刷牙水的温度以35℃左右为宜，以减少对牙龈的刺激，以免引起牙龈出血等现象。

再次，刷牙前含水漱口，把牙膏挤到刷毛上，然后均匀涂抹在待刷的牙齿、牙龈表面上。牙膏不是越多牙齿刷得越干净，而是要恰到好处。我每次刷牙都涂两次牙膏，分两段时间进行，目的就是防止牙膏泡沫中牙菌斑的二次污染。

又次，开始刷牙。第一次涂牙膏后，一般情况右手持刷柄，先刷左边上牙、下牙的外侧。然后刷左边上牙内侧、咬合面、大食牙，最后再刷左边下牙的内侧、咬合面、大食牙。刷完左边牙齿后，用水漱几次口，把泡沫水吐掉。第二次涂牙膏后，左手持刷柄，先刷右边上牙、下牙的外侧，然后刷右边上牙内侧、咬合面、大食牙，然后再刷右边的下牙内侧、咬合面、大食牙，最后把舌面清理一下，然后用水漱几次口，把口腔中的泡沫水吐掉，用清水漱口。

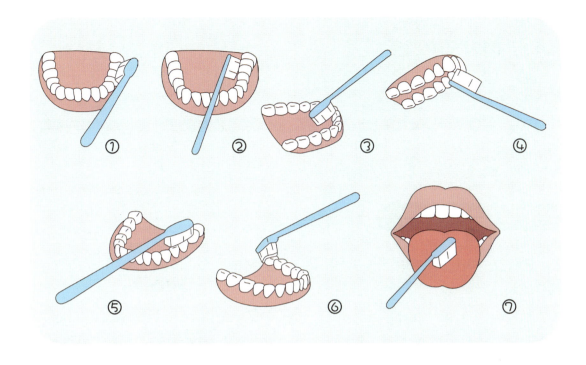

具体刷法是：把刷头呈 45 度角放置在牙龈沟内，从里到外 2～3 颗牙为一组，来回颤动 10 次左右，清除牙龈沟中的牙菌斑；然后每次上牙从上往下，下牙从下往上轻轻浮刷 1～2 次，清除牙缝中的食物残留；咬合面从里往外 2～3 颗牙为一组，来回颤动刷 10 次左右；大食牙里侧旋转刷 5 个来回左右；舌头从舌根到舌尖也要刷 5～10 次。我在网络视频中反复学习多次才达到标准。

最后，刷牙时间一般控制在 3 分钟左右，一定要把牙齿的上上下下、里里外外都刷到、刷净。刷牙时间过短或过长，都刷不好牙，也清理不干净。

（4）多吃一些富含膳食纤维的谷物、蔬菜、水果和坚果，增加口腔肌肉运动和牙齿咀嚼的机会。刷除牙缝内的污垢，并可锻炼牙床，还能增加唾液分泌，增强面部肌肉。尽量不吸烟、少喝酒、少喝饮料、少吃糖果，少吃高盐食物，以减少对牙齿的腐蚀。

牙齿是每个人不可多得的宝贵财富，掉一颗少一颗，永远不会再生。后镶的牙，后种的牙再好，也不如"原装"的。只有掉过牙的人、没有牙的人，才能体会到牙齿存在的重要性。

我有一位朋友，平时吸烟、喝酒、爱吃酱油，从来不漱口，他不研究刷牙，反而专门研究"拔牙"，从 40 多岁就开始拔，不到 50 岁就全部拔光。还自己找借口说："我牙不好是父母遗传，我母亲年轻的时候就没牙。"我身边有好几位朋友和亲属，四五十岁就掉了 1/3 的牙，有的不到 50 岁就拔掉一半。

我还有一位亲属，20 多岁时，认为自己的牙大小不一致，还有点黄，本来想到口腔诊所做洁齿，因为有人和她说："你长得这么漂亮，牙齿不好多难看，做个烤瓷牙吧！影视明星都这么做。"结果，一口好牙全部装上烤瓷牙。10年后才认识到吃什么都不香，牙根部接触不好，刷不到位，腐蚀后漏神经，经常牙痛，有时还头痛，追悔莫及。

有了自己的经历，又有了身边人的教训，我才真的认识到口腔卫生保健的重要性，从此，我像保护眼睛一样保护牙齿。学会了应用两大"法宝"，治好了口腔疾病，牙周、牙龈再也不发炎了。

3. 脚气彻底根除了

治好牙周炎后，我把"两大法宝"又应用到患上20多年的脚气的治疗和康复上，同样收到良好效果。

我30多岁就患了脚气，左脚3、4、5趾缝面发白，经常溃烂，有时起小水泡。当时自己不明白，也不在意。朋友们说："脚气也是'富贵病'，是经常穿皮鞋捂出来的。平时你光着脚，再撒上点干土面就自然好了。"我信以为真，曾经按照这一说法做过几次试验，但毫无效果。后来发展到奇痒难忍时，我才去看医生。医生说："回去用点达克宁吧。"我按照医生的意见，用了一周达克宁后，真的就好了。从此，我是兵来将挡，水来土掩，买回来一大盒子达克宁，犯了就涂抹几天药，好了就停止用药。大约20年来就是这样反反复复，时好时坏，自以为脚气不能根治。

这次我也要标本兼治。治标找医生，对症下药。我到省级医院皮肤科，向医生介绍了我的病情和治疗过程，医生看了看我的脚趾缝溃烂的样子，告诉我说："你患上的是脚气，医学上称之为足癣，是由真菌感染引起的皮肤真菌病。治疗脚气需涂抹达克宁，你过去用达克宁没有错，但用药方法错了，不能用用停停，你见好就收的办法永远治不好脚气。你用药应该坚持4周以上，症状缓解以后，再用一段时间药，深入杀菌，把真菌彻底消灭就好了，你回去要认真看看说明书。"

我回到家后，认真看了说明书才知道，脚气是由真菌引起的皮肤感染，一般最容易在阴暗潮湿环境下滋生，所以生长在脚趾缝里。外用达克宁时，一定涂抹于洗净的患处，早晚各1次，症状消失后（通常需2～5周），应继续用药10天，以防复发。看完说明书后我才恍然大悟，过去虽然也用了达克宁，但使用方法不正确。一是涂抹的面积小，只涂在伤口上，周边没有涂到，灭菌不到位。二是涂抹的时间短，症状一旦消失后就停止用药了，真菌没有消灭彻底，没有断根，所以，容易反复发作。

这次，我完全按照医生的指导意见和药品说明书上的用药要求，在治标上采取如下措施：

一是用药前，把脚特别是溃烂处洗净、擦干，擦脚巾用一次之后消毒再用。

二是每天早晚各用药一次，在涂抹药膏时，尽量把涂抹的面积扩大一些，有感染的地方都要涂抹到，以免真菌重新大量繁殖。

三是坚持连续用药一个月，一天两次，从未漏过。

四是等到症状完全消失后，再继续涂抹半个月，把所有的真菌彻底杀灭。

同时，在治本上采取如下措施：

一是每天睡前必须泡洗一次脚，水温在 40℃ 左右。随时添加热水保持水温，时间一般 20 分钟左右。

二是袜子要每天换洗，一般选择棉质的袜子。

三是鞋子也要勤洗勤换，不穿的鞋子放置于通风干燥的地方，定期在阳光下暴晒，尽量选择通风透气的鞋子。

四是避免共用卫生用具，如拖鞋、洗脚盆、擦脚巾、浴巾、浴缸等。

得益于标本兼治治脚气的方法，从此以后再也没有复发过。

4. 慢支鼻炎康复了

治好了困扰多年的几个病症之后，我乘胜追击，利用"两大法宝"，向我慢性病的最后堡垒——慢性支气管炎、鼻窦炎宣战。

我的慢性支气管炎和鼻窦炎病史长达 30 余年。平时总咳嗽、吐黄痰、鼻孔不通气，到晚上更严重，由于鼻塞，睡觉时张着嘴巴呼吸，呼噜震天响，经常被人摇晃醒。时常打喷嚏，流鼻涕，头晕脑涨。有时，结成块的鼻涕不知不觉流出来，粘到脸上，自己没感觉，别人看到非常不雅。

为了治疗这两个"老顽症"，我多次到大医院看西医、找中医、求名医，曾一次连续服了两个月的中药。但无论什么药，吃上就好几天，过几天病又复发。每当遇到天气变化、感冒或喝酒后，病情立刻加重。而且随着年龄增长，发病频率增加，病情越发严重。我咨询过很多病友，也咨询过很多专科医生，他们都对我说："这两种病根本治不了，也治不好，维持现状吧！"到后来，我也失去信心了，干脆不去医院看病了，药也不吃了，听天由命。

这次，我运用胡大一教授的"两大法宝"，治病先找医生。当时我正在海南，就去挂了北京 301 医院海南分院呼吸科的李慧玲主任医师的号，我向她介绍了病情，以及我这些年的治疗过程，又介绍了我如何跟随胡大一教授学健康，学习生活方式改变的过程。李医生给我做了一些简单的检查后告诉我："你患的是鼻窦炎和慢性支气管炎，可能与你过去吸烟、喝酒有关。这两种病是北方地区的常见病、多发病，同属呼吸道疾病。你暂时不需要打针，也不需要吃其他药物，现在有点炎症，可服用点消炎药。你继续按照胡大一教授的指导意见，坚持改变不健康的生活方式，养成健康的生活方式，特别是控烟限酒。回去之后你重点做好三件事：

一是继续坚持每天走好1万步，适当增加运动量，增加肺活量。

二是一定注意预防感冒，无论在南方或北方，都要注意防寒保暖，冷空气是最大的过敏原，感冒就是上呼吸道感染。

三是坚持用凉水冲洗鼻腔，每天4～5次，每次冲洗5～8回。"

当时，李医生给我开了一盒阿奇霉素，让我每天服0.5克，连续服用一周。主要用于治疗咳嗽吐黄痰和鼻子流黄绿脓鼻涕，即消炎，并告诉我症状消失后马上停用。李医生强调说："再好的药也不能总吃，关键是养成健康的生活方式。"

从那以后，在我呼吸道疾病康复过程中，只服用了6天的消炎药，再也没有用过其他药物。回到东北老家以后，我按照李医生的指导意见，一丝不苟地落实，收到良好效果。我重点做了五个方面：

（1）适当增加户外运动量，主要增加肺活量。我在过去每天累计1万步的基础上，增加到1.2万步到1.5万步。即每天早晨集中走7000步以上，白天和睡前再走6000步左右。又增加了间歇式运动方法，一会儿快走，一会儿慢走，有时特快走1～2分钟，速度达到150步/分。一定达到微微气促的程度。

运动可增强心肺功能，特别是增加肺活量，增加已阻塞气道的气体流量，使肺泡残气充分呼出，呼吸道分泌物及时排出，减轻支气管的炎症和咳嗽的症状。还能增加身体的免疫力和抗病能力，减少病毒感染的概率，防止感冒。运动还可燃烧脂肪，增加肌肉总量、缓解压力、提高有氧心肺功能，所有这些都有助于呼吸道疾病的改善和修复。

（2）防感冒，控温差。感冒极易引发呼吸道疾病，一般感冒后立即会出现打喷嚏、流鼻涕、鼻塞、咳嗽、发热等症状，一遇到感冒，鼻窦炎、慢性支气管炎就会马上发作，雪上加霜。因此，我把防感冒、控温差作为预防呼吸道疾病复发的关键环节。

第一，严防四季温差，北方春秋两季温差较大，我决不早脱"冬装"，严防"外邪入侵"，受寒着凉。第二，严防早晚温差，早晚户外锻炼，宁捂勿冻，如遇寒冷，必须佩戴口罩。第三，严防室内室外的温差。开窗通风换气时身体不在对流的空气中，出入室内外，宁热勿冷。第四，严防车内车外温差。乘车或开车时，随身携带外衣和帽子，随时防寒保暖。第五，严防其他环境中的温差。如夏季室内空调、汽车内空调，宾馆、饭店空调的温差问题，旅游中洞穴景点温差问题。有一次夏天去南方旅游，遇到一个溶洞，导游提醒：洞内外温差很大，请多穿一件衣服。当时我没有带外衣，因此宁可不进去。第六，严防睡觉起夜时被窝内外的温差。北方冬季取暖不热，天气突变，都会造成室内温度降低。睡觉时穿上睡衣或起夜时披上一件外衣，以防受凉。

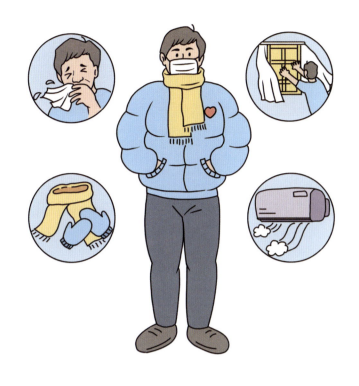

　　总之，为了防感冒、防温差、防风寒、防空调，我格外关注天气预报，细心观察室内外温度变化，随时备好衣服、鞋帽、手套、口罩和睡衣等防寒物品。正是这样，十多年来，从来不感冒。

　　（3）严格控烟、限酒。吸入烟雾最能使支气管上皮受损，纤毛脱落，导致肺的防御功能降低，会增加呼吸道感染的概率。我吸了 20 年烟，深受其害。在防范空气污染方面，我重点防范二手烟、厨房油烟、马路粉尘、汽车尾气和雾霾天气。随身携带 N95 口罩，遇到空气污染严重的情况就戴上。特别是呛嗓子、辣眼睛、令鼻孔发干发痒的天气，一定减少户外活动。酒精对鼻窦炎的影响最大，过量饮酒，鼻腔黏膜马上充血，鼻甲进一步肥大，鼻塞立即加重。因此，我戒了白酒，最多喝点干红葡萄酒。

　　（4）经常按摩鼻通穴、迎香穴。这些传统的中医穴位按摩，既能起到预防感冒，止涕通窍，减轻鼻塞的作用，又能预防和治疗鼻窦炎。我每天早晨起床之前，做干梳头、干洗脸、提肛等动作，然后按摩鼻通穴和迎香穴。如果室内外温差大，出门前，或需要擤鼻涕前，都要按这两个穴位，鼻孔马上通畅，以适应新的环境。以下是具体方法步骤：

　　按鼻通穴手法：一般采用仰卧姿势，用双手食指指腹，按在鼻子两侧的鼻通穴（鼻通穴在鼻两侧中间，鼻骨与软组织交界处，即唇沟上端尽头处）上。缓慢用力，按摩的力度以感觉到酸胀为宜。每次上下来回按揉 200 次左右，可以起到止涕通窍的作用。

按迎香穴手法： 一般采用仰卧姿势， 用双手食指指腹按在鼻两侧迎香穴（迎香穴在鼻孔两侧， 鼻翼外缘中点旁， 鼻唇沟中间）上。 稍微用力， 缓慢点按。 以鼻翼两侧感到酸胀为宜。 可做旋转揉搓。 左手指顺时针， 右手指逆时针一起揉搓， 每次各揉 200 次。 可缓解鼻流清涕或鼻塞不通等症状。

两个穴位相配合按摩， 能起到预防感冒， 促进鼻部气血循环， 缓解症状的效果。 对打喷嚏、 鼻堵塞、 常流鼻涕、 嗅觉失灵、 头部沉涨都能起到预防和治疗作用。

（5） 坚持用凉水冲洗鼻腔。 我每天早、 午、 晚洗脸时， 都用常温自来水反复冲洗鼻腔 3 ～ 5 次。 平时， 只要鼻子不通气， 或者有伤风感冒症状发生鼻塞， 我先按摩鼻通穴和迎香穴， 鼻孔通气后马上冲洗鼻腔 3 ～ 5 次。 在冲洗鼻腔时， 应放慢呼吸节奏， 把自来水龙头打开， 用双手捧一捧自来水， 用鼻子轻轻吸水， 吸到鼻腔顶端即可， 不要吸得太深， 更不要用力过猛， 以防呛水。 然后用左手食指按住左边的鼻孔， 擤右边的鼻腔， 后再用右边的食指按住右边的鼻孔， 擤左边的鼻腔， 反复吸水， 反复擤出来。 这样做的目的不仅仅是清除鼻腔中的异物， 还可以使鼻腔更适应室外的温度。

在擤鼻涕时， 千万不要用双手指捏住双鼻孔， 一起擤鼻涕， 因为， 呼吸道都是相通的。 否则， 鼻涕和细菌上行， 如果挤进中耳腔， 容易患上中耳炎； 如果挤进鼻窦， 容易患上鼻窦炎； 如果挤进眼道， 容易患上眼结膜感染。

经常用凉水冲洗鼻腔， 可以促进鼻腔内的血液循环， 增强鼻腔黏膜的抗病能力， 提高免疫力。 还可以改善鼻腔环境， 给鼻腔消炎， 清除细菌和病毒， 使鼻腔畅通， 嗅觉灵敏。 十多年来， 我一天都没有停止过， 即使慢性支气管炎和鼻窦炎不犯也坚持做。

在鼻窦炎、 慢性支气管炎的治疗和康复过程中， 我深深体会到， 运动是治疗呼吸道疾病的良药。 通过适量运动， 增加了肺活量， 增强了身体的抵抗力和免疫力， 所以我常年不感冒。 再加上管控好日常生活中气候变化、 温度变化， 管控好二手烟的侵害和控制饮酒， 慢性支气管炎早已痊愈。

在此基础上， 通过长期中医按摩鼻通穴和迎香穴， 经常用凉水冲洗鼻腔， 鼻窦炎也从来未犯过。

实践证明： 胡大一教授预防心血管疾病"两大法宝""慢病健康的五大处方""健康长寿三字经"， 可应用于所有慢性病的预防、 治疗和康复。 在我的亲身经历中， 胡大一教授的"饭吃八分饱， 日行万步路"的健康口诀， 让我成功减肥。 胡大一教授的"治标找医生， 治本靠自己"慢性病预防、 治疗的"两大法宝"， 也就是后来的"五大处方"， 让我的高血压、 高脂血症、 高尿酸血症、 脂肪肝、 动脉粥样硬化、 睡眠呼吸暂停综合征、 慢性支气管炎、 鼻窦炎、 胃溃疡、 牙周炎、 足癣等慢性病基本康复。 我从一个臃肿肥胖的多病之身， 恢复到疾病根除的健康体魄， 我对王陇德院士、 胡大一教授的忠告深深地感恩， 实践让我领悟到"健康的钥匙在自己手中， 我的健康我做主。"

四　跟随胡大一教授传播健康知识

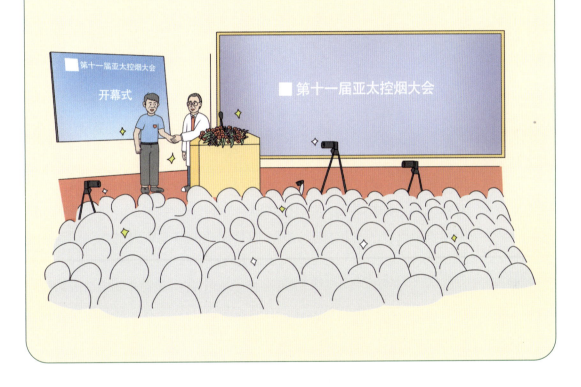

　　自从开始向胡大一教授学健康方法后，跟随胡大一教授及其团队，经常参加各种会议、专家义诊和大型健康讲座等活动，我不仅学到了很多慢性病预防、治疗、康复的相关知识，还目睹了胡大一教授高尚的医德、精湛的医术、与患者沟通的技巧、慢性病管理的理念和方法等。后来，我又跟随胡大一教授做健康科普，让更多的人关爱自己，改变"活法"，远离疾病，拥有健康。

　　首先，我创造一切机会，学习胡大一教授学术思想和国际医学理念。十几年来，我先后参加了胡大一教授主导的全国慢性病防控学术大会、亚太地区控烟大会、长城国际心脏联盟会议、中国心脏联盟心血管疾病预防与康复学术年会、国际长城心肺预防与康复学术大会、心血管专科联盟心脏康复论坛等各类全国及国际性的学术会议和论坛。

　　在各种学术大会、高峰论坛上，胡大一教授都要发表主旨演讲，动员全体医务工作者，响应党中央的号召："健康中国，我们在行动。"并在全国医疗卫生系统推行"由以治病为中心向以人民健康为中心转变"。大力宣传我国著名医学家、中国心血管外科及心血管流行病学奠基人、中国科学院院士吴英恺教授关于"中国心血管病的唯一出路是预防"的主张；全力动员广大医务工作者在慢性病预防、治疗、康复全过程中，应该"一根扁担挑两头"。重点抓好疾病的预防和康复，医患双方应有效互动。全力呼吁，作为医生要不忘初心，不要过度医疗，不要在患者身上做得过多，更不要"挂号起五更，排队几条龙，候诊数小时，看病三分钟。"彻底改变"只治不防，越治越忙"的困境。要发挥医疗机构和广大医生在慢性病防控中的主导作用，心血管病医生应该站在慢性病防控的最前线，改变观念、机制、模式和行为，全心全意为"健康中国"服务。

其次，我把握一切机会，跟随胡大一教授一起开展社会实践和社会服务。主动参加胡大一教授发起组织的各类大型义诊活动。先后参加"胡大一爱心工程""大医博爱基层行""慢性病健康中国行""心脏康复美好支架人生健康中国行"等大型社会公益活动。胡大一教授经常告诫我们："医者应该时时考虑患者的利益，不可忘记一切为了人民健康的初心。"并倡导创立"双心门诊"。每次活动，胡大一教授都不顾舟车劳顿，热心为每一位患者服务。他的看病"三部曲"深受广大患者的赞扬。一问病情，通过问诊与"望触叩听"，倾听患者主诉的不适应感觉与疾病的关系，来判断症状。二看心情，关注患者的精神、心理和睡眠，注意患者和家属的面目表情，判断有无焦虑和抑郁表现。三谈人生、工作、生活和看病经历，进一步判断焦虑和抑郁的来龙去脉。胡大一教授传承2013年"感动中国"十大人物之一，其母亲胡佩兰的从医精神，即"看的是病，救的是心，开的是药，给的是情。"为所有医务工作者树立了学习的榜样，更值得我们每一个人学习。

再次，我寻找一切机会，主动参与胡大一教授组织的"健康大讲堂"活动。胡大一教授每次都带来的"健康从'心'开始"的精彩演讲，吸引前来聆听的广大群众、医务工作者、党政机关干部和心血管病患者。

胡大一教授的健康口诀"饭吃八分饱，日行万步路"已成为千家万户、亿万民众健康生活方式的新起点。胡大一教授是这样说的，也是这样做的。他管住嘴，什么都吃，但什么都不多吃。他迈开腿，日行万步路，一走就是20多年，无一日懈怠。体重从2000年的93千克减到了73千克，重度脂肪肝走好了，升高的甘油三酯下降了，至今血压维持在110～120/70～80毫米汞柱之间，升高的餐后血糖也回到正常范围，并一直保持到现在。一位76岁的老人，至今仍满负荷工作，实在少见。

胡大一教授的"慢病健康的五大处方"，即药物处方、营养处方、运动处方、精神心理/睡眠处方、戒烟限酒处方，已成为众多患者慢性病治疗和康复的"法宝"。胡大一教授指出："当一个人患上慢性病的时候，首先要应用药物处方，找对医生吃对药，确保用药的安全性、有效性和依从性，进行积极的治疗。同时，必须使用营养处方、运动处方、精神心理/睡眠处方、戒烟限酒处方，改变不健康的生活方式，要管住嘴、迈开腿、好心态、睡眠足、零吸烟、莫贪杯。只有养成这些好的生活方式，你服用的药才能发挥更好的作用，你接受的所有医疗才能发挥更大疗效，才能事半功倍。否则，有病单纯依赖医院，一味依靠医生，不改变自己不健康的生活方式，必将事倍功半。"

胡大一教授在世界卫生组织提出的健康四大基石"合理膳食、适量运动、戒烟限酒、心理平衡"的基础上，又提出"健康长寿三字经"，即"管住嘴、迈开腿、零吸烟、多喝水、好心态、莫贪杯、睡眠足、别过累、乐助人、心灵美、家和睦、寿百岁"，它是对四大基石理论的细化和丰富，便于广大民众的理解和记忆，更有利于亿万民众的落实和操作。任何人要想不生病、少生病、晚生病、不生大病，或者你已经患上了慢性病，想要恢复身体健康，都必须学懂、弄通、做实、做好"健康长寿三字经"。胡大一教授指出："九十活不过，那是你的错；不到九十九，轻易不要走；人生百岁不是梦。"所有健康长寿的关键，是要把"健康长寿三字经"落实到日常生活的一点一滴中去。

总之，胡大一教授的所有慢性病的预防、治疗、康复的观点、理念、方法和行动，指引着我的"知、行、信"，并认真做好胡大一教授提出的慢性病防控"三个落实"。第一，落实自我健康管理和慢性病的意识与责任。健康是每个人的事，人人需要有防病意识。第二，落实自我健康管理和慢性病的知识与技能。健康知识需要学习，要从正规的途径学到真知识。第三，落实自我健康管理和慢性病的实践与实效。知识只有转化为行动，才有实效。我在落实中又不断学习、请教、感悟，来提高自己，影响他人。因此我也在第二届国际长城心肺预防和康复学术会议上，被授予"健康达人"称号。

1. 全家一起学健康

经过两年不懈努力，我的体重从 94 千克减到 68 千克，减肥的过程也是改变不健康生活方式的过程。两年间，我的生活方式发生了翻天覆地的变化：不累也休息，不渴也喝水，不困也午睡，不饱也停筷，不病也运动。每天按时回家吃饭了，餐桌上饭菜也清淡了，茶桌上零食也不见了，每天走步也成习惯了。夫人看到我的变化，喜出望外，赞不绝口。我也借机让她和我一起学健康。我告诉夫人："一个家庭最温馨的陪伴是一起学习健康知识，最浪漫的情话是'一起健康到老'。养成健康的生活方式，应该从我们做起，同时带动全家人一起学健康。"夫人完全赞同我的观点。从此，我跟随胡大一教授科普健康生活方式，且首先从家庭开始，我们夫妻间互相学习，互相提醒，互为镜子，取长补短，共同健康。

我夫人的饮食习惯一直比我好，从来不多吃肉。有很好的运动习惯，每天晚饭后去跳广场舞，锻炼身体。由于她饮食清淡、热爱运动，所以每次体检的指标都正常。我就向夫人学习，在饮食上讲究营养，以植物性食物为主、荤素搭配。在运动方面注意实效，每天步行累计都能达到 1 万步。夫妻间互相鼓励，共同坚持。

第一章

第二章

第三章

第四章

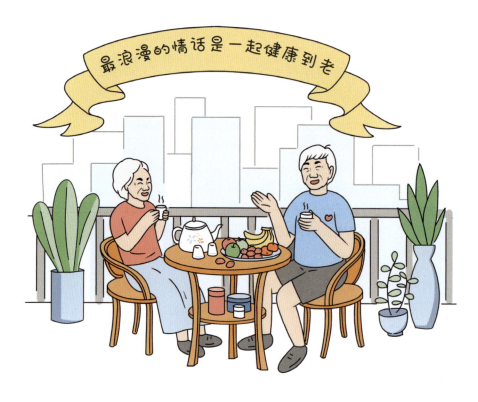

由于我过去体重超标，且患有多种慢性病，因此夫人在做饭时特别注意减盐、减油、减糖。在她的建议下，我们拒绝所有高盐、高糖食物，如各种咸菜、咸蛋、腐乳、白糖、红糖等；不吃含有高脂肪、反式脂肪酸食物，如饼干、香肠、罐头、方便面、冰激凌等；不吃或很少吃油炸类、烧烤类和加工肉类食物；把冰箱、冰柜中长时间冷冻的肉类全部清理出去，每天吃多少买多少。少肉、少油，低盐、低糖成了家庭饮食中的新标准。

在健康生活中，夫妻的互相提醒很重要。每天早晨起床后，我首先喝一杯白开水，提醒夫人别忘了喝水。有时怕忘了，我就把水杯端到夫人面前，督促她喝下去。上班前，夫人总是把热水杯装满白开水，把洗干净的水果装好袋，提醒我带上，两餐之间记得吃。有时甚至给我打电话，提示我到了吃水果、吃坚果的时间。每天晚上8点后，我们俩互相提醒，热水泡脚、温水刷牙、凉水洗脸，关闭电视机和手机，喝一杯白开水，9点钟准时睡觉。有时我外出就餐，夫人常常叮嘱我，少喝点红酒，少吃点肉食，注意防范二手烟，千万不能影响睡眠，我时刻牢记在心，每次都早点回家。有时夫人到亲戚家小住，我会提示她："不要久坐，每隔半个小时或一个小时起来动一动，定时喝水，按时吃饭，午睡一会，有娱乐活动也不能打乱生活规律。"夫人就会格外注意，做到外出时也关注自己的健康……

我购买了很多健康方面的书籍，又订阅了《健康时报》，夫人会和我一起学习、一起实践。《中国居民膳食指南》中推荐食物多样化，夫人在做饭做菜时，就做组合饭、组合菜和组合粥，每一碗、每一盘中的食物品种都能达到四五种之多，颜色也丰富多彩。做到餐餐有谷物和蔬菜；天天吃全谷物和薯类；每两天至少吃一次大豆制品；每三天至少吃一次菌类食物；每周至少吃一次海藻类食物，其他主食、副食和零食不断调换，每天食物品种都能达到 15 种，每周食物品种都能达到 30 种。当家人一起聚餐时，她向孩子们科普：为什么要食物品种多样、颜色多样呢？因为人体五脏六腑需要的营养不一样，所以要多吃五谷杂粮和五颜六色的蔬菜，这样才能保证营养均衡。于是孩子们在做饭、做菜时纷纷效仿。

世界有氧运动之父肯尼斯·库珀博士说："运动是良医，运动是良药。"夫人每天晚饭后坚持跳广场舞，从不懈怠。我每天早晨集中行走一个小时，坚持不懈。夫人经常提醒孩子们，要想不生病少吃药，就要天天坚持运动。于是，孩子们都成了"万步一族"，成了健身房中的常客。我还把很多健康科普知识，通过微信转发给家人和亲属，让大家一起学习、一起讨论、一起分享健康。

退休后，使我对家庭成员健康的重要性有了更深刻的体会。老伴老伴，能够一生相伴，健康到老，才是一个家庭最大的幸福。每天我和夫人一起买菜做饭，共同设计一日三餐；一起走路、散步，累计日行万步路；一个时间段喝水、吃水果和坚果，定时定量；一个时间段睡觉、起床，晚上睡足 7～8 小时，午间也要睡 30～60 分钟；一起参与休闲娱乐活动；一起参加亲朋好友的聚会、旅游……我和夫人一起学健康，一起养成健康的生活方式。

由于全家人一起学健康、学改变，我的体重从 94 千克减到 68 千克，夫人的体重从 70 千克减到 61 千克，女儿的体重从 76 千克减到 66 千克，儿子的体重也从 92 千克减到 72 千克。尽管我们和子女没有在一起居住，但家庭成员间互相影响、相互促进，使健康生活方式成为我们的新家风。

2. 成立减肥戒烟俱乐部

在现实生活中，有一些肥胖者、吸烟者想要改变自己，但自己的刀很难削自己的"把"。如果把他们组织起来，通过学习、指导、实践，让他们掌握减肥戒烟的方法，自觉改变不健康的生活方式，达到减肥、戒烟的目的，我还可以帮助更多愿意接受帮助的人。

我抱着试试看的想法，起草了一份《成立减肥戒烟俱乐部的实施方案》，并向胡大一教授汇报，他完全同意我的意见，并嘱咐我："一定吸收那些自愿参加的人，并把你减肥戒烟的经历和经验传授给他们，让更多人加入减肥戒烟行列。"

于是，我们在吉林省农安县成立了"农安县减肥戒烟俱乐部"。成员来自各行各业有减肥、戒烟愿望和积极性的人员，自愿报名参加，最终确定 42 名成员。

创建减肥戒烟俱乐部的目的，就是推动世界卫生组织提出的"健康四大基石"和胡大一教授提出的"健康长寿三字经"的落实，帮助人们改变不健康的生活方式，养成健康的生活方式，以达到减肥、戒烟的目的。

胡大一教授还为俱乐部题了词，"农安县减肥戒烟俱乐部"。成立当天，他发来贺信表示祝贺和支持。贺信中写道："祝贺农安县减肥戒烟俱乐部成立，希望所有会员都能成为自我健康管理的第一责任人。落实自我健康管理和慢性病的意识和责任，落实自我健康管理和慢性病的知识和技能，落实自我健康管理和慢性病的实践和实效。把减肥、戒烟落到实处，取得实效。"所有成员听了之后，倍感亲切，深受鼓舞。

减肥戒烟俱乐部采取"五个统一""四个定期"的活动方式，试点期两年，具体活动内容和方法如下：

"五个统一"，即统一自愿报名。凡是身体超重、肥胖、吸烟的人，都可自愿申请报名。统一身体检查。报名成员统一到医院进行体检，重点检查身高、体重、血压、血脂、血糖、尿酸等几项主要指标，出具体检报告。统一自备健康辅助工具。如体重秤、厨房秤、计步器、皮尺、电子血压计等。统一加入俱乐部微信群。传播养生保健知识，沟通活动信息，查看每天运动步数。统一组织培训。培训内容以胡大一教授"健康口诀""慢病健康五大处方""健康长寿三字经"为基础，以如何减肥戒烟为重点。

"四个定期"，即定期汇总每一位成员的步行数量，每天早上一次。标准是每天主动步行活动 1 万步以上，其中连续快走 30 分钟，每分钟达到 120 步以上；定期申报身体减重数量，每月底一次。要求每周争取减重 500 克，每月争取减重 2 千克，至少减重 1 千克；吸烟者申报从哪一天开始戒烟，已经坚持多长时间；定期召开经验交流会，每季初一次。交流在减肥戒烟过程中的想法、做法、体会、经验、教训；定期召开总结大会，每半年一次。总结半年来的减肥戒烟成果，并提出下半年减肥戒烟的目标和任务。

在试点两年过程中，减肥者严格执行胡大一教授提出的健康口诀："饭吃八分饱，日行万步路。"每天少吃多动，争取达到吃和动负平衡。具体做到"七个少吃"，即少吃饱、少吃肉、少吃油、少吃糖、少喝酒、少吃饭店和外卖，少吃超加工食品，学会营养搭配和平衡；"三个多动"，即累计多走步、集中多走步、快速多走步。学会循序渐进，持之以恒，适可而止。

在试点两年的过程中，戒烟者一定达到胡大一教授提出来的零吸烟目标。即本人不吸烟，不吸二手烟，不吸电子烟，不吸厨房里的油烟，出门防雾霾，所有吸烟者不但自己要戒烟，还要做到零吸烟，减少所有污染空气对自己的危害，保护心、肺、脑和全身的健康。

两年试点过程中，大家互相学习、互相提醒、互相帮助、共促健康，不断掀起学习和实践热潮。我利用一切机会，与大家交流我的减肥、戒烟的经历。我告诉大家："减肥的原理很简单，两个字：'饿＋汗'，就是每顿少吃点，顿顿都有点饥饿感，每天多运动，运动时多出点汗，当吃动负平衡时，体重自然下降。"

"过去我也是一个'大烟枪'，每天至少吸两包烟，一吸就是 20 年，最后患上多种呼吸道疾病，肺癌随时可能向我袭来。我认识到问题的严重性后，即使是 20 载烟龄，也说戒就戒。只要你有知识、有毅力，没有办不成的事。"大家听后很受启示，纷纷效仿。

经过两年的努力，俱乐部成员为 42 人，减肥成功率达 54%，戒烟成功率达 77%。减肥、戒烟成功的成员为我们提供了宝贵的经验，值得我们学习和借鉴。

韩先生，机关干部，54 岁，身高 1.76 米。减肥前体重 110 千克，两年后减到 74 千克，共减掉 36 千克。成为男性成员减重之冠。他减肥最大体会是四个字，即"少吃多动"。在饮食方面，他坚持少吃饱，早餐和午餐吃到八分饱，晚餐吃到五分饱；严格控制肉、油、糖、酒，每天吃肉不超过 3 口；少去饭店，每个月都不超过两次，远离酒肉朋友。在运动方面，他坚持多动。每天累计走 2 万步，每天早晨集中连续快走 1 万步，每分钟都走到 125 步左右，冬练三九，夏练三伏，风雨不误。减肥后他深有感触地说："只要你掌握了原理，减肥真的很简单。'少吃多动'，只要你持之以恒，没有减不掉的体重。"

张女士，医务工作者，38 岁，身高 1.68 米。减肥前体重 88 千克，两年后减到 63 千克，两年共减掉 25 千克，成为减重女性成员之首。她减肥成功最重要的原因实际上就两个字"饿 + 汗"。一日三餐都不吃饱，每顿饭前都有点饥饿感，每顿都有食欲是减肥的基础。大鱼大肉、高油高糖的食物基本不吃。此外，她天天运动，运动场上的 400 米跑道一走就是 15 圈，常常浑身是汗。她经常对大家说："三餐少吃保持饥饿感，平时多动适当出点汗，谁都能做到，关键是坚持。"

王先生，人民警察，38 岁，烟龄 16 年。过去从来没想过戒烟，总觉得吸烟舒服、提神、交友，是一种享受。参加俱乐部活动后才认识到，吸烟是心肌梗死、脑梗死、脑出血和各种癌症的危险因素。因此，决定坚决戒烟。加入俱乐部不到一个星期，他就把烟戒掉了。戒烟后，感觉呼吸畅通了，嗅觉、味觉改善了，咳嗽消失了。他满怀信心地对大家说："戒烟其实真的很简单，就是知识加上毅力。只要你认识到吸烟将危害生命和健康，你的毅力就势不可当，就能战胜一切。"

有些人是不撞南墙不回头，不得重病不知悔。他们总认为肥胖和吸烟不会致病，减肥和戒烟是多此一举。有些人一说到减肥和戒烟就心烦，一提到健康和生命的话题就绕着走。也许有一天，当他生病住院时才能认识到自己曾经的无知。

3. 同学群里讲健康

减肥戒烟俱乐部试点两年之后，我又开始在 65 岁以上的老年人群中开展健康科普，同样收到良好效果。

我的初中同学都出生在 20 世纪 50 年代，初中毕业后各奔东西，直到退休后，又重新把失散 50 年的老同学重新联络起来，组建一个初中同学群。大家约定每周一、三、五晚上 7 点都上线，用语音聊天，用视频聊天。

现代化的网络太神奇了，家住吉林、辽宁、黑龙江、广西、海南等各地的同学们聊天如同面对面，就像在 50 年前的课堂上。年近 70 岁的老人们聊学生时代、聊工作经历、聊生活趣事、聊人生感悟……每次都有说不完的话题，聊不尽的感情。同学们看到我的身体非常健康，也知道我跟随胡大一教授学健康，提议在聊天时，让我讲讲养生保健知识。从此，同学们开始重视健康话题了，纷纷表示，一定要珍惜晚年这段美好时光，活得有信心、有质量、有意义。

我通过交流发现，群里的 17 名同学身体健康状况令人担忧，患有高血压、冠心病、糖尿病、肺心病、胆结石、呼吸道疾病、腰椎间盘疾病的不在少数，身体没有大病的只有 4 位同学。在这个 70 岁左右的群体身上，呈现出一个不重视健康、不懂得预防的缩影。

在交往中我还发现，多数同学的生活方式也不健康，很多人吸烟、酗酒、无肉不欢、不爱运动，而且还自我感觉良好。他们没有接受过任何健康教育和培训，都认为自己患上的疾病是遗传、是天命。有了病才想起往医院跑，依靠医生、药物、手术来维持生命。对如何养成健康的生活方式，基本上一无所知。这种情形不仅出现在我的同学群里，也是社会上的普遍状况。面对社会上特别是老年人群中普遍存在的这些问题，我感到倡导健康的生活方式，不仅是同学间的事儿，更是一份沉甸甸的社会责任。因此，我采取集中讲座、个别交流、互相提醒、案例借鉴等方法，尽最大可能帮助同学们了解掌握健康科普知识。

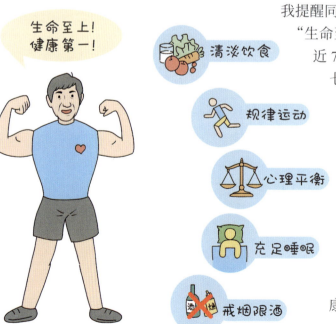

我提醒同学们，人的一生什么最重要："生命至上，健康第一。"我们都是近 70 岁的人了，俗话说："人活七十古来稀"，能够活到今天，还能享受人生的天伦之乐，说明我们的生活方式总体是健康的。然而，有的同学三四十岁就已经去世了，有的同学四五十岁就半身不遂或卧床不起了。对于这些人来说，没有了健康和生命，有什么都没有意义了。因此，我们要重视自己的健康，关爱自己的生命。我告诉同学们，我的老师胡大一教授指出："90活不过，那是你的错；不到99，轻易不要走；人生百岁不是梦。"按照世界卫生组织对老年人的年龄划分，我们还很年轻，所以，必须增强心理健康和抗衰意识，争取做一位长寿老人。

我又介绍胡大一教授老母亲胡佩兰医生的事迹，她老人家98岁被评为"2013年感动中国十大人物"。她常说："人活着要对别人有用，多报效祖国。""活着就要靠自己，靠山山倒，靠水水流，靠天天塌，靠地地陷，靠父母会比你早逝，靠子女他们没有时间，靠亲属可能会远离你，靠朋友也可能会背叛你，所以一切靠自己。"她直到98岁还在坚持每天出诊，早上8点准时到医院接待患者。听了我的讲述后，同学们都表示，应该向胡佩兰老人学习，向胡大一教授学习，做对社会、对家庭、对别人有用的人。健康靠自己，快乐靠自己，长寿更要靠自己。

调动起来大家注重健康的积极性后，我又趁热打铁，把《中国居民膳食指南》分发给大家，并告诉同学们，今后吃好饭、喝好水、走好步都要以此为标准。很多同学都把"中国居民平衡膳食宝塔"这一页贴到卧室，贴到厨房里，供家人学习和参考。我还把胡大一教授的"健康口诀""慢病健康的五大处方""健康长寿三字经"和我对"健康长寿三字经"的解读，我的"每天做好八件事""健康快乐每一天"等具体步骤和学习体会发到群里与大家分享，让同学们学习有遵循，实践有标准，聊天有话题。

首先，在同学之间，掀起走路的热潮。同学张先生，时年65岁，已患上肺源性心脏病，过去走200米就喘，上二楼都要歇一阵儿，自己认为得了这种病决不能运动。因此，一般是大门不出，二门不迈。听完我的几次健康讲座以后，每天到户外走步，开始步行去菜市场、去商场，每天都勤走几次，后来到广场、体育场去走路。开始每天走500步、1000步，到后来每天能走8000步。户外走路尝到了甜头，走路接触人多了，大家有说有笑，精神上也得到了满足。走路改善了心肺功能，心不慌了，气也不短了，感冒也少了。同时还走出了很多朋友，走出了不少乐趣，走出了健康的希望。在他的带领下，同学们互相学习，互相鼓励，互相促进，有的边干活边走步，有的每天到菜市场、体育场走路，都能达到1万步；有的在房前屋后走步，一口气能走8000步；有的还带动爱人、晚辈和左邻右舍一起去走步。走步成了同学们生活和生命的重要组成部分。

此后，在同学之间又掀起戒烟热潮。同学赵先生，时年66岁，身体超重、高血压、冠心病，患过心肌梗死，手术放了两个心脏支架。当时在医生劝导下，曾经戒烟两个月。戒烟后自我感觉吸烟和戒烟身体没啥两样，又开始吸了起来。听了我的健康讲座之后，他才认识到之所以患上高血压、冠心病和心肌梗死都与吸烟密切相关。如果放完心脏支架后还继续吸烟，还会导致新的心肌梗死。他自己明白后，又和另外一位同学商量，咱俩都是心血管病患者，同病相怜，要想多活几年，不给子女找麻烦，能和同学们多聊几年，下决心戒烟吧。第二天他俩在群里承诺，坚决戒烟，决不拖泥带水。50年的吸烟习惯，当天就全部戒掉，从此以后再没有吸过一支烟。

在他俩的感召下，又有两位同学也戒了烟。随即，他们还动员家属、亲友和子女戒烟，也都收到较好的效果。

后来，在同学中又掀起"慢性病康复"的热潮。同学们都已进入古稀之年，多数人都被一种甚至几种慢性病困扰，如高血压、冠心病、糖尿病、肺心病、脑梗死、肝移植、胆结石、腰椎间盘突出、呼吸系统疾病等。由于这些慢性病病程长，久治不愈，给生理、心理上造成很大伤害，严重影响生活质量。

我了解到同学们这些情况之后，向大家推荐胡大一教授"慢病健康的五大处方"，即药物处方、营养处方、运动处方、精神心理/睡眠处方、戒烟限酒处方。并告诉大家，当你患了慢性病时，首先应用药物处方，到正规的医院找对医生吃对药，把疾病控制在可控范围之内。同时应用营养、运动、心理/睡眠和戒烟限酒四个处方，改变不健康的生活方式，养成健康的生活方式，只有这样，吃的药才能发挥更大的作用，进行的医疗才能更加有效，慢性病才能逐渐康复。否则，吃什么药效果都不会太好。同学们都觉得胡大一教授说得对，纷纷学习、应用"慢病健康的五大处方"。

同学王先生，时年66岁，患有高血压。过去总觉得是药三分毒，因此害怕吃药。而现在宁可忘掉一顿饭，也不忘记吃一片降压药，终于把高血压降到安全值。他同时改变不健康的生活方式，进行减肥控盐、戒烟限酒、控制情绪，两年多来，血压始终保持在正常状态。

同学李先生，时年67岁，患有冠心病、心脏早搏。过去，不敢去大医院，也不敢看医生。听了我的讲座后打消了顾虑，主动到省城大医院，找一位专科医生，做了射频消融术，效果非常好，以往的心慌、胸闷、心脏偷停、心律不正常、全身无力等症状，术后全部消除。后来他又开启了健康的生活方式，清淡饮食，适量运动，控制情绪，保证睡眠，戒烟戒酒，生活规律，逐步恢复了健康。有一次在女儿家，因电梯停电，他拎了两箱水果，从一楼一直走到十九楼，又从楼上走到楼下，行动自如。与两年前走到二楼都困难的情况形成了巨大的反差。老伴和子女看到此情景感到特别高兴。

同学刘先生，时年64岁，胆囊结石。过去害怕手术，因而选择保守治疗。平时经常腹痛、发热、恶心呕吐、黄疸，有时还急性发作胆绞痛，每次都痛得死去活来。就在听我讲座时又犯病了，这次他没有迟疑，马上到省城大医院做了全面检查。医生建议他说，眼下胆囊结石相当严重，如果不通过手术摘除，有可能造成胆囊穿孔，之后造成结石掉入胆总管，引起胆总管梗阻，还可能引起急性胰腺炎，后果不堪设想。他按照医生的意见，做了胆囊切除术，效果良好。出院后，坚持清淡饮食，多喝水、多运动、戒烟戒酒、减少久坐、避免劳累。术后的生活质量有了大幅度提高。

自同学群里讲健康以来，同学们开始关注自己的健康，把养成健康的生活方式放在首位。由此证明，健康科普知识必须讲到点子上，说到心坎里，在70岁老年人群中效果也明显。

4. 专家带我进讲堂

经过减肥戒烟俱乐部和同学健康群 4 年的运行实践，又给我提出了一个新的课题：如何面对社会各类群体开展健康科普？带着这个问题，我选择了已给员工做完体检的三个单位，做了健康现状和健康需求的调研。

省城某学校，参加体检的教职员工共 405 人，其中：体重异常的 183 人，占比为 45%；血脂异常的 146 人，占比为 36%；脂肪肝的 127 人，占比为 31%；血压异常的 91 人，占比为 22%。

县城某单位，参加体检的职工共 114 人，甲状腺结节 79 人，占比为 69%；肺结节 78 人，占比为 68%；脂肪肝 74 人，占比为 65%；颈动脉斑块 42 人，占比为 37%；血压偏高 24 人，占比为 21%；肝囊肿和肾囊肿各 23 人，占比分别为 20%；血糖偏高 20 人，占比为 18%；胆囊异常（胆息肉、胆结石、胆囊炎、胆囊壁不光滑、欠光滑）106 人，占比为 93%。

农村某乡镇，参加体检的乡村干部 31 人，血脂偏高的 22 人，占比为 71%；脂肪肝 15 人，占比为 48%；血压偏高的 12 人，占比为 39%；血糖偏高的 8 人，占比为 26%。

这些单位的参检人员均不包括离退休人员，如果全员参加体检，实际患病率还会更高。

在与单位领导和部分职工座谈时发现，他们对《中国居民膳食指南》和"中国居民平衡膳食宝塔"根本不知道。直接听过健康讲座的人更是寥寥无几，对健康知识知之不多，不健康的生活方式已经习以为常。当说到他们目前的这种身体状况和慢性病的成因时，我告诉他们是由于自身的不健康生活方式所导致的，多数人根本不相信……可见，基层群众的自我健康管理和慢性病防控意识如此淡薄，我国慢性病预防工作任重而道远。

正在这个时候，我有幸见到了卫生部副部长王国强同志。见面时，我汇报了跟随胡大一教授学健康的经历，又汇报了我如何改变不健康生活方式和慢性病康复的过程。王部长听后，给予了充分肯定，同时给我出了一个演讲题目：《我的健康我做主——跟随胡大一教授学健康》，还鼓励我说："你要像当年抓计划生育优质服务试点中的宣传工作那样，到基层去，到人民群众中去，用你的亲身经历和健康实践，宣讲健康的生活方式，让更多的人学健康、懂健康、传播健康知识。"

当时我已经被吉林省健康协会聘为副会长。王部长一席话，使我备受鼓舞。我当即表示："一定遵照部长的意见，虚心向专家学习，同时用我的亲身经历和现身说法，宣传健康的生活方式，争取做一个对社会、对他人有用的人。"

于是，我准备了一个健康讲座的演讲稿，到基层进行了三次试讲。第一次是在全县中小学卫生保健老师培训班上与 7 名特聘的省、市卫生保健专家一起讲课。我现身说法，讲得通俗易懂，深受在场老师们的好评。首战成功，我信心倍增。课后，很多老师建议我下次讲课时制作一个多媒体课件，图文并茂，效果会更好。第二次演讲是专门给部分乡、村干部讲健康。这次我做了一个多媒体课件，与会者一边听讲，一边看大屏幕，效果真的很好，大家一致反映这样更便于理解和记忆。课后又有人提议：在健康讲座时，再配发一些宣传小册子就更好了。第三次演讲是到社区给居民讲健康，这次我又丰富了演讲稿，重新制作了多媒体课件，设计制作一套宣传单。大家一致反映，这次健康讲座受益匪浅，听讲入情入理，看图一目了然，人手一套宣传单，更方便学习、记忆和应用，能参加这样的健康讲座真值得。

通过三次试讲，我初步了解到群众对健康的基本需求，掌握了面对面讲健康的形式、内容和方法。我又把演讲稿、课件、宣传单进一步完善，并向胡大一教授做了一次汇报，胡大一教授又指导我进行了修改，决定让我参加在北京召开的"全国慢性病防控学术大会"，并让我和他同台讲健康。

胡大一教授一堂《健康从'心'开始》的专题讲座，震撼了整个会场的听讲人。他站在实现健康中国的高度，广泛发动全社会和广大医务工作者，推动慢性病预防为主、防治结合、群防群控、联防联控、共建共享。他站在亿万民众的健康角度，推动实现以治病为中心向以人民健康为中心的转变。弥合临床医学与公共卫生、预防医学之间日益加深的裂痕，彻底改变"前不防、后不管、火烧中段、没病的等得病、得病的等复发"的碎片化和断裂的服务链。他站在预防的角度，号召亿万民众学会做好并成为自我健康管理和慢性病防控的第一责任人，自己的健康自己做主。他站在慢性病管理创新的角度，大力推动"双心门诊""心脏4s店""慢性病健康的五大处方""健康长寿三字经"向纵深发展。

我的《我的健康我做主——跟随胡大一教授学健康》的演讲，吸引了全场观众。我用亲身经历证明，不健康生活方式是我身体肥胖和患上十余种慢性病的罪魁祸首，健康生活方式又是我减肥和治好所有慢性病的灵丹妙药。任何人如果要让自己健康长寿，必须反省自己，改变自己。我用亲身实践表明，养成健康生活方式，一定从生活和工作中的一点一滴做起，落实世界卫生组织提出的"健康四大基石"和胡大一教授提出的"健康长寿三字经"。具体每天做好八件事；回家定时吃好清淡三顿饭；日行万步路；保持心平气和的心态；每晚睡足 7～8 小时；每天喝好 9 次水；两餐之间吃水果和坚果；一定做到零吸烟；最好滴酒不沾。并且作息有规律，生活要自律，好习惯始终坚持，十几年如一日。我用人生感悟说明，健康最大的敌人是自己，所有慢性病都是自己"制造"出来的。健康的最大陷阱是欲望，不良欲望成瘾就是陷阱，就是疾病。健康的最大误区是偏见，有些偏见比无知还危险。健康的最大危险是无知，很多人英年早逝了，从某种意义上讲，他们不是死于疾病，也不是死于无钱，更不是死于医疗条件不好，而是死于无知，死于愚昧，死于不健康生活方式。因此，只有你自己才是健康和生命的总导演，只有自己才是自我健康管理的第一责任人，自己的健康由自己做主。

　　从此，胡大一教授带领我先后在北京，河南郑州，辽宁沈阳、营口、盘锦、鞍山，黑龙江哈尔滨、大庆，新疆哈密，吉林长春、农安，广东深圳，河北秦皇岛，海南五指山等地，以及国家机关、省会城市和大型企事业单位，组织开展了健康大讲堂100多场（次）。

　　同时，吉林大学第二医院心血管科主任刘斌教授带领我，先后在吉林省范围内的党政机关、企事业单位、医院学校、乡村社区，开展健康科普活动，组织健康大讲堂60多场（次）。

　　首都医科大学附属安贞医院影像与介入治疗科主任黄连军教授带领我，在高校、社区、消防等部门，开展健康大讲堂10多场（次）。

　　2018年，原卫生部副部长，现任中华预防医学会会长，中国工程院院士王陇德带领我，参加吉林省科协组织的，长春市市民参加的一场大型的健康科普活动。王院士以《健康中国从我做起》为题，讲述了慢性病的防控对策，保健的主要原则、方法及注意事项。我以《我的健康我做主——跟随胡大一教授学健康》为题，介绍了我的健康经历和我的健康行动。

　　尽管多年来我对宣讲的内容早已烂熟于心，但是面对每一次新的讲座，我都要认真准备，不断充实，力争使讲稿的每个环节和课件，都能够形式新颖、内容实用、贴近百姓、贴近生活、贴近实际，因此每次演讲，都深受听众的欢迎。

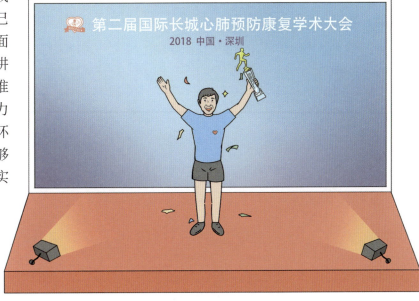

　　我的努力也得到了组织的认可：2018年被中国心脏联盟心血管疾病预防与康复专业委员会评为"健康达人"。2021年被吉林省卫生健康委员会选树为"老年健康达人"典型案例，报国家卫生健康委员会老龄健康司。2022年被吉林省卫生健康委员会、吉林省总工会评为吉林省"职业健康达人"，报国家卫生健康委员会职业健康司。多年来，追求健康、热爱健康，为"健康中国"贡献微薄之力，已经成了我生活中的重要部分。

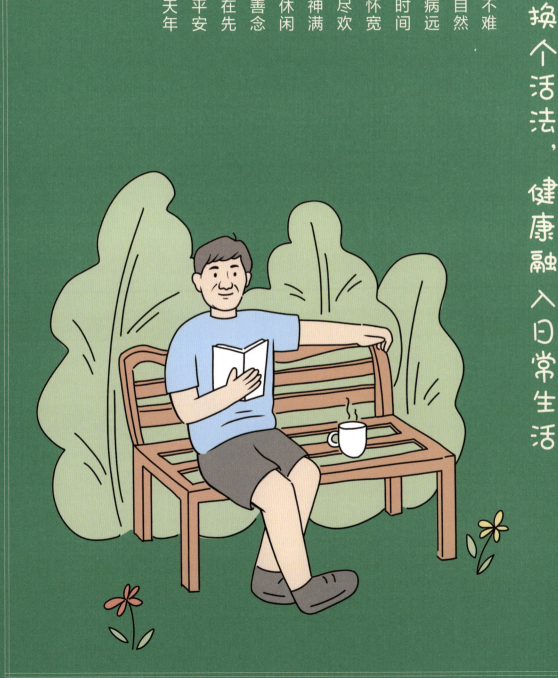

第三章 换个活法，健康融入日常生活

一 管住嘴，并不难

二 迈开腿，成自然

三 零吸烟，离病远

四 多喝水，定时间

五 好心态，胸怀宽

六 莫贪杯，也尽欢

七 睡眠足，精神满

八 别过累，会休闲

九 乐助人，存善念

十 心灵美，德在先

十一 家和睦，人平安

十二 寿百岁，养天年

世界卫生组织指出：影响人们健康的因素有 5 个方面，60% 决定于个人的生活方式，15% 决定于遗传因素，10% 决定于社会因素，8% 决定于医疗因素，7% 决定于环境因素。

事实正是如此，一个人患有各种慢性非传染性疾病，如肥胖症、高血压、高脂血症、糖尿病、心脑血管疾病、部分恶性肿瘤等，都与不健康的生活方式密切相关。因此，关注身心健康，必须重视自己的生活方式。

中年时期，我的生活方式很不健康，不但"吃喝拉撒睡行"的做法不对，而且"喜怒忧思悲恐惊"的想法也不对。我给自己总结 10 个字："傻吃、胡喝、瞎抽、苶睡、懒动"，所以才患上十几种慢性病。

现在，我的身体恢复了健康，其中一个重要原因，就是改变了生活方式。把世界卫生组织提出的"健康四大基石"——合理膳食、适量运动、戒烟限酒、心理平衡和胡大一教授具体化的"健康长寿三字经"——"管住嘴，迈开腿，零吸烟，多喝水，好心态，莫贪杯，睡眠足，别过累，乐助人，心灵美，家和睦，寿百岁。"融入了我的日常生活中，融入了我的慢性病预防、治疗和康复过程中。

多年来，我把"健康四大基石"和"健康长寿三字经"，作为自己健康行为准则，不断加深理解，逐步细化量化，认真实践，科学总结，养成了健康的生活方式和科学的生活规律。

有人说，要改变自己多年养成的生活习惯太难了，但我做到了。怎么做到的呢？秘诀是：认知 + 行动 + 毅力 = 成功。

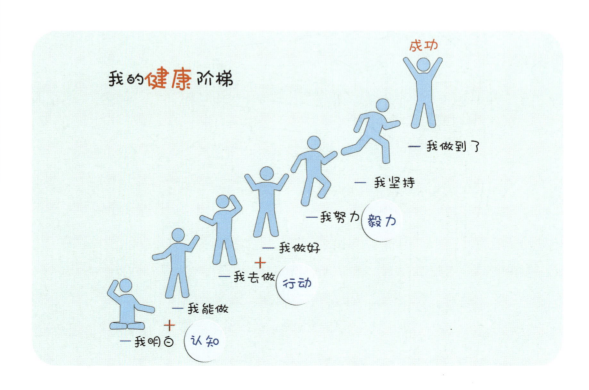

管住嘴，并不难

俗话说"民以食为天"人活着就要吃，以保证生命的延续。然而，影响人体健康乃至生命的，往往也与吃密切相关。北京协和医院营养科主任医师于康教授说得好："我们的身体就像是一个'湖'，上游是我们每天吃进去的食物，下游是每天的死亡细胞和代谢的废物。如果上游水源不好，每天流进大量的泥沙，还能维持湖泊的清澈和通畅吗？"同理，如果我们每天膳食结构不合理，吃进去的都是高油、高盐、高糖、高脂肪类的食物和超加工食品，血管早晚有一天也会被堵塞。

为了防止"病从口入"，我每天在吃的问题上实行严格的自我管理。重点做好八个方面：

- 一是每天吃什么、吃多少，都以《中国居民膳食指南（2022）》（以下简称《膳食指南》）（表3-1）为标准，心中装着"中国居民平衡膳食宝塔（2022）"（以下简称"膳食宝塔"）；

- 二是食物多样化，什么都吃，吃多、吃少有把控；

- 三是适量肉、蛋、奶，以植物性食物为主；

- 四是两餐之间吃水果和坚果，作为一日三餐的营养补充；

- 五是少吃油、盐、糖，饮食清淡；

- 六是回家吃好三顿饭，定时、定量、定营养；

- 七是饭吃八分饱，保持健康体重；

- 八是减少外出就餐，防止营养过剩。

这八个方面做起来其实很简单，生活中稍加自律就可以达到事半功倍的效果。

第一章

第二章

第三章

第四章

表 3-1

中国居民膳食指南（2022）
平衡膳食准则八条及核心推荐

准则一 食物多样，合理搭配

【核心推荐】

● 坚持谷类为主的平衡膳食模式。

● 每天的膳食应包括谷薯类、蔬菜水果、畜禽鱼蛋奶和豆类食物。

● 平均每天摄入 12 种以上食物，每周 25 种以上，合理搭配。

● 每天摄入谷类食物 200 ～ 300g，其中包含全谷物和杂豆类 50 ～ 150g；薯类 50 ～ 100g。

准则二 吃动平衡，健康体重

【核心推荐】

● 各年龄段人群都应天天进行身体活动，保持健康体重。

● 食不过量，保持能量平衡。

● 坚持日常身体活动，每周至少进行 5 天中等强度身体活动，累计 150 分钟以上；主动身体活动最好每天 6000 步。

● 鼓励适当进行高强度有氧运动，加强抗阻运动，每周 2 ～ 3 天。

● 减少久坐时间，每小时起来动一动。

准则三 多吃蔬果、奶类、全谷、大豆

【核心推荐】

● 蔬菜水果、全谷物和奶制品是平衡膳食的重要组成部分。

● 餐餐有蔬菜，保证每天摄入不少于 300g 的新鲜蔬菜，深色蔬菜应占 1/2。

● 天天吃水果，保证每天摄入 200 ～ 350g 的新鲜水果，果汁不能代替鲜果。

● 吃各种各样的奶制品，摄入量相当于每天 300ml 以上液态奶。

● 经常吃全谷物、大豆制品，适量吃坚果。

准则四 适量吃鱼、禽、蛋、瘦肉

【核心推荐】

● 鱼、禽、蛋类和瘦肉摄入要适量，平均每天 120 ～ 200g。

● 每周最好吃鱼 2 次或 300 ～ 500g，蛋类 300 ～ 350g，畜禽肉 300 ～ 500g。

● 少吃深加工肉制品。

● 鸡蛋营养丰富，吃鸡蛋不弃蛋黄。

● 优先选择鱼，少吃肥肉、烟熏和腌制肉制品。

准则五 少盐少油，控糖限酒

【核心推荐】

● 培养清淡饮食习惯，少吃高盐和油炸食品。成年人每天摄入食盐不超过 5g，烹调油 25 ～ 30g。

● 控制添加糖的摄入量，每天不超过 50g，最好控制在 25g 以下。

● 反式脂肪酸每天摄入量不超过 2g。

● 不喝或少喝含糖饮料。

● 儿童青少年、孕妇、乳母以及慢性病患者不应饮酒。成年人如饮酒，一天饮用的酒精量不超过 15g。

准则六 规律进餐，足量饮水

【核心推荐】

● 合理安排一日三餐，定时定量，不漏餐，每天吃早餐。

● 规律进餐、饮食适度，不暴饮暴食、不偏食挑食、不过度节食。

● 足量饮水，少量多次。在温和气候条件下，低身体活动水平成年男性每天喝水 1700ml，成年女性每天喝水 1500ml。

● 推荐喝白水或茶水，少喝或不喝含糖饮料，不用饮料代替白水。

准则七 会烹会选，会看标签

【核心推荐】

● 在生命的各个阶段都应做好健康膳食规划。

● 认识食物，选择新鲜的、营养素密度高的食物。

● 学会阅读食品标签，合理选择预包装食品。

● 学习烹饪、传承传统饮食，享受食物天然美味。

● 在外就餐，不忘适量与平衡。

准则八 公筷分餐，杜绝浪费

【核心推荐】

● 选择新鲜卫生的食物，不食用野生动物。

● 食物制备生熟分开，熟食二次加热要热透。

● 讲究卫生，从分餐公筷做起。

● 珍惜食物，按需备餐，提倡分餐不浪费。

● 做可持续食物系统发展的践行者。

1. 膳食宝塔心中装

我国 14 亿多人口，生活的地域不同，地理、环境、气候不同，民族、文化、习俗、物产、口味等方面也不同，因此形成了"南甜北咸，东辣西酸。"的饮食风格。且因为每个人的年龄、性别、文化程度、知识结构、劳动工种、工作强度、身体条件、健康状况、生活方式、生理和心理特点等个体差异，所以，造成饮食习惯千差万别。

现实生活中，一个人的饮食习惯，大部分是传承原生家庭的口味。父母用哪种味道把你带大，你就喜欢哪种口味。而且几乎所有人都认为自己吃的合理，饮食习惯正确。选择食物时，首先考虑好不好吃或爱不爱吃，很少考虑是否吃得合理，是否有营养，是否有利于健康。所以，在管住嘴这个问题上很难达到统一标准。

为了适应居民营养健康需求，帮助居民合理选择食物，减少或预防慢性病发生，我国于 1989 年首次发布了《中国居民膳食指南》。后来，又分别于 1997 年、2007 年、2016 年、2022 年进行四次修订。《膳食指南》给每一位中国居民提供了最基本、最准确、最健康的膳食信息，指导人们合理营养、平衡搭配、吃出健康。

我遵从胡大一教授的意见，系统学习《膳食指南》，把核心推荐内容印出若干份，在单位和家里各放一份，还随身携带一份，只要有时间就看一会儿、背一条儿。又把"膳食宝塔"的图形、文字、数量、上下顺序，像小学生背诵"九九乘法口诀"一样，全部背下来，印在脑海中。按图选择食材和食物。无论我到哪里吃饭，心中永远装着这座"膳食宝塔"，仿佛在餐桌上也矗立一座饮食宝塔。让它随时提示自己，哪些食物该吃、不该吃或是少吃，每天吃什么、吃多少、怎么吃。在营养均衡、品种搭配和总量控制过程中，做到心中有数，让脑子决定筷子，筷子决定健康。

我对"中国居民平衡膳食宝塔（2022）"的理解。

一是"膳食宝塔"共分五层，相对应的有五大类食物。包括谷薯类、蔬果类、肉蛋类、奶豆类和油盐类。这就告诉我，每天摄入的所有食物都属于五大类中的哪一类食物，要心中有数。

五大类食物在"膳食宝塔"中的位置不同，塔中每一层的份额不同，因此每一类食物的每天摄入量也就不同。塔底的谷薯类食物应多吃，塔尖的油、盐应少吃。参照"中国居民平衡膳食餐盘（2022）"（以下简称"膳食餐盘"）的图形，蔬菜类和谷薯类是膳食中的重要部分，按照图形大致比例，制订每天、每餐膳食计划。与"膳食宝塔"相比，"膳食餐盘"更加直观和简明，便于记忆和理解，很容易达到营养均衡需求。我把握的总原则是，按比例该多吃的不能少吃，防止营养不良；该少吃的不能多吃，防止营养过剩。

二是人体需要六种基本营养素，包括碳水化合物、蛋白质、脂类、维生素、矿物质和水。"膳食宝塔"的五大类食物中，每一类食物都提供一种以上营养素，但是哪一类食物吃多了对身体健康都会有害，正所谓"物无美恶，过则为灾"。

中国居民平衡膳食宝塔（2022）

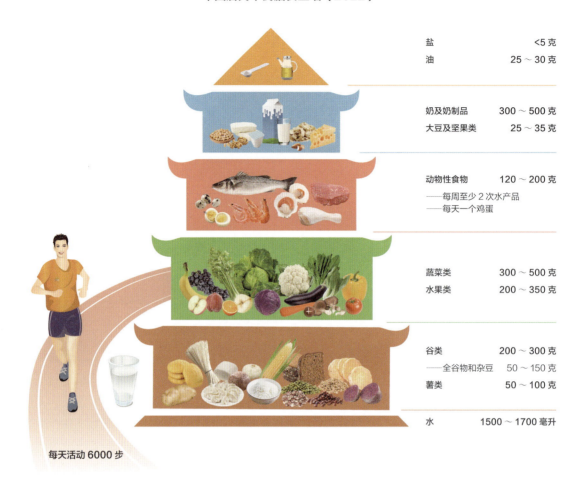

盐	<5 克
油	25 ～ 30 克
奶及奶制品	300 ～ 500 克
大豆及坚果类	25 ～ 35 克
动物性食物	120 ～ 200 克
——每周至少 2 次水产品	
——每天一个鸡蛋	
蔬菜类	300 ～ 500 克
水果类	200 ～ 350 克
谷类	200 ～ 300 克
——全谷物和杂豆	50 ～ 150 克
薯类	50 ～ 100 克
水	1500 ～ 1700 毫升

每天活动 6000 步

中国居民平衡膳食餐盘（2022）

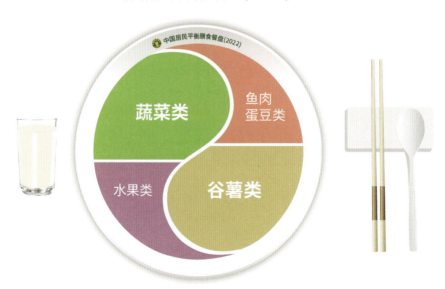

第一层谷薯类的营养素主要是碳水化合物。为人体提供总能量的 50% ～ 65%，也是维持生命活动所需能量的主要来源。因此，我的主食选择尽可能以谷类为主，每餐必吃，粗细搭配，均衡多样。

第二层蔬菜、水果类的营养素主要是维生素和矿物质，还含有植物化学物。蔬菜属于植物性食物，热量较低，因此，我每天吃蔬菜选择推荐量的上限，并且深色蔬菜占 1/2 以上。同时吃适量水果，水果含糖量较高，一般控制在推荐量之内，且尽量选择低糖水果。蔬菜和水果虽然同在一层，但营养素结构和含量不同，不能互相代替。

第三层肉、蛋类的营养素主要是蛋白质和脂肪。肉、蛋类食物属于动物性食物，热量较高，因此，我选择肉类食物时，一般选择推荐量的下限，每天平均不超过 100 克，尽量用鱼、禽肉替代畜肉，每天吃一个鸡蛋不弃黄。

第四层乳类、大豆及坚果类的营养素主要是优质蛋白质和钙。因此，我每天摄入 350 克奶及奶制品，吃 10 克坚果，并经常吃大豆制品，甚至有时用大豆制品替代肉类食物。

第五层植物油中含有大量脂肪，食盐中含有非常多的钠。摄入过多会引起肥胖、高血压、高脂血症、动脉粥样硬化、胃癌等疾病。糖虽然未列入"膳食宝塔"中，但必须严控，因为糖进入人体内可转化成脂肪。所以，我无论在哪里吃饭，无论吃什么，都坚持低盐、低油、少糖的原则。

"膳食宝塔"最底层的营养素是水。水是人体中含量最多的营养素，是健康和生命的源泉，我每天都要喝足 1700 毫升白开水或淡茶水，不喝其他饮料，尤其不喝含糖饮料。

另外，膳食纤维目前尚未列入营养素中，但很多营养学家、学者把它称之为人体"第七大营养素"。富含在"膳食宝塔"第一层、第二层、第四层的植物性食物中。膳食纤维不能被胃肠道消化吸收，但却对胃肠道发挥着非同寻常的作用。膳食纤维会吸水膨胀，增加饱腹感，也会减少其他食物的摄入，利于减肥；膳食纤维可以促进肠道蠕动，帮助排便被誉为人体"肠道清洁夫"；膳食纤维更能被肠内微生物用来发酵分解，改善肠道菌群，可以预防肛肠病和糖尿病等多种疾病。我每天都会有选择摄入高膳食纤维的食物。

三是"膳食宝塔"中每一类食物的后面，设置了一个最大推荐量和最小推荐量。我在每天身体活动量不大的情况下，一般食物都选择下限，即最小推荐量。如谷薯类食物，每天控制在 250 克左右。蔬菜我选择上限，即最大推荐量，每天控制在 500克左右。食用盐每天必须控制在 5 克以下。动物性食物、高脂肪食物如肉、油、糖等，每天控制在最小推荐量或用其他食物替代。

四是"膳食宝塔"中的每一类食物中，还有很多品种、多种颜色。我每天不重复地选择食物种类达 12 种以上，每周要达到 25 种以上。深色蔬菜应达到 1/2 以上。一日三餐都要尽量做到食物品种互换、颜色互相搭配，争取保持营养均衡。

五是在"膳食宝塔"中，我重点把握五个平衡：（1）主食（一层）与副食（其他四层）的平衡，即每顿主食必吃，注意粗细搭配；（2）植物性食物（蔬菜、水果、坚果）与动物性食物（肉、蛋、奶）的平衡，即动物性食物少吃，多用白肉替代红肉；（3）主副食（一至四层）与调味料（五层）的平衡，即塔尖上的油盐和没有列入的糖，严格控制，特别注意日常食物中的隐形油盐糖；（4）吃与动的平衡，即每天主动健步走 6000 步以上，其中中等强度运动 30 分钟以上。同时注意减少久坐的时间，每 1 小时起来动一动；（5）吃与喝的平衡，即每天饮水量 1700 毫升左右。

总之，膳食宝塔中的关键是把握平衡，没有平衡就没有健康，更没有长寿。心中装座"膳食宝塔"，这样管住嘴就有了遵循。如果读者中有人已患上多种慢性病，还管不住嘴，那就不是简单的健康问题了，它会严重危害生命。

我身边有很多这样的例子。有位老朋友，最爱吃白米饭、炸土豆、烤地瓜，并且天天吃、顿顿吃也吃不够，很少吃蔬菜。40 多岁时血糖异常，不到 50 岁就患上 2 型糖尿病，最后发展到糖尿病足综合征。究其原因，主要是长期主食碳水化合物摄入过多，蔬菜、水果摄入量太少。一位邻居，常年不吃粗粮，最喜欢吃白面馒头，对面粉的要求是越白越好，而且不渴不喝水，所以他经常便秘。究其原因，就是饮食中缺少膳食纤维，水的摄入量也严重不足。还有几位朋友，每天无肉不欢，红焖肉、炖牛肉、烤羊肉、猪内脏等总也吃不够，鸡蛋一顿都能吃十几个。40 多岁时开始发胖，血压、血脂、血糖异常，最后有的患上糖尿病，有的患上冠心病，有的患上脑卒中。究其原因，就是动物性食物吃得过多，植物性食物吃得过少。

为什么这些人容易患上慢性病呢？核心问题就是心中没有"膳食宝塔"，在饮食上随心所欲，想吃什么就吃什么，爱吃什么就吃什么，能吃多少就吃多少，上不知道封顶，下不知道保底，对于限量、搭配和平衡等科学常识一窍不通。该多吃的食物，如蔬菜、水果、谷物等吃得过少，造成营养不良。该少吃的食物，如肉类、蛋类、精米精面又吃得过多，造成营养过剩。病是吃出来的，在他们的身上得到了切实的验证。所以，《膳食指南》和"膳食宝塔"作为中国人的饮食标准，人人都应深入了解，认真遵守其平衡膳食的八条准则。

2. 食物多样很简单

自然界为人类提供的食物多种多样，但是，任何一种天然食物都不能提供人体所需要的全部营养素。人体是一个复杂的精密组合体，各个部位、各个脏器所需营养又各不相同。要达到营养合理、体魄健康、延年益寿的目的，必须保证每天食物品种多样化，以满足人体对各种营养素的需求，减少疾病的发生。

人们每天应吃多少种类食物呢？《膳食指南》中核心推荐：平均每天需摄入 12 种以上食物，每周 25 种以上，并且合理搭配。建议摄入的主要食物品种数：谷类、薯类、杂豆类的食物品种数每天 3 种以上，每周 5 种以上；蔬菜、菌藻和水果类的食物品种数每天 4 种以上，每周 10 种以上；鱼、蛋、禽肉、畜肉类的食物品种数每天 3 种以上，每周 5 种以上；奶、大豆、坚果类的食物品种数每天 2 种以上，每周 5 种以上。我按照《膳食指南》的要求，从食物的组合、搭配、互换三个方面实现食物多样化。

首先，从一碗饭、一盘菜、一碗粥的组合开始，实现食物多样化。

一碗组合饭。做大米饭时有选择地加进小米、高粱米、玉米糙、糯米、燕麦、薏米、糙米、鲜玉米粒和杂豆等粮食，或是有选择地加点紫薯条、山药块、大枣等。一碗饭含有 5～6 种食物，实现食物品种多样化。开始做组合饭时，米的品种放多了，导致做出来的饭有软有硬，我就一点点摸索。先做大米、小米和杂豆小组合饭，把杂豆炸熟后一起放到米里，做出的饭杂豆就不硬了。后来，逐渐把高粱米、玉米糙、燕麦、薏米、糙米等加进来，做大组合饭。要注意加进高粱米、薏米后做出的饭米粒硬，可以提前用热水把米泡软，再做出的饭就不硬了。常吃这种组合饭，营养丰富，膳食纤维高，不但口感好，胃肠也舒服，大便也通畅，建议大家每天至少吃一顿这样的组合饭。

一盘组合菜。根据做组合米饭的方法，运用到做菜上，效果也不错。炒菜时，有选择地把土豆、茄子、黄瓜、西葫芦、西红柿、大辣椒、圆葱、白菜、芹菜、生菜等蔬菜放到一起做成组合炒菜。如东北地三鲜，在原有土豆、茄子、青椒的基础上，再加点圆葱和西红柿等。炖菜时，也有选择地在各种蔬菜的基础上，加入泡发好的粉条、蘑菇、木耳、海带等食材做成组合炖菜。如东北乱炖，在土豆、白菜、冻豆腐的基础上，再加点大辣椒和海带等；如猪排骨炖豆角，再加点南瓜、土豆、胡萝卜等。凉拌菜时，有选择地把白菜、黄瓜、干豆腐、粉皮、海蜇皮、辣椒、香菜、胡萝卜、水煮花生、蒜蓉等食材拌在一起，做成组合凉拌菜。每一盘菜中至少含有 4～5 种食物，每天至少吃两种这样的组合菜，其色彩斑斓，营养丰富，好看又好吃。

一碗组合粥。借鉴了"八宝粥"的组合，每次熬粥时，把五谷杂粮、杂豆组合在一起，有选择地加点南瓜、地瓜和绿叶蔬菜，再加点花生、杏仁、核桃仁等。有时早餐或午餐多蒸点大米、小米、薏米、燕麦、杂豆组合饭，晚餐时将剩饭再加点生菜、菠菜、南瓜和核桃仁，做成组合蔬菜粥，既品种多样，清淡可口，又省时省力。

其次，从一日三餐的食物品种搭配中，实现每天食物多样化。

俗话说"早上吃好，中午吃饱，晚上吃少。"为实现这个目标，我的每日三餐都有计划，合理调剂安排，所摄入的食物尽量不重复，达到多样化。为此，我设计了几套方案，一日三餐不断变换，仅举两例：

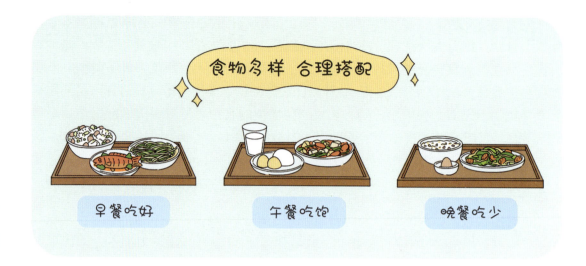

例1：早餐组合饭，大米、小米、燕麦、玉米糁和杂豆，5个食物品种；组合炒菜，韭菜炒豆芽，2个食物品种；炖鲫鱼，1个食物品种。早餐一般都能达到7个以上食物品种。有人说早上时间紧，早餐对付一口就行，但我早餐从来不对付。每天早晨运动之前，把各种米和焯熟的杂豆一起放到电饭锅里蒸好，把鲫鱼和要炒的菜分别洗净切好，运动回家后，一个锅炖鱼，另一个锅炒菜，用不了15分钟吃早餐。

午餐一个馒头、两个黏豆包，3个食物品种；炖组合菜，土豆炖萝卜，加进冻豆腐、海带、茼蒿，5个食物品种；一盒牛奶。午餐一般都能达到7个以上食物品种。

晚餐组合粥，大米、黑米、红豆粥，3个食物品种；凉拌菜，干豆腐、黄瓜、粉皮、香菜，4个食物品种；一个鸡蛋。晚餐很容易达到7个以上食物品种。

再加上两餐之间多吃几样水果和坚果，如苹果、葡萄、橘子和核桃、巴旦木、花生等。每天都能轻松达到20种以上食物。

例2：早餐一个花卷、小米绿豆粥，3个食物品种；组合炒菜，芹菜炒土豆丝，加点茄子、西红柿、苋菜，5个食物品种；一盒牛奶。早餐一般都能达到7个以上食物品种。

午餐组合饭，大米、高粱米、薏米、大黄米和杂豆，5个食物品种，猪排骨炖豆角，放点土豆、南瓜、胡萝卜等，5个食物品种，午餐一般都能达到7个以上食物品种。

晚餐大米饭，放一块紫薯，放两个大枣，3个食物品种；一个炒菜，白菜炒木耳，放点圆葱和黄瓜，4个食物品种；一个鸡蛋。晚餐很容易达到7个以上食物品种。

再加上两餐之间多吃几样水果和坚果，如香蕉、木瓜、梨和腰果、杏仁、松子等，每天都能轻松达到20种以上食物。

为了有效实现每日三餐食物多样化，除了三餐食物品种科学合理搭配以外，还要考虑粗细搭配、荤素搭配、色彩搭配、干稀搭配。

主食粗细搭配，是为了保证每天膳食纤维的摄入量。按照《膳食指南》推荐，主食大体由三部分食物组成，精米精面一般约占 1/2；全谷物（去壳不去皮的米，或保留完整粒的杂豆）如糙米、燕麦片、鲜玉米、全麦粉和各种杂豆等约占 1/4；薯类如土豆、地瓜、山药、芋头等应约占 1/4。在粗细搭配中，每天细粮约占 1/2，粗粮约占 1/2。粗粮也富含膳食纤维、B 族维生素和抗氧化物质，粗细搭配更能吃出营养和健康。

在主食粗细搭配中，我们要保证膳食纤维的足量摄入。膳食纤维虽然不能被胃肠道消化吸收，但它可以起到"肠道清洁"的作用。我每天至少吃一餐高膳食纤维主食，主要有三种形式。一是吃一餐烀鲜玉米，适量配点米饭。二是吃一餐全麦粉馒头或面包，适量配一点米粥。三是吃一餐组合饭，细粮大米约占一半；粗粮小米、高粱米、玉米糙、薏米等约占 1/2；其中全谷物糙米、燕麦片、杂豆等约占 1/3。每天膳食纤维摄入量以大便通畅为标准，长期摄入过少会导致便秘，摄入过多则胃容易反酸，因此，全谷物食物在一日三餐中要把握适当比例。

副食荤素搭配，控制每天脂肪摄入量。按照"膳食宝塔"推荐，我每天吃 500克蔬菜、80 克肉、350 克奶及奶制品、一个鸡蛋。荤素搭配的原则是肉蛋奶一般分别放在三餐中，以保证动物性食物营养的均衡吸收，每天吃肉一般放在一餐中，或早餐或午餐上，这样做便于总量控制，防止脂肪摄入过多。凡是吃肉食时，都配备一倍数量的蔬菜，以确保营养均衡。

蔬菜色彩搭配，增加每天营养素和植物化学物摄入量。按照《膳食指南》推荐，餐餐有蔬菜，保证每天摄入 300 ～ 500 克蔬菜，深色蔬菜应占 1/2。深色蔬菜为人体提供更多的营养素和植物化学物，具有调节免疫力、抗氧化、抗感染、降低胆固醇、延缓衰老等功效。因此，我在组合炒菜、炖菜、凉拌菜的制作过程中，都尽量选择黑、白、红、绿、黄、蓝、紫等颜色蔬菜搭配在一起，一盘五颜六色的彩虹蔬菜，不仅是为了营养搭配，也是为了视觉享受，让人更有食欲。

每餐干稀搭配，注意餐食中水的摄入量。俗话说"干稀的食物搭配，肠胃不累。"其目的就是让食物更容易消化和吸收。稀的食物可以是清汤、蔬菜汤，也可以是牛奶和豆浆，还可以是稀饭、米粥、疙瘩汤、热汤面条、馄饨等。每顿饭总摄水量一般控制在 100 ～ 200 毫升，喝的汤水过多会降低胃酸浓度，从而影响胃酸对蛋白质、脂肪和淀粉进行初级消化，也影响肠道吸收。

再次，我从食材的采购、储存、烹饪、食用的互换中，实现每周食物多样化。

一是在市场或超市中选购食材时，注重品种多样、颜色多样，多选择深色蔬菜。二是家庭中储备米、面、油、杂粮、土豆、地瓜等食材时，也要掌握食物品种的多样性。三是在厨房烹饪过程中，每日三餐中的每一碗饭、每一盘菜，都尽量考虑食物品种、颜色的多样性，合理搭配。四是在餐桌上选择食物时筷子决定你的健康。多夹几个品种的食物，多吃几种深色的食物，就多一份健康。特别是外出就餐时，尽量选择在家没吃过的食物品种和深颜色蔬菜，把外出就餐作为食物品种的补充、营养的补充。

在食物的采购、储存、加工、食用过程中，为了能使每周食用30种以上的食物，我还采取常用同类食物互换的方法实现。简单说来就是：

主食中的米面、杂粮、薯类等，在品种上和制作方法上尽量多些变化，少些重复。

副食中的蔬菜有叶类、根茎类、果类，还有食用菌类、豆类、海藻类等，要善于不断调剂，经常同类互换。

副食中的肉类有很多：猪、牛、羊，鸡、鸭、鹅，鱼、虾、蟹、贝类等，但尽量用白肉替代红肉，用水产品替代其他肉类。常见常吃的淡水鱼和海水鱼要经常互换，有利于营养均衡，更利于身体健康。

另外，吃水果和坚果也要多品种选择，水果要选新鲜的，坚果要选原味的，而且要经常互换，在体验不同口味的同时保证三餐的营养补充。

总之，从食材采购、储存，到加工、食用整个过程中，不要眼睛总盯着自己熟悉的几种食物，更不要总盯着自己爱吃的几个品种，应按同类食物的不同品种、不同季节、不同产地，互相交换，既可避免食物品种的重复，还能享受到不同色香味美的食物。

只有食物多样化才能平衡膳食。就像弹钢琴，一种食物代表一个琴键，如果一天只吃三五种食物，就好比钢琴师只用三五个键来弹奏一首音乐一样，那一定很枯燥。只有把键盘上所有的按键都弹奏起来，才能奏出一首美妙的乐曲。人也一样，只有摄取多种食物，才能使身体的营养更均衡。

因此，在每一天每一餐的饮食中，要尽最大努力实现食物类别、品种的搭配与调剂。互换食物种类越多越好，产地间隔越远越好，品种越杂越好，颜色越多越好。只有这样才能保证营养丰富，有利于健康。

3. 肉蛋奶类要适量

日常饮食中的畜、禽、鱼、蛋、奶类均属于动物性食物，是人体优质蛋白质和脂肪的主要来源，也是人体必需的铁、锌、钙、维生素 B_{12} 的重要来源，是人体不可缺少的营养素。我们健康人每天平均需要蛋白质60～90克，脂类能量占总能量的20%～30%。动物脂肪和蛋白质除了从畜、禽、鱼类等食物中摄取外，还可以通过蛋类、奶类等食物来补充。

动物性食物好吃，但不能摄入过量，如果长期吃得过多，它将成为慢性病的健康"杀手"。世界营养学家 T·柯林·坎贝尔博士在《救命饮食》一书中指出："大量确凿的证据揭示了疾病与饮食的关系，以牛奶、肉食为主的动物性食物，会引发肥胖、冠心病、肿瘤、骨质疏松等慢性疾病，而以青菜萝卜为主的植物性食物，不仅可以有效降低一些慢性病的发病概率，还可以有效缓解病情，挽救你的生命。"因此，有人总结说："最好的医院是厨房，最好的医生是自己，最好的药物是食物，最好的药材是青菜。"这话说得很有道理，人们只有少吃肉多吃蔬菜，才能少得病，少吃药，少去医院。

那么动物性食物到底吃多少为适量呢？《膳食指南》中核心推荐鱼、禽、蛋类和瘦肉摄入要适量，平均每天 120 ～ 200 克。

每周最好吃鱼 2 次或 300 ～ 500 克、蛋类 300 ～ 350 克、畜禽肉 300 ～ 500 克。

少吃深加工肉制品。

鸡蛋营养丰富，吃鸡蛋应不弃黄。

优先选择鱼，少吃肥肉、烟熏肉和腌制肉。

按照《膳食指南》总体要求，我具体从三个方面来把握，即每周吃肉蛋奶有计划；每天吃肉蛋奶有安排；每餐吃肉蛋奶有量化。只有适量，才能吃出滋味，吃出快乐，吃出健康。

每周吃肉蛋奶有计划。按照《膳食指南》中的核心推荐：我每周吃肉不超过600 克，吃鸡蛋 7 个，喝牛奶 7 盒，酸奶 7 盒。吃肉时尽量用白肉（鱼、虾、蟹、贝类和鸡、鸭、鹅的肉等）替代红肉（猪、牛、羊的肉等），不吃肉食时尽量用豆制品替代肉食，吃鸡蛋时不弃黄，喝牛奶时不加糖。为此，我也设计了几个方案，列举其三：

例 1：每周三天吃水产品，主要是鱼肉；两天吃禽肉，主要是鸡肉；其他两天适量多吃点大豆制品，主要是豆腐；每天喝一盒牛奶，一盒酸奶；每天吃一个鸡蛋。

例 2：每周四天吃水产品；一天吃畜肉，主要是猪肉；其他两天适量多吃点大豆制品；每天喝一盒牛奶，一盒酸奶；每天吃一个鸡蛋。

例 3：每周两天吃水产品，主要是鱼肉和虾肉；两天吃禽肉，主要是鸡肉和鹅肉；其他三天适量多吃点大豆制品；每天喝一盒牛奶，一盒酸奶；每天吃一个鸡蛋。

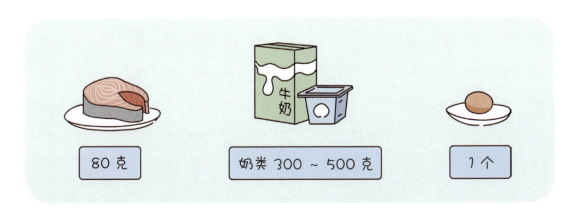

我还根据春、夏、秋、冬的不同季节，采购食材的不同条件，工作和生活的不同环境，血压、血脂、血糖、尿酸指标的不同状况，不断调整每周的肉食计划，灵活运用不同的方案。

在食用肉类过程中，根据自身的状况和家人的饮食习惯，我基本上把握4条原则：

一是很少吃肥肉。肥肉包括猪肥膘、五花肉、肉皮和猪大油。肥肉中脂肪含量高，蛋白质含量少，多吃容易导致肥胖、高血脂、高尿酸，因此我很少吃。有时外出就餐，偶尔有红烧肉或扣肉上桌，我选择肥瘦相间的，只吃一二块，绝不多吃。东北地区入冬之后常吃杀猪菜，酸菜氽白肉、蒜泥白肉是必不可少的，我每次最多吃一小片，每月也不超过两次。吃火锅时，我很少吃肥瘦相间的牛羊肉卷，仅涮少许的瘦肉，加一定量的青菜，以减少脂肪的摄入。

二是很少吃内脏。常见的动物内脏包括心、肝、肺、肚、肠、肾、脾等，内脏含胆固醇比较高，吃多了容易引起动脉粥样硬化和心脑血管疾病，因此我很少吃。即便是吃炖鸡肉，偶尔吃 1～2 块鸡胗、鸡肝；吃炖鱼时，鱼肚很好吃，大一点的也不超过一个。其他的动物内脏家里从来不买，外出就餐时基本不吃。

三是不吃加工肉。常见的加工肉有：香肠、火腿、培根、腊肠、熏肉、熏肠、熏鱼、肉松、肉罐头、酱牛肉、烧烤肉，以及各种肉干等。这些肉类含有大量的盐、色素、香精、防腐剂等添加剂，长期食用这些加工肉制品，不仅会导致血压升高，而且还会增加患上胃癌、肠癌等癌症的风险。因此，我不买也不吃这些加工肉，也不去吃烧烤。出差吃自助餐，香肠、培根、火腿等我一概不选。

四是少吃红肉。红肉是指烹饪前呈现红色的肉，具体包括猪、牛、羊、马、驴、鹿、兔肉等，绝大部分哺乳动物的肉都是红肉。红肉中含有大量的饱和脂肪，过多食用，容易导致高血压、动脉粥样硬化性心脑血管病。而且，红肉加工产品中的亚硝胺是强致癌物。因此，我尽量控制少吃。每周一般吃一次，每次不超过二两。在家吃一顿，三天内外出就餐不再吃。外出就餐吃一顿，三天内在家也不再吃；吃红肉以猪肉为主，且猪、牛、羊肉经常互换。

每天吃肉蛋奶有安排。按照每周吃肉蛋奶计划，一日三餐的肉蛋奶也是有规律的。肉食一般都放到早餐或午餐，牛奶和鸡蛋一般放到其他两餐上。吃肉食更有规律，因采购和烹饪耗时耗力，一般做一次连续吃两天，至少隔一天后再安排肉食。而且上班时间、节假日时间和退休后时间里，每天肉蛋奶安排上也有所不同。

上班时间，我一般都会把肉食安排在早餐，这样有三个好处。一是早餐有时间到市场采购新鲜食材，不用放到冰箱里保鲜，直接在厨房加工，肉的新鲜度有保证。二是早晨有时间加工和烹饪，我已养成早睡早起的习惯，每天早晨都不会手忙脚乱。三是早餐吃完肉后，当天午餐和晚餐无论到哪里吃，基本上都不会再吃肉了，便于有效自我控制。牛奶和鸡蛋有规律地放到午餐和晚餐。减肥期间，牛奶和鸡蛋尽量调剂到早餐和午餐上，晚餐基本上不吃动物性食物。

节假日期间，我把肉食尽量安排在午餐。这样有三个好处。一是休息日不用起早，特别是老人、孩子们都需睡个早觉。二是上午有足够的时间去采购食材和加工烹饪。三是全家人吃一顿"全家福"，吃饭也不受时间限制。牛奶和鸡蛋一般分别放在早餐和晚餐上。

退休后，我仍坚持一日三餐。随着年龄增长，尽量实行少食多餐。两餐之间吃水果、吃坚果、喝酸奶也是不错的加餐。一般情况下，每天肉食一般都放在早餐或午餐，牛奶和鸡蛋一般放到早餐和晚餐。如果在一日三餐中喝牛奶 250 毫升，两餐之间喝酸奶 100 毫升。

每餐吃肉蛋奶有量化。"膳食宝塔"中建议，成年人平均每天摄入动物性食物总量 120 ～ 200 克，奶及奶制品 300 ～ 500 克。

根据每日身体活动量，我每天平均吃肉 80 克；吃一个鸡蛋；喝一盒牛奶，一盒酸奶，每天肉蛋奶原则上分别放在三餐中，一日三餐尽量都有动物性食物，这样有利于营养均衡，便于计量、记忆和自我控制。特别是肉食的量化更要严谨，无论是用秤量重，还是使用容器衡量，或是用吃多少口来计算，基本做到一丝不苟。有人对我的做法很赞赏，对我的长期坚持很钦佩。也有一些人感到不理解，说我过于较真，太死板。我则认为，只要科学，有利于健康，就要坚持到底，有始有终。每餐肉蛋奶的量化操作说起来简单，做起来也不难，但能经年累月地坚持下去并非易事。关键是要找对自己的量化方法，培养出兴趣，养成习惯，形成规律。

4. 水果、坚果餐间吃

每天除了规律吃好三餐外，两餐间还要吃一点水果和坚果，当作我每天的两次"加餐"，也作为一日三餐的营养补充。

水果中含有丰富的维生素 C 和维生素 E，可防止皮肤氧化，身体"生锈"，让皮肤更水润光泽；五颜六色的水果含有大量的营养素和植物化学物，可抑制皮肤中黑色素的沉着，减少老年斑；水果中还含有大量的果胶和膳食纤维，可刺激肠胃蠕动，帮助消化，改善便秘。坚果中含有大量的不饱和脂肪酸，具有降血脂作用，预防心脏病；坚果中的维生素 B_1、B_2、维生素 E 及钙、磷、铁、锌等矿物质含量也较高，对大脑发育和抗衰老都有益处。

因此，近年来世界卫生组织提出了"天天五蔬果"的口号，其含义是为保障健康，最好每天吃 5 种蔬菜和 5 种水果。美国也有句谚语"一天一苹果，医生远离我。"说明吃水果对疾病的预防作用。《膳食指南》中推荐："天天吃水果，保证每天摄入 200 ～ 350 克新鲜水果，果汁不能代替水果。坚果属于高热量食物，建议平均每

第一章

第二章

第三章

第四章

天 10 克左右，如果摄入过多，应相应减少一日三餐的饮食总能量。"

根据《膳食指南》的总体要求，我每天水果摄入量控制在 300 克左右，每天坚果摄入量控制在 10 克左右，重点把握三个方面：

一是每天两次正餐之间吃水果和坚果。一般情况下上午 9 点半到 10 点吃一次，下午 3 点到 3 点半再吃一次。这两个时间段，正餐在体内基本消化，腹内正处在刚开始饥饿的时候。吃一点水果、坚果和酸奶，既可作为一日三餐中的两次"加餐"，快速补充身体能量，从而增强大脑功能，提高工作和学习效率，又可作为两次零食，享受水果和坚果的美味与分享生活快乐。我如果上午没吃，下午就适当多吃一点，如果前一天吃的少，第二天就适当多吃一点，但晚餐后我是不吃水果和坚果的。

二是要学会量化。用厨房秤称一下 300 克水果，大约是成年女性拳头大小的 2 个，如苹果、梨、桃子、橙子、芒果等；两个拳头大小的 1 个，如菠萝、木瓜等；正常大小猕猴桃 3 个；自然生长的葡萄 50 粒、大樱桃 20 个、山楂 15 个、莲雾 4 个、百香果 12 个、香蕉 3 根、橘子 8 个、橙子 3 个……10 克坚果，大约是手抓一把，如松子、葵花子、南瓜籽等；核桃 2 个；花生、杏仁、榛子、开心果、巴旦木、腰果 10 粒左右。一般情况下我每天上下午吃两次水果，每天下午吃一份坚果，有规律食用便于计量。水果和坚果大小也不一样，有带皮的有不带皮的，心中有一个大概的计量标准就可以了。偶尔多吃一点，少吃一点也无关紧要，如果坚果偶尔一次吃多了一点，那么就减少一日三餐中的用油量和食物总量。

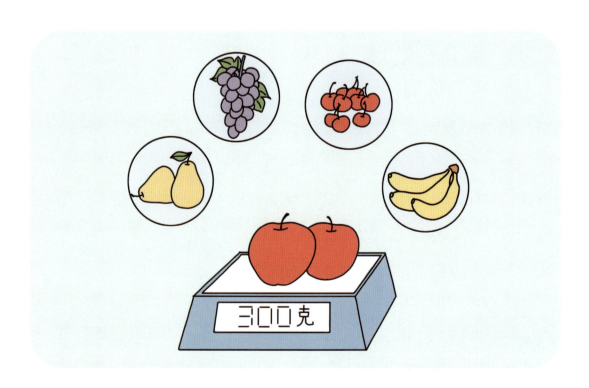

三是每天尽量做到品种和颜色多样化。水果和坚果的品种最好达到 5 种以上，深颜色水果最好达到 3 种以上。家里常备水果篮和坚果盒，水果篮里经常装上 5 种水果，坚果盒里装着 5 种坚果。在家吃的时候我和夫人上午一起吃，每人半个黄苹果半个白梨，不吃坚果。下午每人吃 5 粒儿黑葡萄、一个红枣、一个黄橘子。坚果再吃一个核桃、3 粒开心果、3 粒巴丹木、5 粒松子。从品种上水果 5 种、坚果 4 种，从水果颜色上分有白、黄、黑、红 4 种颜色。

总之，我在食用水果和坚果过程中，把握三个原则：食材采购和存储中尽量达到多品种、多颜色；在食用中注意品种和颜色搭配，尽量实现品种多样、颜色多样；如果上班或出差，我都不会忘记带上水果和坚果袋，在保证食物新鲜和方便携带的前提下，尽量达到品种多样。我把每天吃水果和坚果当作分享人生的快乐，当作一日三餐中的加餐，当作健康生活方式的一部分，形成了规律。

在日常吃水果和坚果时，我特别注意六个方面：

一是水果和蔬菜不能互相代替。整体上讲，水果的营养价值比不上蔬菜。多数水果维生素含量较低，胡萝卜素含量也较少。矿物质中钙铁等微量元素含量也无法与蔬菜相提并论。另外水果中的糖分通常较高，特别是有些南方水果，如荔枝、龙眼、香蕉、榴莲等。所以吃水果不能代替蔬菜，更不能代替主食。

二是果汁不能代替鲜果。《膳食指南》中特别强调："天天吃水果，但果汁不能代替鲜果。"为什么呢？水果中含有丰富的膳食纤维、维生素和矿物质，如果将水果榨成汁就需要过滤渣子，恰恰就是这些渣子中含有丰富的营养物质。例如苹果被榨成果汁之后，维生素 C 的含量就只有鲜果状态的 8.5%，也就是 1/10 都不到，如果榨好的果汁再不及时喝掉，再放上 2 小时，维生素 C 的含量还会进一步下降。另外，吃水果时还能体验到水果的原汁原味带来口感上的享受，经常咀嚼更有利于口腔和牙齿的健康。如果经常喝果汁，所有这些过程都不存在了。

三是饭后半小时内不吃水果。王陇德院士曾经建议："吃水果的正确时间是两餐之间或饭前，饭后半小时内不要吃水果。"为什么呢？水果中含有大量糖分，消化时更容易被小肠吸收，使所有食物中的糖分叠加，容易使人发胖，所以在两餐之间吃水果就是为了减少水果在胃里的停留时间。

四是不吃腐烂水果。一般来说，水果变"坏"的原因可以分为三类：一类是由于机械损伤的水果。水果在采摘、搬运、运输、装卸、挑选过程中难免发生磕磕碰碰，在吃受机械损伤的水果时，先把损伤的部分大块切掉，剩下完好的部分尽快吃掉，否则细菌会落到伤口处，导致水果继续腐烂。另一类是冷冻损伤的水果。在东北严寒地区或是在冰箱储藏时，有些水果被冻坏了，水果表皮看起来发黑或者看起来像是变质了，但去皮后，果肉依然完好无损，可以食用。还有一类是细菌和微生物引起的腐烂和变质的水果。通常因为气温高通风不好，水果本身已熟透又放置时间长，水果表面烂了一块儿或是里边烂了一点，实际上这样水果的霉菌已蔓延到其他部分的果肉里，这样的水果就不能吃。食用会引起肠道不适、恶心和呕吐等症状，霉变所产生的黄曲霉素有强致癌性。

五是坚果尽量吃未加工的。现在市场上的坚果琳琅满目，口味众多。这些加工过的坚果往往都属于高盐、高油、高糖食物，大量食用对健康不利。因此，我选择和食用坚果时，尽量选择未加工过的原味坚果。

六是果干不能代替坚果。常见的坚果有核桃、杏仁、腰果、开心果、榛子、巴旦木、夏威夷果等，果干就是水果经过脱水烘干加工之后的果品，常见的有葡萄干、红枣干、蓝莓干、芒果干、果脯、蜜饯、蔓越莓干、黄桃干、杏干、凤梨干等。刚开始吃坚果时，我经常购买混合坚果，里面有榛子仁、腰果、核桃仁、蓝莓干、蔓越莓干和葡萄干等，果仁果干混合搭配，当时我都当作坚果吃。后来才明白果干不是坚果，因此也不再买混合坚果。从整体上看，果干的营养价值比不上坚果，更比不上水果，水果和坚果都是自然生长的食物，没有任何添加剂。而果干是人为加工之后的食物，维生素C、维生素D等营养物质几乎损失殆尽，还含有各种添加剂、防腐剂和油盐糖等，长期食用会给身体健康造成危害，所以不能用果干代替坚果。吃坚果最好单独购买原味的薄皮核桃、巴旦木、杏仁、开心果、腰果、榛子、松子和夏威夷果等，搭配食用。

5. 控盐油糖有窍门

油盐糖是人们日常饮食中不可或缺的调味品。水煮白菜没味儿，若用油炒一下，加点盐就好吃多了，如再加上点糖就更美味了。

我从小就养成了爱吃咸的、甜的、香的饮食习惯。中年以后，身体悄悄发胖，血压、血脂也不知不觉升高，冠状动脉粥样硬化所致血管的狭窄已达到60%。这些无不和多年的高油、高盐、高糖饮食有关。因此，胡大一教授说过："减油、减盐、减糖是最廉价的防治心血管疾病的妙方，要严格控制油盐糖的摄入量。"按照胡大一教授的指导意见，从2007年年初，我就下决心减盐、减油、减糖。

首先，从减盐开始。"膳食宝塔"推荐：成年人每天食盐摄入量不超过5克。世界卫生组织也建议，健康成年人每天盐的摄入量以不超过5克为宜。当时我已患上高血压，胡大一教授建议，每天盐的摄入量应严格控制在5克以下。于是，我在减盐方面采取了五项积极的措施。

一是量化用盐，淡化盐的味觉。当时家里没有限盐勺，我就用啤酒瓶盖测量盐的多少。常见的啤酒瓶盖不去胶垫，盛上盐抹平正好是5克。我和夫人一天食用盐10克。将两个瓶盖的盐倒入小碗里，这10克盐就是两人一日三餐所用的盐量。无论是炒菜还是炖菜、凉拌菜，用盐都从这个小碗里取。开始有些不习惯，觉得菜淡没滋味就吃几口咸菜。夫人也说："盐吃这么少，将来不成了白毛女啦！"她认为白毛女之所以头发白，是因为跑到深山老林里没有盐吃的结果。实际上，白毛女头

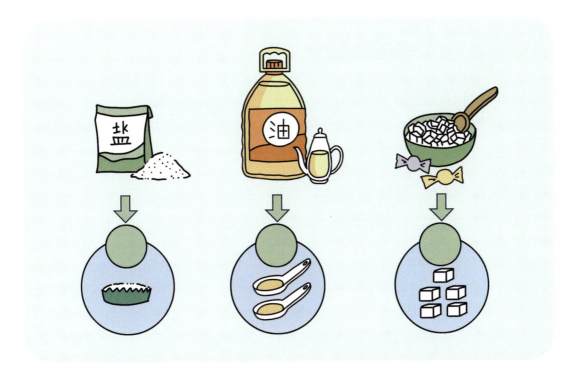

发变白更多是由于精神紧张、压力过大所致。持这种偏见的人在我身边也有不少。我们坚持一周后，口味渐渐淡下来。又坚持两周，我对盐的味觉发生了明显变化，觉得少盐的炒菜同样好吃，能吃出蔬菜的清香原味，再吃咸菜就有些接受不了了。有一次夫人炒一盘青椒土豆片，错放了两次盐，吃后才发现有点咸，我就用清水将菜涮了一下再吃。还有一次做蔬菜珍珠汤有点咸，我用白开水反复冲了好几遍，剩下的蔬菜和面疙瘩立刻变得清淡了。这对我来说也很好吃，因为吃出来了蔬菜的清香味儿和面的麦香味儿，而不是盐多的咸味儿。培养清淡口感真的是可以做到的。不信，你试试！

二是餐桌革命，取消咸菜。炒菜、炖菜的盐量化以后，随之而来的是一场餐桌革命。我把厨房里、冰箱中所有的咸菜全部处理掉，不再食用。后来，凡是鸡精、味精等高盐调味品也一律不再用。从此，我家几代人吃饭离不开咸菜的习惯，到我这里画上了句号。

三是慎用酱油和改变大酱用法。酱油含盐不可忽视，10毫升酱油相当于1.5克食盐。过去我吃饺子一直蘸酱油，现在改为蘸醋。吃蘸酱菜时，过去是夹着蔬菜去蘸酱，而现在把几样蔬菜先夹到盘子里，然后将少许的酱放到蔬菜上。到后来，生吃黄瓜、水萝卜、胡萝卜、小葱、圆葱、香菜等菜品根本不蘸酱，品尝这些食材本身不同的味道，更觉得有滋有味。

四是改革传统烹饪方法。过去炒菜是一种蔬菜炒一盘，每炒一种菜放一次酱油和盐。四口之家炒四个菜就要放 4 次酱油 4 次盐。现在我将 4 种蔬菜放在一起，炒成组合菜，放一次酱油一次盐。后来，又把炒菜变成多种蔬菜合成的炖菜，出锅时再放点盐。这样一来，食盐的用量大幅度减少。

五是改变喝汤的方法。常言道："饭前先喝汤，胜过良药方。"是有科学道理的。餐前喝点儿汤，先暖暖胃，也容易产生饱腹感，不易吃多。北方人和南方人不同，北方人的习惯是菜上齐了最后上汤。在我开始减盐后，就由餐后喝汤改为餐前喝点儿少油少盐的清汤，不喝菜中汤、肉中汤、骨头汤、海鲜汤等。这些汤中除了油盐超标以外，还有嘌呤含量较高的问题。

另外，控盐也有窍门。如果某一餐盐的摄入量多了，下一餐最好吃一顿无盐餐。有一次午间外出就餐，各种菜口味较重，我回家后的晚餐就吃了一顿无盐餐。主食烀鲜玉米，副食黄瓜、菠菜、紫菜，再加一个鸡蛋，做一碗无盐的蔬菜汤。这样一顿无盐餐也非常好！如果某个菜盐放多了，其他菜尽量无盐或少盐。有一天早晨在家炖鱼，一时不慎，盐多放了一点点。我就又做了一盘少盐的菜：茄子土豆泥，不放盐，放少许酱油。菜做好后，再放点儿切碎的辣椒和大蒜。同时又准备一些小葱段、圆葱块、拍黄瓜和泡好的木耳，夹着蔬菜蘸茄子土豆泥吃，味道也很好。这样做既保证了盐摄入量的平衡，又做到了食物品种多样化。何乐而不为！

其次，减盐的同时减油。"膳食宝塔"中推荐：成人每天摄入烹调油 25～30 克。因此，我把每天油的摄入量控制在 25 克以内，采取了相应的四项措施。

一是量化用油，减少烹饪油。起初家里没有控油壶时，我把 25 克食用油放到喝汤用的小瓷勺里、刚好是 3 勺。把 6 瓷勺油倒入一个小碗里，就是我和夫人一日三餐烹饪时所有的用油，后来买了控油壶就方便了。控油刚开始，吃少油的菜肴感到口味差。习惯后逐渐体会到食物的原滋味才是真正的香味，再吃油大的食物就品不出香味来了，感觉油腻腻的不好下咽。这样时间长了，每天定量用油还能剩一点。时间一长，人的味蕾也发生了根本变化，感觉天然食物的味道更加清新可口。

二是基本不吃油炸食物。一日三餐烹饪用油控制在 25 克以内，其他所有的用油都是多余的。我家从来不做油炸食物，外出就餐也基本不吃。有一次出差，自助餐中有炸油条，因为两年没吃，我就选了半根尝一尝，但是又选了一盘无油的凉拌菜，这样做可以基本保证这一餐的油不超标。

三是主食尽量不吃油煎或油炒的食物。过去，在家吃饭经常烙油饼、煎饺子、煎豆包、煎鸡蛋等。只要煎食物，就不可避免地多放油。有时把剩米饭用油和鸡蛋炒一下，做成蛋炒饭，大人孩子也都愿意吃。为了控制用油，家里逐渐减少了油煎、油炒吃法，更多采取蒸、烀、煮的方法，如蒸米饭、蒸馒头、烀剩饭、烀馒头、煮鸡蛋等。偶尔吃一次烙油饼，也要把用油减到极限。做饼坯时少用油，能分出层就行，烙饼时少放油，不粘锅就行，这样的油饼不油腻，也非常好吃。有一次中午，因为忙于事情，夫人做了蛋炒饭，用油多了点儿。我就准备一盘无油的蘸酱菜，主副食一平衡，一餐油的指标也不超。总之，做主食时尽量少吃油，某一餐油超标，也要

第一章
第二章
第三章
第四章

把握主副食油的平衡、一日三餐油的平衡。

四是做菜尽量采用清炖或凉拌的烹饪方法。吃炒菜相对来说用油比较多，后来改为清炖菜，出锅前再放少许盐和油，油盐都减少了一半。尤其是晚餐，经常吃凉拌菜，更能减少用油。如把土豆丝用水焯一下，再放入干豆腐、黄瓜、水萝卜、白菜等蔬菜丝拌在一起，加少许的盐不用油，清淡可口，且营养丰富。总之，做菜时尽量少用油，炒、炖、蒸、煮、凉拌互相搭配，吃出快乐和健康。

另外，控油也有窍门，如果一餐油的摄入量多了，下一餐尽量吃无油餐。有一次晚上外出就餐，我估计油的摄入量，相当于在家一天的食用量。第二天早晨在家吃一顿无油餐，主食南瓜馒头，副食一盘。凉拌菜有干豆腐、黄瓜、粉皮、辣椒、白菜，放少许盐，不放油。如果一餐中主食油大了，副食做到无油。有一次，邻居送来几根现炸的麻花，一看就有食欲，我和夫人每人吃了半根，又吃了半小碗米饭，同时做了一碗蔬菜清汤，有土豆、油麦菜、胡萝卜、黄瓜、西红柿，放少许盐，不放油，味道也很鲜。这样做，既能体现油摄入量的平衡，又能体现食物品种多样化、颜色多样化，一举多得。

再次，必须减糖。"膳食宝塔"中没有糖的推荐量，在《膳食指南》中推荐，控制添加糖的摄入量，每人每天不超过 50 克，最好控制在 25 克以下。我重点做好以下三个方面。

一是家庭饮食中取消所有添加糖，如白糖、红糖等，仅留一盒蜂蜜。做主食和做菜时，也不加糖。烹饪菜肴时，尽量用辣椒、大蒜、醋、胡椒、八角等调料为食物提鲜提味，以取代糖。我和夫人每天喝牛奶偶尔加半小瓷勺蜂蜜，算是每一天中唯一的"添加糖"。

二是无论在哪里，我不吃糖果，也不喝含糖饮料。逢年过节时家里不备糖果，甚至参加婚宴时，喜糖我基本都不吃。出差乘飞机，飞机降落前，乘务员都要给旅客发口香糖，我一般都要两块，含到嘴里做吞咽动作，保持鼓膜内外大气压的平衡，防止耳鼓胀裂，这也算我吃的糖了。还有我不喝含糖饮料。

三是外出就餐时，我从来不选也基本不吃含糖较高的菜品，如糖醋排骨、糖醋里脊、糖醋鱼、拔丝地瓜等。基本不吃含糖的主食，如糖馒头、糖面包和生日蛋糕等。吃黏点不蘸糖，吃粥不拌糖，喝牛奶、豆浆也不加糖。

通过减盐、减油、减糖，使我深刻认识到："人要寿命长，少吃油盐糖。"过多的植物油与猪油、黄油一样，都含有较多脂肪，而过多的脂肪摄入会增加糖尿病、高血压、血脂异常、动脉粥样硬化性心脑血管病等的发病风险。过多摄入盐，可使血压升高，可增加胃病、骨质疏松、肥胖等疾病的患病风险；而食糖量过多，会导致蛀牙，加速皮肤老化，增加糖尿病、痛风、心脏病、肾结石，甚至癌症发生的风险。所以在日常生活中，每天盐不超过 5 克，植物油控制在 25 克以内，添加糖原则上不吃。这是一条饮食的红线，也是守护生命健康的长寿线。

6. 回家吃好三顿饭

美国康奈尔大学终身教授 T·柯林·坎贝尔博士，被誉为世界营养学界的爱因斯坦。他在《救命饮食》一书中告诉我们，"所有的健康问题都与三件事有关，早餐、午餐和晚餐。""死亡是食物造成的。"可见，一日三餐与健康和寿命关系密切。

我把"膳食宝塔"背熟、理解之后，开始逐步调整饮食方法，重点做好三件事。一是建立起自己的平衡膳食模式；二是把每天的食物量科学合理地分配到三餐中；三是常回家吃饭。健康饮食从回家吃好三顿饭开始，按计划吃、按时间吃、按营养需求吃，吃出健康，吃出快乐。

首先，建立自己的平衡膳食模式，即膳食结构。根据"膳食宝塔"中推荐食物的最大量和最小量，结合自身每天工作量、身体活动量和身体健康状况，每天食物总量一般控制在谷薯类 250 克、蔬菜类 500 克、肉类 80 克、大豆及坚果类 30 克、鸡蛋一个、奶及奶制品 350 克、植物油 25 克、盐 5 克、水果类 300 克。并熟练掌握每类食物生重或熟重的量化。

有了自己的平衡膳食模式，无论是回家吃饭还是在外就餐，每天我都实行食物的总量控制，分类管理、均衡搭配、不断调剂，保持膳食平衡。防止因某种食物长期摄入过多而导致营养过剩，或因某种食物长期摄入过少而营养缺失。

其次，坚持把食物总量科学合理地按比例分配到每日三餐中去。做到"早上吃好，中午吃饱，晚上吃少"：早餐吃得像"皇帝"，营养齐全；午餐吃得像"平民"，货真价实；晚餐吃得像"乞丐"，早吃、少吃、吃素。并根据体重变化，确定不同的三餐分配比例和调配原则。

健康体重期间，一日三餐食物量比例为 3∶4∶3，午餐适量多吃一点。一般情况下，早餐主食 75 克、副食 150 克；午餐主食 100 克、副食 200 克；晚餐主食 75 克、副食 150 克。每天平均 80 克肉食，一般调剂到早餐和午餐，一盒牛奶一般调剂到早餐，一个鸡蛋一般调剂到晚餐。动物性食物的摄入尽量做到三餐均衡。每天吃动平衡，保持健康体重。从 2009 年以后，我的体重基本保持在 68 千克左右，65 岁以后，保持在 69 千克左右，70 岁以后，保持在 70 千克左右，正负 0.5 千克。

身体减重期间，一日三餐食物量比例为 4∶4∶2，晚餐适量少吃一点。一般情况下，早餐主食 100 克、副食 200 克；午餐主食 100 克、副食 200 克；晚餐少吃、早吃，主食 50 克、副食 100 克。每天肉食减半或每隔一天吃一次肉食，平均不超过 40 克，一般调剂到午餐，尽量用鱼虾替代畜禽肉。每天保持吃动负平衡，体重逐渐减轻。2007 年年初到 2008 年年底，我用这种减重的方法，两年体重从 94 千克减到 68 千克，共减重 26 千克。

身体增重期间，一日三餐食物量比例为 3∶3∶4，晚餐适量多吃一点。早餐主食 75 克、副食 150 克；午餐主食 75 克、副食 150 克；晚餐主食 100 克、副食 200 克。每天一个鸡蛋，一盒牛奶调剂到早餐和午餐，二两肉调剂到晚餐。每天吃动正平衡，体重增加。2008 年年底，我在减肥后期把体重多减了 2 千克，2009 年年初，我用这种增重的方法，两个月增重 2 千克。

一日三餐中主、副食如何量化，在后文"吃饭只吃八分饱"中具体介绍。

最后，常回家吃饭，自己要学会做饭。"要吃就吃家常饭，要穿就穿粗布衣，健康亲情在家里，知冷知热结发妻。"和家人在一起吃饭，适量可口，简简单单；少油少盐，清清淡淡；男女老幼，团团圆圆。不仅吃出健康，更重要的是吃出亲情和温暖。

观念一转变，行动就自觉。从 2007 年减肥开始，我从简单地煮粥、蒸饭、炖菜学起，逐步学会了炒菜、包饺子、擀面条等。下班只要早回家，马上洗手下厨房，做好了饭菜很有成就感。也应验了人们常说的那句话："让朋友开心就做东，让家人开心就做饭。"对此，我有切身体会。

自从学会做饭后，我把《膳食指南》和"膳食宝塔"中的核心推荐内容，应用到一日三餐中。从食材选购，主副食搭配，肉蛋奶用量，都和夫人一起设计。每餐少用油盐糖，食物品种越来越丰富，颜色越来越多样，口味越来越清淡，基本保证家庭餐桌上的营养和健康。

退休后是一日三餐还是每日两餐？很多人观点不同。有的老同事劝我，退休没啥事了，每天吃两顿饭减少许多麻烦。夫人也说，别人家都吃两顿饭，咱家也吃两顿饭吧！但我还是坚持一日三餐，理由很简单：一是多年一日三餐习惯不容打破，饮食规律影响到工作、学习、运动、睡眠、饮水、吃水果等规律。二是我虽然离开了原来的工作岗位，但仍然从事很多社会公益事业。很多同事、朋友、同行，包括自己的子女都在工作岗位上，都执行 8 小时工作制，一日三餐，能与社会生活同步。三是每日两餐时间上不科学。白天两餐之间相隔 6 个小时，晚上两餐之间相隔 18 小时，无论从胃肠消化吸收，还是人体感受都会异常，不利于身体健康。

后来，我又征求了中国营养学会副理事长、《中国居民膳食指南（2016）》修订专家委员会委员、《中国居民膳食指南（2022）》修订专家委员会副主任常翠青教授的意见，常翠青教授认为："从营养健康角度，提倡一日三餐，65 岁以上老人，尤其是 80 岁以上高龄老人，三餐两点，少食多餐有益健康。"主要理由有以下三个方面：

一是一日三餐是由人体生物钟控制的。现代研究证明，在早上 7 点、中午 12 点、晚上 6 点前后这三个时间段里，人体的消化酶，如唾液、胃液、胰液、小肠液、大肠液和胆汁等，都是按此时间有节奏地运行着，这也说明人需要在什么时间吃饭，是由人体生物钟控制的。

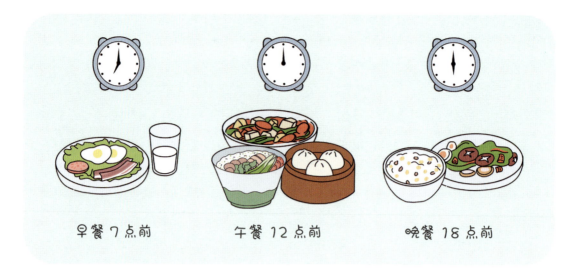

早餐 7 点前　　　　　午餐 12 点前　　　　　晚餐 18 点前

二是一日三餐是人体大脑的营养需要。大脑的能源是葡萄糖，一天需要110～145克，从食物淀粉中获得，同时需要借助肝脏转化。肝脏中只能积蓄到70克，而且一餐饭只能积蓄到50克左右。只有每天吃三餐，才能满足大脑一天的消耗量。因此一日三餐，对大脑有重要的保护作用。

三是一日三餐是保证身体正常代谢的需要。每日三餐，食物中的蛋白质消化吸收率为85%；如改为每日两餐，每餐各吃全天食物量的一半，则蛋白质消化吸收率仅为75%。蛋白质、碳水化合物和脂类，是人体三大能量来源，蛋白质在肌肉和骨骼生长、血流、输送氧气等方面，发挥着重要作用，所以在日常饮食中，必须保证补充足够蛋白质。

根据常翠青教授的意见和我自己多年的生活习惯，一日三餐也成了我的生活铁律，而且规律进餐、定时定量，从来不漏一餐，并且还要吃好。从来不暴饮暴食，尽量在家吃饭，一旦外出就餐也要严格控制进食量，注意饮食有度有节。

7. 吃饭只吃八分饱

中国有很多这样的谚语："吃饭七分饱，健康活到老。""若要身体安，三分饥和寒。"胡大一教授也经常说："饭吃八分饱，日行万步路。"这些名言警句时刻都在提醒我，每顿饭都不要吃得过多，否则就会影响健康。

对于饭吃八分饱，美国科学家做过一个实验：他们将200只猴子分成两组，100只猴子随便吃，顿顿吃饱。另外100只猴子定量供应，吃到七八分饱。10年后，敞开吃饱的100只猴子，胖的多，肚子大的多，脂肪肝、高血压、动脉硬化、冠心病的多，100只猴子死了50只；而控制饮食，每顿都吃到七八分饱的100只猴子，苗条的多，健康的多，活蹦乱跳的多，100只猴子只死了12只。15年后，顿顿吃饱的猴子都死光了，长寿的猴子都在吃七八分饱的猴群中。

人和动物一样。我调查过身边体重超标，患上脂肪肝、高血压、高脂血症、糖尿病、动脉粥样硬化等疾病的人，他们的共性就是胃口好，只要遇到可口的饭菜，不但吃得快，而且吃得多，结果有些人发展到心肌梗死、脑梗死、脑出血，甚至早亡。相反，我还发现身边一些八九十岁的长寿老人，每顿饭从来不多吃，饮食清淡，热爱运动，结果是身体硬朗、思维清晰、精神矍铄。

2400 年前，西方医学之父希波克拉底就说过："寿命是从嘴里省出来的。"经常吃得多的人寿命短，算一生总账肯定吃得少。而每顿少吃的人寿命长，算一生总账必然是吃得多。

根据自己的饱腹感，我在一日三餐中这样把握：

一是无论在哪里吃饭，只要吃到感觉不饿就不吃了，这个时候就是八分饱。

二是每餐当时如果感觉吃饱了，其实已经是吃多了，应立即停筷，无论什么美味佳肴都不要吃了，因为这种感觉说明至少已经达到九分饱。

三是如果每餐开饭前没有饥饿感，那就证明上一餐吃多了。如果一日三餐前都是这种感觉，就说明餐餐吃的都多。不是食物总量吃多了，就是肉食吃多了，应及时反思和调整进食量。

四是如果用饱腹感一时把控不好，还可以用每餐量化方法来解决。按照我的平衡膳食模式"中午吃饱"，主食二两，副食四两。在家做熟，主食用直径 11 厘米直口碗量化装米饭，或用自己空心拳头大小量化一个馒头，副食用直径 20 厘米浅式盘量化装炒菜或炖菜，吃到这些就是八分饱，既有碗盘的量化标准，又有饱腹感的感觉体会。时间长了，八分饱的感觉就定形了，今后一般情况下都不会吃多。

把握自己"不饱也停筷儿"的尺度，需要在一日三餐中不断感受，不断摸索，不断调整。常翠青教授告诉我："管理食欲和饱腹感应注意两个问题：一是每顿饭进餐顺序要合理，一般情况下，先喝一小碗汤，然后吃蔬菜，同时吃饭，最后再吃点肉食，当有了饱腹感后肉类不容易吃多。二是吃饭要细嚼慢咽，吃一口食物耐心咀嚼 20 次左右，每餐吃 15 ～ 20 分钟，放慢进食速度，摄入量会明显减少，餐后饱腹感会更强，也有利于身体消化吸收。"

我按照常翠青教授的指导意见，开始调整进餐顺序。一般情况下，饭前少喝点儿汤，或少吃几口水果，然后一边先吃各种蔬菜，一边少吃点儿饭；最后一边吃点儿饭，一边少吃几口肉食。每口饭菜细嚼慢咽能达到 20 次左右。每餐吃饭时间从原来不足 10 分钟，到现在的 15 分钟以上。这时候饱腹感真的很明显，因此也就不会再吃多。

饭吃八分饱，还要改变一些传统的饮食观念和习惯。在家里吃饭时，一定改变"宁可撑死人，也不占个盆"的观念，宁可让剩饭占个盆、占个碗，也比吃进肚子里划算。在吃自助餐时，一定摒弃"吃少了亏，多吃了赚"的心态，选什么菜，吃多少？要与营养和健康有关，与花钱多少无关。在参加聚会时，一定克服"不吃了浪费，不吃不好意思"的想法。外出就餐时，要婉言谢绝别人为你夹菜，已夹到盘子里的菜，也要有选择地吃。

我国著名的营养学家于康教授说得好："减少一口是管住嘴的起点，什么是一口？8 粒开心果就是一口，10 粒花生米就是一口，如果吃北方饺子，半个饺子就是一口。"每餐少吃几口，是为了以后多吃几年。饭吃八分饱，不用把医找，身体自然好，健康活到老。

8. 外出就餐尽量少

外出就餐是指在家以外的地方吃饭，如饭店、食堂、快餐等；或食用外面加工的饭菜，如外卖和超加工食品等。外出就餐时，大鱼大肉、高油、高盐、高糖等食物很难避免，长期摄入这些高脂肪、高胆固醇、高反式脂肪酸、高热量食物对人体的伤害极大。

美国爱荷华大学公共卫生学院一项研究表明：经常外出就餐增加死亡风险。这项研究长达 8 年，共随访了 35084 名成年人，在排除年龄、性别、饮食以及体重指数、生活方式之后发现：与几乎不外出就餐的人相比，每天外出就餐≥2 顿的人，全因死亡率增加 49%，心血管疾病死亡率增加 18%，癌症死亡率增加 67%。

随着人们社会生活方式的改变，外出就餐很难避免。亲朋好友聚会，免不了到饭店吃一顿饭；工作繁忙回家时间紧，免不了叫上一次外卖；上班路途遥远，午休时间又短，免不了中午在食堂吃饭；不愿意做饭，管饱又方便，免不了吃一些超加工食品等。俗话说："凡事则有度，失度则失误。"如果偶尔吃一顿，吃一次，对健康不会构成威胁。如果天天吃，顿顿吃，而且啥香吃啥，爱吃啥吃啥，外出就餐可能就是陷阱，就是疾病，甚至就是死亡。

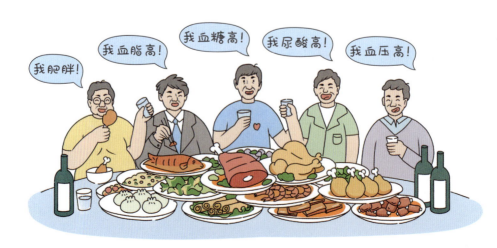

我通过追溯身边的肥胖者、心肌梗死者、脑卒中和猝死者的生活轨迹不难发现，很多都与长期外出就餐有关，在这方面我也曾是受害者。因此，从2007年开始，我就从限制外出就餐开始，不但要少去，而且还要少吃、会吃。

饭店少去。凡是去饭店吃饭，不是请吃就是吃请，请吃的讲情义、爱面子、重礼节，每桌菜肴都离不开大鱼大肉，很难控制得住；饭店为了招徕回头客，千方百计把饭菜做香，让客人满意，油盐糖自然多放，想躲都躲不开；为了节省时间和成本，厨师们用五花八门的作料，数不胜数。因此，有人这样形容饭店："大鱼大肉随便选，油盐糖醋使劲添，颜色好看是陷阱，饭菜越香越危险。"很多疾病都是这样吃出来的。

吸取以往的教训，饭店我尽量少去。能推的就尽量不去。偶尔去饭店吃一顿饭，也要严把六道关：

第一道关，次数关。每周最多去饭店吃一次，如果再有就想尽办法推辞掉。有一年暑期，一周内我接到了4个参加升学宴的请柬。没有办法，我只能提前去拜访，对升学的晚辈和家长表示祝贺，并说明不参加宴会另有原因，他们也都很理解。

第二道关，时间关。一日三餐中尽量安排在午餐。有一次同学聚会，通知我周四晚上6点，我建议，最好安排在周六中午，几个同学一商量，都同意我的意见。双休日中午聚会一是不影响工作，二是不影响晚上睡眠，三是餐后的下午有时间多走走路。

第三道关，食量关。外出就餐一般时间都很长，进食量很难控制。我基本采取两个办法：一个是先吃蔬菜，每口都细嚼慢咽然后吃主食，最后再吃几口肉，只要吃到不饿就不再吃了。另一个是用吃多少口来控制，一般情况下，主食吃到十口左右，蔬菜吃到二十口左右，肉类吃到五口左右就不吃了，这个时候基本是八分饱。

第四道关，肉、油、盐、糖关。饭菜香的、甜的、咸的尽量少吃或不吃。油、盐、糖在菜里面看不见摸不着，需要重点管理，我采取"一看二尝三停"的办法来控制自己。一看是观察上桌的菜，油多、肉多而且肥腻，这道菜我基本上不吃。二尝是品口味，如果菜太咸，是盐放多了；如果太甜，是糖放多了；如果太香，不是原滋味，一般是油和调味品放多了，这些餐食我一般尝一口就不再吃了。三停是每一顿饭，遇到再美味的菜肴吃到三口就不再吃了，这样既体现了清淡饮食，又达到了食物品种多样化。

第五道关，使用公筷、公勺关。唾液是传播甲型肝炎、流感、肠道病毒、幽门螺杆菌的主要途径之一。外出就餐时大家围坐一起，共同的菜食，你一筷，我一勺，不分彼此，很容易通过唾液、饭菜、手的接触和传播。因此，在我每一次外出就餐时，建议尽量使用公筷、公勺，尽量避免别人用筷子和勺子给自己夹肉、夹菜，培养分餐和用公筷、公勺的饮食卫生习惯。

第六道关，基本不吃关。油炸的食品基本不吃、带肉馅的食品基本不吃、带色素的食品基本不吃、超加工食品基本不吃。诸如常见的饼干、蛋糕、香肠、火腿、罐头、烤串、松花蛋和各种甜品饮料等，这样就能控制大量隐性的油盐糖和反式脂肪酸摄入。

我把握的总原则是："不吃是原则，少吃是技巧，如果掌握不了少吃的技巧，宁可坚持不吃的原则。"例如我和夫人去旅游，遇到炎热天气，旅游团的其他团员都买雪糕吃，甚至每人都吃两三块。我让夫人只买一块，每人只吃半块，这也是一年内仅有的一次。在返程的机场里，旅游团每人发一盒方便面，我和夫人把调料放进一半，仅吃汤中的面，不喝面中的汤，这也是 5 年来唯一一次吃方便面。我认为：如果自己还年轻，身体没有肥胖过，血压、血脂、血糖、尿酸从来没有高过，少吃一点这类超加工食品也未尝不可。如果已经"一胖三高"了，甚至已经患上高血压、冠心病、糖尿病、脑卒中等疾病，所有的超加工食品必须尽量少吃或不吃。

日常生活中，偶尔吃一次超加工食品，也要认真看一下食品标签和营养成分，凡是高盐、高油、高糖和高反式脂肪酸的食品，一律不买不吃。

9. 管住嘴的偏见和误区

误区之一：这不吃那不让吃，活着还有啥意思

我有一位老乡，饭桌上无肉不欢，无酒不欢。每隔两三天就得吃一碗红焖肉，一个冬天吃七八个猪肘子，每天都必须喝上半斤白酒。还经常和别人炫耀自己会生活、有口福。我曾劝他："你都'一胖三高'了，就少吃点肉，少喝点酒吧！"他却反唇相讥："大哥呀！这个不让吃，那个不能吃，人活着还有啥意思？我是宁可吃死，也决不馋死。"这话说了不到一年，他突发脑出血，开颅手术后，虽然保住了性命，但落下个半身不遂，本人后悔莫及。

我还有一位同事，身体肥胖并且患上 2 型糖尿病。他特别能吃，每顿都能吃两大碗白米饭，一顿最多吃过 45 个煮鸡蛋。每餐不离肉，什么肉都吃不够。对我的多次劝告，他都不以为意，每到饭桌上就盯住肉菜不停筷。有一次出差路上，我们攀谈起来，他才道出了其中原委。他生在农村，长在乡下，过够了苦日子，十分羡慕和向往城市人的生活。他说："以前，别人吃肉时我吃白菜，别人吃瘦肉时我吃肥肉。当我也能吃得起瘦肉了，他们又吃海鲜了，永远也赶不上。现在生活好了，我也能吃得起了。但是你说这不让吃，那也不能吃，人活着实在没意思。你们这个岁数是吃够了，也该轮到我们吃了，等我吃够了再说吧！"两年后，还没等他吃够呢，糖尿病引发了心血管并发症，46 岁死于心肌梗死。

管住嘴不是不让吃，而是要少吃、会吃，吃出营养，吃出健康，吃出快乐。有些人多年养成的不健康的饮食习惯，以好吃为标准，以爱吃为追求。精米、精面好吃，

天天吃；大鱼、大肉可口，顿顿吃；吃菜不香多加油，喝汤味淡多放盐，喝奶没味多加糖。还有些人，上饭店有瘾，吃烧烤有瘾，吃火锅有瘾……长时间挑食、偏食，造成营养不均衡。最后导致重病缠身，甚至英年早逝。

吃出健康要恪守原则。面对米面、果蔬、鱼肉、蛋奶等多种多样的食物，应该什么都吃，但什么都不能多吃。每一位想要获得健康的人都应以《膳食指南》和"膳食宝塔"为标准，学会五大类食物的搭配和平衡，让身体各项指标始终处在健康状态，保持健康体重。如果你的身体已肥胖，已患上多种慢性病，更要管住嘴，饭吃八分饱，食物多样化，适量肉蛋奶，少吃油盐糖。只有会吃，才能吃出健康，只有健康才有快乐，人生才能更精彩。

误区之二：早餐不吃没关系，午餐晚餐一块补

我的一位同事，38 岁的张女士，人称"夜猫子"。每天晚上看电视、打游戏、玩微信，不到后半夜不睡觉。早上醒来时已经到上班时间，便手忙脚乱，顾不上吃早餐。到了中午，在单位吃自助餐暴饮暴食。晚上回到家里，三口人又来一顿"全家福"，多年养成了这种生活习惯。她认为：早餐吃不吃没关系，午餐可以补，晚餐也可以补。有一段时间，她经常右上腹阵发性痉挛性疼痛，伴有渐进性加重。到医院一检查，结石已塞满胆囊，后来做了胆囊切除术，年纪轻轻"胆"没了。

现在，很多人习惯晚上不睡觉，早上不起床。早餐基本不吃，午餐暴饮暴食，晚餐大鱼大肉。这些人普遍认为，早餐不吃没关系，午餐晚餐一块补，对身体不会有什么伤害。

从营养学角度，一日三餐的热量分配比例大约是早餐 30%、午餐 40%、晚餐 30% 左右。如果长时间不吃早餐，不仅你的胆提出"抗议"，你的胃、血管都会"愤怒"。胆汁由肝细胞分泌后，储存在胆囊里。正常的一日三餐时，每一餐中胆囊都在工作，把胆汁排到肠道去消化食物。如果长期不吃早餐，胆汁不能按时排出，就长时间停留在胆囊中，会诱发胆囊结石。不吃早餐的人，一般午餐和晚餐肯定多吃，假如再大量摄入高脂肪、高胆固醇、高热量类食物，肝脏脂肪必然增加，肝脏分泌的胆汁中胆固醇含量必然增高。如此下去，在胆囊中停留时间长的高胆固醇胆汁会自然沉积成晶体，最终就有可能形成胆囊结石。严重的甚至将胆囊切除，我身边就有好几位"没胆"的朋友。

不吃早餐的危害不仅伤胆，更伤胃。前一天晚餐到第二天午餐之间大约 17 个小时。胃部长时间没有食物来中和分泌的胃酸，会使胃酸刺激胃黏膜，这就会引起胃病。如果午餐和晚餐又暴饮暴食，还会造成肥胖、血黏稠、动脉粥样硬化，诱发血栓和心脑血管疾病。所以早餐不但要吃，而且要吃好；午餐也要吃，而且要吃饱；晚餐更要吃，但一定要早吃、少吃、吃素。只有这样吃，才能吃出健康和长寿。不吃早餐，午餐和晚餐都补不上，更补不好，只能补出疾病和痛苦。

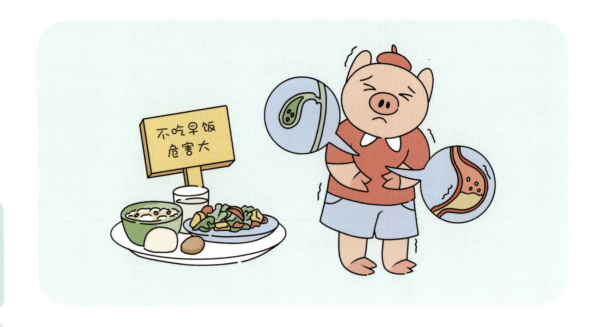

误区之三：肉吃多了易患病，健康多吃植物油

我有一位老乡，每餐无肉不欢，一顿饭没有肉食，饭都吃不下去，结果不到35岁就患上了肥胖症和高脂血症。后来听同事说，肉吃多了易患病，多吃植物油有利于健康。从此，他很少吃肉，但炒菜时必须多放油。吃主食尽量选油炸的、油煎的、油炒的食物，如油条、麻花、酥饼、油炸糕和油炒饭等，不到40岁吃出来脑出血，最后导致半身不遂。

许多人都认为经常食用动物肉，会使人体内的血脂增高，增加患动脉粥样硬化的风险。吃植物油有利于健康，于是，对大豆油、玉米油、菜籽油、葵花子油、花生油等特别偏爱。植物油中的不饱和脂肪酸含量确实比较高，不容易附着在血管壁上，能够预防血管粥样硬化，适量摄入，对保护血管有好处。但是，植物油并非有利而无害，植物油也是油脂，人体长期的大量摄入，也会增加心脑血管疾病发生的风险。

植物油中虽然含有较丰富的不饱和脂肪酸，但这种物质很容易发生自动氧化酸败，而生成过氧化物。过氧化物作用于血管壁，可能造成动脉粥样硬化性心脑血管病。如果在肝脏，就会成为肝硬化的病因之一。因此，食用植物油也不能无节制，应按"膳食宝塔"中的建议，适量摄入。

误区之四：淀粉食物会发胖，不吃主食能减肥

有一些减肥者认为，淀粉经过消化会转为糖分，会使血脂升高、血糖升高，不利于减肥。因此，就严格控制生活中常见的土豆、粉条、地瓜、山药、大米、面粉、玉米等淀粉含量高的食物的摄入量。

23岁的吴女士，身体一直肥胖，身高是1.62米，体重是80多千克。她听别人说，要减肥就不要吃淀粉类食物，如土豆、粉条、地瓜、山药等。于是这些食物她一口不吃。后来她又听别人说，米饭、馒头、面条等主食也属于淀粉类食物，吃多了也不行。吴女士信以为真，于是早餐主食只吃2～3口，午餐主食只吃3～5口，晚餐主食一口不吃，只吃点儿水果，其他大鱼大肉照样吃，导致她的体重有增无减。半年过去了，人没瘦下来，身体、容貌却发生很大变化。她时常感到头晕恶心，精神恍惚，皮肤晦暗，面色苍白，身体疲惫、虚弱，并伴随月经量减少、推迟，甚至达到闭经程度。到医院检查，诊断结果是严重营养不良。不吃主食不但没减肥，反而伤害了身体。

42岁的张先生，身高是1.70米，体重是86千克。他也听别人说吃淀粉类食物会发胖，不吃主食能减肥。从此，一日三餐不吃主食，但是他吃大量肉食，做菜大量用油。每天不愿运动，上班看电脑，下班床上倒。三个月过去了体重不但没减下来，反而又增重4千克。

营养学家认为，人体每天需要的能量是由三大营养素提供的：碳水化合物（淀粉）、脂类和蛋白质。三大营养素中哪一种摄入过多或过少都不健康。其中，碳水化合物（淀粉）如米饭、面食、土豆、地瓜等食物，为人体提供的能量占每天需求量的55%～60%。按"膳食宝塔"的推荐，成年人每天摄入的谷薯类为250～400克，至少吃250克主食，才能保证人体正常代谢的需求。如果长期不吃或少吃主食，让维持生命的能量通道"断路"，身体没有"养料"供应了，人就会有心慌、头晕、疲乏、低血压、贫血等症状，严重危害身体健康。

有些减肥者不吃主食，但大鱼大肉、高油高糖食物摄入过多，吃饭店、叫外卖次数过多，这样的饮食结构减不了肥。有些减肥者，把米面当主食，把土豆、地瓜、山药当蔬菜，每顿饭中摄入的淀粉量增多，这些淀粉会转化成脂肪，使人发胖。还有些人，注意了少吃这个，不吃那个，就是不运动，这样的生活方式更减不了肥。

减肥的最好处方是胡大一教授所说的："饭吃八分饱，日行万步路，少吃多动自然瘦，饮食控制加上适量运动。在饮食上不但主食要少吃，肉、油、糖、酒都要少吃少喝，要严格控制外出就餐，不吃或少吃超加工食品。少吃多动，加强运动，才是瘦身的最有效处方。"

误区之五：蛋黄富含胆固醇，中老年人不宜吃

有一次，我们6个人出差，自助早餐上，每人取了一个鸡蛋，其中有4个人把蛋黄扔掉了。我问他们为什么不吃蛋黄？他们说蛋黄胆固醇含量高，吃了怕长胖，怕血脂升高，怕患上心脑血管疾病，中老年人不宜多吃。可是到了晚餐，不吃鸡蛋黄的4个人中有3位偏爱肉食，对熘肝尖、熘肥肠、鱼子酱、蟹黄等大快朵颐，毫无顾忌。

人体血液中的胆固醇来源于内源和外源两种。其中内源性胆固醇是由肝脏合成的，占胆固醇总量的 70%。另外 30% 来源于吃的食物，称为外源性胆固醇。一般来说，一个人一天需要 1300～1500 毫克胆固醇，其中 1000 毫克是由肝脏合成，另外 300～500 毫克要从食物中获取。如果吃的食物中胆固醇含量不够，那么肝脏在晚上就会加班加点多合成一些胆固醇出来，从而增加肝脏的负担。因此，食物中的胆固醇含量和品质就显得非常重要。

鸡蛋被称为"全营养食品"，富含蛋白质、维生素和矿物质。蛋黄中又含有丰富的卵磷脂、胆固醇，是我们每天所需外源性胆固醇的主要来源。而且胆固醇是生物膜（细胞膜、神经鞘膜等）的重要组成部分，又是合成肾上腺素、性激素、胆汁酸及维生素 D 等生理活性物质的重要材料。《膳食指南》推荐，每人每天吃一个鸡蛋，不要弃黄，这是正常人的健康需要。

误区之六：大米面粉是主粮，越精越白才营养

我有一位邻居，长年吃精米、精面。做米饭时，大米越白越亮越好，从来不吃粗粮和杂豆。做馒头时，面粉越白越细越好，从来不吃全麦粉。外出就餐时，如果没有大米饭、白馒头，宁可不吃。他认为，大米、面粉是主粮，越精越白才有营养，而且口感也好。他每天不渴不喝水，不到 40 岁就经常便秘，一大便就用开塞露，后来又患上痔疮，48 岁那年直肠脱垂险些丧命。

我身边有好几位朋友和亲属也认为："大米面粉是主粮，加工得越精，做出的米饭馒头越白越有营养。"他们认为，粗粮、全麦粉的品相不好看，口感也不好，所以都不感兴趣。由于长时间吃精米精面，一日三餐主食吃得又多，结果有的人血糖升高，萎靡不振，经常犯困，有的人已患上糖尿病。

20 世纪 70 年代之前，我国糖尿病发病率极低，很重要的原因就是粗粮多、细粮少，人们在主食中能摄入大量的膳食纤维。现在，生产商为了满足人们对精米白面的喜好，把大米的谷皮、糊粉层、谷胚和胚乳 4 个部分全部加工磨掉，然后经过抛光，以招徕顾客。由于大米和面粉制作精细，营养过于单一，人们的肠胃对碳水化合物的吸收更快，人体胰岛素分泌跟不上节奏，使血液里葡萄糖含量过多，从而引起糖尿病和心脑血管疾病。

要预防肥胖、糖尿病、心脑血管疾病的发生，首先要保证主食有足够的膳食纤维。不要只吃加工过精、过细的大米和面粉，要粗细搭配。按照《膳食指南》的建议，每天每人摄入的精米精面约占 1/2、全谷物和薯类约占 1/2。足够的膳食纤维是一剂良药，在消化过程中，膳食纤维通过在肠道与食物中的部分脂肪酸结合，从而减少人体对脂肪的吸收，以达到减肥的目的。又由于吃富含膳食纤维的粗粮，可以降低糖类摄入量，调节胰岛素分泌，也有利于预防糖尿病。另外，高纤维素食物能减少肠道对胆固醇的吸收量，并能促进胆固醇的排泄，从而减少血液中胆固醇的浓度，减少胆固醇在血管壁的沉积，有利于防止血管硬化，达到预防心脑血管病的目的。

误区之七：平时多吃牛羊肉，强健身体好处多

我有一位同事，每天坚持快走、慢跑运动。但体检发现，他轻度脂肪肝、血脂高和尿酸高。经医生仔细询问，才知道是因为牛、羊肉吃得过多造成的。他认为：猪、鸡都是吃饲料圈养的，肉中脂肪含量高，吃多了容易患上心血管疾病。而牛、羊都是食草动物，一般都是散养的，肉中的脂肪含量低，多吃点牛肉和羊肉壮力、大补，可使肌肉结实，强壮身体。因此，他几乎天天吃牛、羊肉，经常吃火锅。没想到牛羊肉吃得过多，不但身体没有强健，还患上了多种慢性疾病。

肉类分为白肉和红肉。通常鱼类和禽类的肉属于白肉，其特点是肌肉纤维细腻，脂肪含量较低，脂肪中不饱和脂肪酸较高。畜类的肉属于红肉，其特点是肌肉纤维粗硬，脂肪含量较高。特别是牛、羊肉中，胆固醇、饱和脂肪酸和嘌呤的含量都比较高。

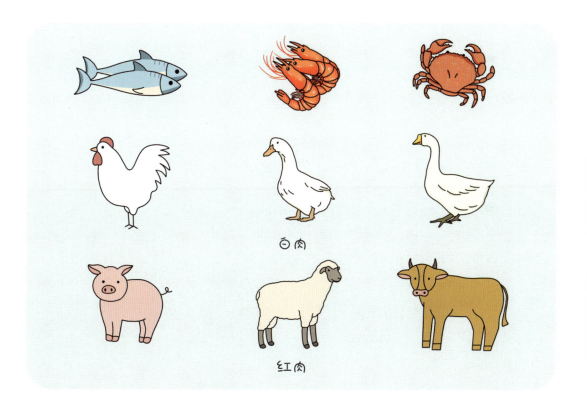

《膳食指南》和"膳食宝塔"中建议：成人每周摄入畜禽肉生重 300 ～ 500 克。其中可适当提高禽肉所占的比例，尽量用白肉替代红肉。

世界卫生组织（WHO）下属的国际癌症研究机构（IARC）已正式公布，加工肉类为 1A 类致癌物，包括盐腌、酱卤、发酵、风干、烟熏或其他处理方法，用以提升口感或延长保存时间的所有肉类。比如香肠、火腿、牛肉干、肉罐头、腊肉、

培根、烧烤、肉松等。牛肉、羊肉、猪肉等红肉为 2A 类致癌物。美国癌症协会专家经过长期研究证实，过多食用红肉会增加结肠癌、直肠癌、胰腺癌、肾癌、前列腺癌、乳腺癌的发生风险性。

误区之八：宁可吃掉撑死人，不让饭菜占着盆

我在肥胖时就养成一种习惯，每日三餐快吃完饭时，母亲或夫人就会提醒"宁可撑死人，也不占个盆，把剩饭、剩菜、剩汤都吃完。"于是，我第一个响应号召，决不占个盆。回想起来，这也是我"一胖三高"的主要原因之一。

外出就餐也经常遇到这种情况，聚餐即将结束时，主人都会把剩下的大鱼大肉分给大家，并风趣地说："宁可吃掉撑死人，不让饭菜占着盆。"很多人响应号召，吃饱喝足了也要吃掉，一般人都不好意思推辞。很多人也都养成了这种饮食习惯，剩点饭、菜、汤等一定要强迫自己吃掉，仅是为了不占盆、不占碗。

这样长期吃得过多、过饱会促使心脑血管动脉硬化，供给大脑的氧气和营养物质减少，使人记忆力下降，甚至发生脑组织萎缩，引起老年痴呆；肠道负荷过重引发消化道疾病；引起体内脂肪沉积，血液中的甘油三酯和低密度脂蛋白增高，引起动脉粥样硬化，引发高血压、脂肪肝、糖尿病等"富贵病"；还容易使骨骼过分脱钙，造成骨质疏松等。因此，在日常生活中，"宁可撑死人，不能占着盆"是陋习，应该摒弃。

"寿命是从嘴里省出来的"是大家经常说的一句话，它的依据是什么？我国古代中医所言"若要身体安，三分饥和寒"更是医疗实践中的精辟总结。一位外国知名保健医生来中国讲学时，送了一句话给听众："吃饭七八分饱，走路爬楼慢跑。"我国民间也有很多谚语："宁可锅中存放，不让肚子饱胀。""每餐留一口，活到九十九。""少吃一小口，舒服多半宿。"意思都是无论你在哪里吃饭，饭吃八分饱，剩饭剩菜占着盆没关系，决不能因为怕占盆而多吃，损害了自己的身体。为了自身健康，必须学会取舍。

误区之九：名贵食材物稀少，营养丰富价值高

在中国人的传统观念中，总把"补"与稀少、昂贵联系在一起。在选择礼品时，在餐馆点菜时，把眼睛盯在海参、鲍鱼、燕窝、鱼翅上。他们认为多吃海参能防癌，多吃山参能补气，多吃燕窝能补身，多吃鲍鱼、鱼翅更有营养、更健康。很多商家、餐馆、酒店抓住这些消费者不差钱、盼长寿、爱面子、追求大补的消费心理，大打"燕、翅、鲍、参"招牌的特色菜品，招徕顾客，引导消费，价格也是高得惊人。其实，这些食材虽名贵，但营养价值未必那么"名贵"。有些人与其说吃营养，不如说吃面子、吃身份、吃排场。

常翠青教授认为：这些食材，可以作为食物多样化的一部分，但没有必要非吃不可，因为其营养价值并不比鱼、禽、肉、蛋、奶等更高。

从营养学的角度，一个海参不如两个鸡蛋清；一个鲍鱼可比一盒牛奶；鱼翅不如猪蹄；燕窝好比豆腐和银耳。论营养成分，某些名贵食材比不上鸡蛋、牛奶、豆腐、胡萝卜、银耳、猪蹄等常见的食材。

以鱼翅为例，鱼翅不如牛奶和鸡蛋有营养。鱼翅羹的鲜美滋味，并非鱼翅本身，而是来源于高汤及调味品。以名贵滋补品燕窝为例，它所含蛋白质仅为 18.02%，且为不完全蛋白质，难以被人体吸收利用，而我们平时常吃的鳝鱼含蛋白质为 18.8%，乌鱼含蛋白质为 19.8%，牛肉含蛋白质为 20.1%，鸡肉含蛋白质为 23.3%，均比燕窝所含蛋白质的量高。对于人体需求来说，价格昂贵的食物未必就是最好的食物，恰恰是日常大众化的食物才是人体必需的营养佳品。

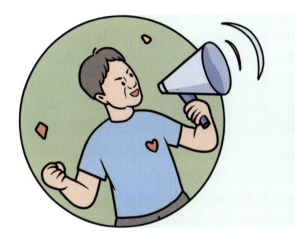

我总结：

管住嘴，并不难，

"膳食宝塔"记心间，

三餐只吃八分饱，

严格控制油糖盐。

第一章

第二章

第三章

第四章

二　迈开腿，成自然

西方"医学之父"希波克拉底 2400 年前就说过："阳光、空气、水和运动，是健康和生命的源泉。"被称为"世界有氧运动之父"，曾担任美国多届总统保健医生的肯尼斯·库珀博士，50 年前也说过："运动是良医，运动是良药。"实践中，我深深理解"生命在于运动"的真谛，人要健康活着，必须把运动变成一种习惯，当成生活中自然而然的一部分。

人体犹如一台精密的机器。机器如果长期不运转，也不做维修保养，几年下来，零件就会锈蚀，逐渐走向报废。人也一样，如果长期久坐不动或少动，血液循环就会变慢，机体组织因失去足够的物质运转而发生新陈代谢障碍，一些重要器官的结构和功能会受到损害。运动促进健康的本质是为身体提供了生命离不开的特定的有效刺激。任何事物的发展，都离不开特定的有效刺激及与之对应的适应。同样，维持身体功能的正常运转离不开力的刺激，而运动是提供力的刺激的主要路径。运动提供的刺激是发育和健康维护必需的要素，如果离开运动、离开刺激，人体内分泌系统将发生紊乱，从而导致肥胖、脂肪肝、高血压、高脂血症、高血糖、高尿酸血症等疾病，甚至癌症都有可能找上门。

为了减肥，我从 2007 年年初，按照胡大一教授的指导建议："饭吃八分饱，日行万步路。"开始坚持有氧运动——步行（走路）；为了锻炼上肢肌肉，从 2010 年起，我向王陇德院士和钟南山院士学习，开始坚持做俯卧撑和平板支撑两项力量训练；为了预防、治疗和促进疾病康复，从 2012 年起，开始选做苏东坡《养生十六常》中动功为主的养生锻炼法。这些良好运动习惯的养成，让我身心健康，精神饱满，充满活力。

1. 每天走好万步路

十六年"日行万步路"的实践使我深深体会到，走路是世界上最好的运动：简单、易行、安全、有效、老少皆宜。

简单，就是走路的方法简单，人人都会，不用特殊培训。昂首挺胸，大步流星，甩开双臂前行即可，不需要有特殊场地、设备、器材、技术、环境和队友。有一部智能手机，加入运动小程序，它就会随时计步，随时看步行排行榜的步数和排名，随时自我监督、自我调整、自我管理。

易行，就是人人都可以做到。想走，无论在哪里抬腿就可以走。想停，无论走到哪里随时都可以停。无论工作多繁忙，无论生活多紧张，路就在脚下，一切碎片

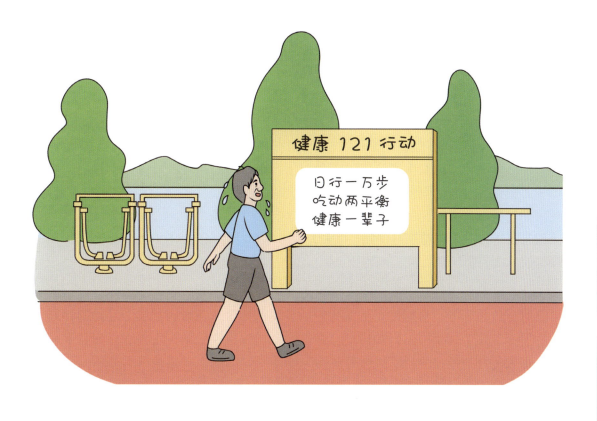

时间都可以利用。当你年龄小、体力强时可以快点走，当你年龄大、体力弱时可以慢点走；当你有时间时可以多走点，当你时间紧时可以少走点；当天气允许时可以到户外走，当天气不允许时可以在室内走，只要你爱上了走路，什么年龄开始锻炼都不晚。

安全，就是走路不会受到器械、场地或其他激烈对抗运动的伤害，走路导致肌肉、韧带和关节损伤的概率也很低。我在运动的初始阶段，始终坚持循序渐进、持之以恒的原则，一旦关节、肌肉、韧带、骨骼等有一处轻微不适的感觉时，就放慢运动速度，降低运动强度。哪里有不适，说明哪里可能有疾病或缺乏锻炼，就要暂停下来做适当调整。

有效，就是通过多年走路，让我达到了减肥的目的，"三高"走没了，鼻窦炎、慢性支气管炎走好了，所患的十多种慢性病都康复了。实践证明：走路是最好的运动，它不仅是营养元素，更是难得的良医、良药。它给我的生活增加了一份快乐，为我的健康增加了一份保险，也成为我的终生"伴侣"。

从 2007 年开始，按照胡大一教授关于"每天要走好万步路，有氧代谢运动是通向全身心的健康之路"的指导意见，我就成为"万步家族"中的一员，每天把走路当作生活的一部分。合理安排时间，科学管理过程，重点管理好"日行万步路"中的 4 个数——"1、6、3、4"，即每天累计步行至少 10000 步，其中主动身体活动、集中健步走（100～110 步 / 分）至少 6000 步；中间再快步走（120 步 / 分）30 分钟，日常工作和生活中零星散步走至少 4000 步。日行万步路，习惯成自然。如果一天没走路，或走路不够数，身体就感到不舒服，心里也有欠账感。

管理好第一个数就是"1"，即每天累计步行至少 10000 步。这是胡大一教授提出来的"日行万步路"的总体要求，为了确保每天完成 1 万步，我重点把握三个环节。

一是每天计好数。我先后采用过两种计步方法，初始阶段用的是电子计步器，其小巧玲珑，可以随身携带，随时记录每天行走的时间和步数。每天早晨醒来把计步器调到零，看计步器像看手表一样方便。每次锻炼完后必看，每天早餐前、午餐前、晚餐前要看，每天睡觉前也要看，及时掌握已经走了多少步，还差多少步，剩下的步数怎么走？然后调整走路计划。每天完成 1 万步就像完成工作任务一样，有目标、有时限，既有紧迫感，又有成就感。

后来用手机记录就更为便捷，随时点开微信运动，随时点击步数排行榜，看到自己的步数和排名。根据每天工作和生活节奏的变化，随时调整集中走路的计划，设定下一个集中行走的时间和目标。微信运动随时帮我记录行走步数，而且准确无误。每天记好步数，是我"日行万步路"中最基础的工作，也是每天完成万步路的目标和动力。

二是每天有规律集中走路。退休前，我每天早餐前集中行走一小时，晚餐后再行走 20 分钟左右。退休后，每天早餐前集中行走半小时，白天在阳光下行走 20 分钟，晚餐后再行走 20 分钟左右，全天累计步行至少 10000 步。每天固定时间集中走路，便于对全天工作和生活进行统筹安排，便于养成运动规律，便于实现运动目标，更有利于达到运动效果。

三是当天运动达不到 1 万步时，晚上睡觉前补够数。对此，我采取三种方法。

第一种方法：早晨因故没有达到目标，白天想方设法集中走路补够数。有一个冬天的早上，刺骨的寒风夹杂着鹅毛大雪，没法集中走路。上班后正好单位组织扫雪，到目的地有 2000 米路程，别人坐车，我提前行动，去时走了 2000 米，劳动一个多小时，回来又走了 2000 米，微信运动显示 7000 多步。还有一天早晨下大雨没有集中走路，上班后雨停了要去基层单位送材料，我就走了半个多小时，晚上下班回家又行走了 4000 多步，微信运动显示多了 8000 多步。总之，如果早晨没有集中走路，我就在白天寻找一切机会和碎片时间去走路，一定补够数，这样晚餐后压力就小了，餐后不用快走，散散步就可以了。

第二种方法：早晨没有时间走路，白天也没有时间集中走路，那就利用好晚上时间在户外走路补够数。有一天早晨起床之后忙于写材料，白天也挤不出时间去集中走路，下班时一看微信运动还差 6000 多步，于是晚餐后我到附近公园连续走了一小时，直到完成 10000 步后才回家休息。还有一天，我起早下乡，白天又开了一天会，晚餐前一看计步还差 4500 步，吃完晚饭后就在小区里走了 5 圈，完成 10500 步后才回家洗漱睡觉。

第三种方法：早晨没有集中走路，而且白天或晚上的天气不好。就挤时间在室内走补够数。比如有一个双休日，雾霾严重，吃完早餐后，我和夫人到附近的商场里，从一楼到五楼，一层一层转圈走，连续走了一小时，完成 7000 步。还有一次我到外地参会，在机场候机大厅走了 2000 多步，在会议的茶歇时间又走了 1000 步，到宾馆吃完晚饭后一看天气不好，我就在宾馆大厅的走廊走路。为了防止误解，我向大堂经理说明了情况，她非常支持，专门通知值班的保安为我提供方便。我在大厅里走了 10 分钟，休息一会儿又到走廊里走了 20 分钟，然后再到大厅里又走了 10 分钟，三段时间走完 5000 多步。回到房间休息正好晚上 9 点钟。还有一次，晚餐前一看手机还差 2000 步，户外因下雨不能走路，我就在家里从大厅走到卧室，又从卧室走到大厅，来回走了 10 分钟。休息一会儿后，打开电视机，一边看电视，一边原地踏步走 10 分钟，直到补足 10000 步。

管理的第二个数就是"6"，即在每天累计步行 1 万步中，主动身体活动，到户外集中健步走至少 6000 步。这是《膳食指南》中建议的成人每天运动量，目的是让各年龄段人群主动运动、天天运动，增加人体能量消耗，促进身体新陈代谢，保持吃动平衡，保持健康体重。为了每天走好这 6000 步，我重点把握好四个方面：

一是集中走路要讲究抬头、挺胸、收腹。走路姿势最能体现人的运动之美和精神风貌。我开始走路运动时就十分注意行走姿势，并按照首都体育学院体医融合创新中心原主任、中华预防医学会体育运动与健康分会主任委员郭建军教授的指导意见：昂首挺胸，大步流星，腹部收紧，挥动双臂，走出一种"精气神"来。决不能弯腰驼背，步伐迟缓，思虑万千，老态龙钟。

刚开始在行走过程中，有时走着走着弯腰了，我就提醒自己"要昂首挺胸"，顿时精神头就不一样了；有时速度慢了下来，我就提醒自己"要大步流星"，立刻就精神了许多；有时双手垂了下来，我就提醒自己"甩开双臂"，马上精气神就回来了……

在常年坚持集中行走过程中，把握好自己的走路姿势，有利于走出好肌肉，走出好关节、走出好形体、走出好血管、走出好心脏。国旗护卫队军人的走步姿势，最能体现出一个人的气质、素养和健康。相反，那些猫步、醉酒步、企鹅步、剪刀步和八字步的走法，是走不出健康的。

二是集中走路要循序渐进。我在走路运动的初始阶段由于急于求成，左脚外部肌肉出现疼痛和肿胀，右膝关节也稍有痛感，因此我放慢了脚步。当时很多熟人都在一所学校的 400 米跑道上行走，别人走外圈我走内圈。他们一口气走完 10 大圈，我就跟着走 8 小圈，每天都坚持。一个月后，我能跟着走 4 大圈后，自己再走 6 小圈。过了一个月，体力适应了，肌肉、关节、韧带也适应了，我才跟上大家的步伐。一年后我们又选择到公园里走，我像年轻人一样从不落后，每天早晨坚持走一小时，为完成全天 10000 步奠定好基础。

十六年"日行万步路"的过程中，每天集中走好 6000 步是关键。无论在哪里走路，我都坚持由少到多、由慢到快循序渐进的原则，保证运动系统、呼吸系统、内分泌系统、心脑血管系统的适应。绝不能心血来潮，狂走暴走，这样最终受害的是自己。我有一位同事和一位亲属，都是由于走路心切，初始阶段走得过多过快，患上膝关节滑膜炎。我吸取了他们的教训，在行走过程中特别注意行走速度（节奏）和强度。

三是集中走路要在阳光下行走。我一年四季坚持晨练，初始走路时还属于上班一族，只有早晨能挤出时间集中走路，因此也养成了晨练的习惯。夏季 5 点半开始，冬季 6 点开始。在东北，大约早上 6～7 点的时间段，太阳已经升起，阳光温暖柔和，红外线稍强，紫外线偏弱，还可以促进新陈代谢，又避免伤害皮肤，正是阳光下行走的好时机。因此，我每天晨练一个小时，都选择在阳光下行走，保证每天晒太阳至少 20 分钟。

阳光下行走主要有三个好处：首先，适当日照可以帮助人体皮肤中合成维生素 D（阳光维生素）。维生素 D 是一种脂溶性维生素，帮助人体对钙和磷的吸收，促进骨骼生长，调节免疫功能，预防骨质疏松和骨软化病，有人形容人体补钙是"1+2"，就是运动加上多吃高钙食物和晒太阳。万物生长靠太阳，人也不例外，正因为我多年坚持每天阳光行走，所以每年体检时，我的骨密度 T 值都在正常范围，比同龄人还要高一些。其次，晒太阳能够让人分泌血清素，血清素抑制人体褪黑素分泌，使人在白天保持头脑清醒，到了晚上褪黑素大量分泌，有利于快速入睡。我白天从来不困，但是一到中午 12 点和晚上 9 点后，人体生物钟也到了睡眠时间，卧室里挡上窗帘，室内变黑，人体褪黑素大量分泌，我躺下后能马上入睡。另外，晒太阳还有排遣压力、促人奋发的功效。阳光中的适量紫外线促进人体生成内啡肽（快乐激素），能让人心情愉悦。我每次阳光行走都会感到心情舒畅。每当工作繁忙、写作劳累、心烦意乱时，在阳光下行走一会儿，顿时感到轻松快乐许多。

但在夏季，无论身处北方还是南方，都要避免在强烈阳光下行走，防止被紫外线灼伤。我退休后，每年冬季都到海南住上一段时间，起初没有在意，在强烈阳光下晒了两个中午，结果两只胳膊和前胸皮肤大面积发痒，出现红斑。在医生指导下涂抹药膏后，才逐渐恢复正常。此后，我十分注意，既要保证每天晒 20 分钟太阳，又要防止被紫外线灼伤。阳光合适时，到有阳光的路线上行走，阳光强烈时，到树荫下行走，或携带遮阳伞和穿防晒服。

四是集中走路最好结伴而行。走路初期，一个人走路感到孤单乏味，我就联系几个同事和朋友一起晨练。也就是郭建军教授常说的"体育的社交功能"，将体育文化引入运动中，增进友情、共同锻炼，提升运动的依从性。

最初两三个人，后来发展到十几个人，并建立徒步群。每天早晨大家都自觉到达集合地点，有事互相请个假。如遇雨雪天气和气温骤降时，大家都互相提个醒：多穿点衣服，戴上帽子、口罩，要下雨别忘了带雨伞等。

在行走的路上大家也互相提醒。当过马路时有来往车辆，互相提醒注意点安全；当路过公园台阶，穿过桥梁连接缝，或路面不平时，互相提醒注意别绊脚摔着；当遇到环卫工人扫马路尘土飞扬、洒水车洒水四溅时，互相提醒绕道而行或小心避让。另外，在行走时大家还经常交流养生保健知识，交流慢性病预防、治疗和康复经历，交流工作和生活中的经验与教训等。

退休后，我经常和夫人一起走路，共同养成每天主动身体活动 6000 步的习惯，经常互相提醒，带上手机，运动前后要喝水。适当快走一点，让全身血液流动起来。每天走完步后到运动器材上做点拉伸运动，扛扛腿，做点引体向上活动。还经常与邻居、朋友结伴而行。所组成的徒步群就像是一个团结友爱、互助共赢的工作团队，又像是一个一起生活的大家庭，成员之间互相学习、团结友爱、互帮互助、享受生活。如果想走出友谊、走出快乐、走出健康，那就要像大雁一样，结伴而行，借力共勉，穿越风雨，行稳致远。

管理好第三个数就是"3"，即在每天集中健步走 6000 步过程中，再快步走 30 分钟。胡大一教授建议："每天中等强度有氧运动 30 分钟，或高强度有氧运动 15 分钟，其作用就是有利于减少体内脂肪、降血糖、降血脂（尤其甘油三酯），还有一定降压作用，控制紧张情绪，减轻焦虑抑郁症状等。有效步数最好一次完成，老年人每分钟 100 步，中青年人可走得快些。"我按照胡大一教授的指导意见，每天坚持完成，主要有三种形式。

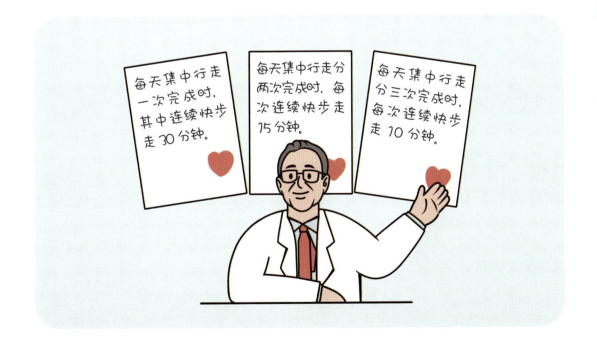

第一种形式。在每天集中健步走一个小时当中，连续快步走 30 分钟。速度大体上分为三个阶段，前 15 分钟是身体预热阶段，每分钟行走 100 ～ 110 步；中间 30 分钟是快步走阶段，每分钟行走 120 步左右，每秒钟走两步；后 15 分钟是身体恢复阶段，每分钟行走 100 步左右。

第二种形式。每天集中行走分两次完成，每次连续健步走 30 分钟，其间连续快步走 15 分钟，两次完成 30 分钟。行走速度大体上也分为三个阶段，前 10 分钟身体预热，每分钟慢走 110 步左右；中间 15 分钟快步走，每分钟行走 120 步左右；后 5 分钟身体恢复阶段，每分钟慢走 100 步左右。

第三种形式。每天集中健步走 6000 步分三次完成，每次集中健步走 20 分钟，其中快步走至少 10 分钟。速度大体分为三个阶段，前后 5 分钟慢走，中间 10 分钟快步走，每分钟行走 120 步以上。

无论健步行走采取哪种形式，我都让自己的心率达到"靶心率"，就是达到既安全又有效的最大心率，它是判断有氧运动效果的重要依据。为什么在运动中的心率一定达到"靶心率"呢？同济大学附属医院原院长、心内科主任医师王乐民教授告诉我："运动会使人体血流加快，呼吸加快，摄氧量也增加。血流正常情况下，在人体中循环一周需要 1 分钟，而运动达到'靶心率'时，血液循环一周只需要半分钟。人体血液快速循环，通过动脉将更多的营养物质和氧气输送到全身细胞里，同时又通过静脉将细胞中的二氧化碳和死亡细胞等废物排放出来，这样会使全身细胞处于代谢的旺盛状态，身体自然健康。凡是长时间不运动或运动量不足的人，身体新陈代谢不可能好，身体也自然不会健康。"

最大心率和靶心率怎样计算呢？郭建军教授指出："如果你是健康成年人，你的最大心率大约为 220－年龄，运动时不宜超过最大心率。为了获得心血管的益处，你应该把心率定在 60%～ 80% 最大心率范围，这个区域叫'靶心率'，计算公式如下：

最大心率 ＝ 220－年龄

靶心率 ＝ 最大心率 ×（0.6－0.8）

如果靶心率是 100 ～ 120 次／分，就是说运动时的脉搏应保持在 100 ～ 120 次／分。"

胡大一教授认为："快走也有讲究，走慢了不管用，必须达到'靶心率'。当然，老年人特别是冠心病、高血压和慢性心功能不全的患者，运动心率以适量为主，注意避免过度劳累。最好到预防康复中心，做心肺运动评估，在运动治疗师指导下，安全有效运动。"

在运动初始阶段，我就采用这种方法，当运动强度达到峰值时，查看运动手表显示的心率。后来采用"三个微微"的感觉来判断"靶心率"。就是在连续健步快走时，感觉微微出汗，或微微气促，或微微心跳加快，只要有一种现象出现，也就达到了"靶心率"，我在实践中多次试验，多次体会，觉得非常可行。此后，我就把"三个微微"作为衡量"靶心率"的标准，每天应用于健步快速行走中，简单、易行、有效。

我尝试过，每天连续健步快走 30 分钟，非常容易达到"三个微微"，如果是 10 分钟或 15 分钟，达到"三个微微"就不大容易。实践证明，连续健步快走的时间长短，所达到"靶心率"的效果是不一样的。

于是，我又去请教郭建军教授，郭教授告诉我："你可以采用高强度间歇训练（HITT，也是最省事的锻炼方式），就是在行走过程中，一会儿慢走，之后稍微加快一点，最后大强度运动冲刺一下，这样运动效果会更好。"我按照郭建军教授的指导意见，在每天连续快步走不能保证 30 分钟时，采取高强度间歇训练法。只有 15 分钟锻炼时间时，可在折返地点前 1 分钟加速，达到每分钟 150 步以上；只有 10 分钟锻炼时间时，可在终点前 2～3 分钟加速，达到每分钟 140 步以上，直至出现"三个微微"中一种现象为止。采取高强度间歇训练法，也可以达到快步走 30 分钟的效果，即达到"靶心率"的锻炼效果。

在执行"三个微微"过程中，我十分注意健步快走中的过快、过量等问题。运动初期，有几天左脚外侧肌肉有点酸痛，我认识到是走步有些过快造成的。之后就放慢了脚步，快步走由每分钟 120 步降到 110 步，每天快步走 30 分钟降到 20 分钟。适应一周后恢复了正常，才循序渐进，由慢到快。还是运动初期，有一段时间右膝关节有点不舒服，我意识到是走步有点过量了，然后就控制每天集中行走的总量，由每天累计步行 1 万步降到 8000 步、6000 步，直到两周后右膝恢复正常，才逐步加量，由少到多。70 岁那年，有一段时间，我走路时双足前部酸胀不适，自觉是每天走路距离过长造成的。于是，我向原中国人民解放军第三〇九医院全军骨科中心副主任、脊柱外科主任李宏伟教授请教。李教授认为我是前足肌肉劳损，足底筋膜松弛，再加上长期过度行走造成。

李宏伟教授建议：一是每天适当减少行走距离，以 3000～5000 米为宜；二是行走前做提足跟训练，每次 3 分钟左右，及双踝关节跖屈（绷脚）、背屈（勾脚）训练，双侧交替各 2 分钟，目的是加强小腿及足部肌肉力量；三是每天用热水泡脚两次，每次 20 分钟；四是换一双鞋底软弹、缓震、贴合足弓的运动鞋。按照这些方法，坚持做了一个月后，双脚恢复了正常。这件事提醒了我，随着年龄增长，在运动锻炼过程中，既要注意运动效果，又要注意健康保护。从此之后，我锻炼时都会避免出现过劳、过累现象。

总之，在每天坚持快走 30 分钟的过程中，既要达到安全有效的"靶心率"，又不能危害身体健康，要不断总结经验，不断修正自己。

管理好第四个数就是"4"，即日常工作和生活中散步走 4000 步。这是我每天

第一章　第二章　第三章　第四章

"日行万步路"过程中，除了主动身体运动 6000 步以外，还有被动身体活动 4000 步，如何把这些被动的身体活动变为主动身体运动？怎样利用碎片时间多走路？胡大一教授给我树立了榜样。

有一次我到北京参加全国慢性病防控大会，我们到达会场外，距离正式入场还有 20 多分钟。胡大一教授就提议，时间还来得及，咱们几个人去走路吧。就这样，胡大一教授带领我们三个人在人行步道上走了起来。他在前面走，我们几个人在后面追，我需要小跑的速度才能跟上他。寒冷的冬天，我在穿梭的人流中竟走出了汗。

"走好万步路，一定利用好碎片时间。"胡大一教授对我这样说，他自己也是这样做的。他每天工作繁忙，很难挤出大块时间去走路。然而他十分巧妙地利用一切碎片时间坚持走。饭前、饭后走，出差在候车、候机时走，会议茶歇时间走。就是到餐厅，到住宿房间也经常走步梯，他的健康意识和强大毅力深深地感染了我。

从 2008 年开始，在日常生活中，我一直坚持"能坐着绝不躺着，能站着一般不坐着，能走步尽量不站着"的原则。充分利用点滴碎片时间，把被动身体活动和主动身体运动结合起来，养成了好动的习惯。

首先要养成"能坐着，绝不躺着"的生活习惯。

养生专家提醒，爱躺着的人本身就说明身体虚弱。总躺着会使全身血液循环变慢，机体的新陈代谢速度下降，给身体供应的营养物质和氧气就会减少，容易造成人体代谢紊乱，诱发各类心脑血管疾病。

因此，在日常生活中，我特别注意"三个不躺着"。一是吃完饭后不能马上躺着，或洗洗碗筷，或稍微站一会儿，或室内溜达一会儿，这样有利于消化。二是看电视时不躺着，多数时间坐着，偶尔还站着看，适当伸伸腰。三是干完累活后不躺着，适当坐着休息一会儿，看看书报、听听音乐。就是晚上和中午睡觉醒来后也不赖在床上，马上起来收拾一下床上用品和室内卫生，开始下一项活动。时间长了"能坐着，绝不躺着"的生活习惯就自然养成了。

其次，要养成"能站着，一般不坐着。"的生活习惯。养生专家提醒："长时间久坐会导致血液循环受阻，腰椎、颈椎、膝关节等由于供血不足而产生危害，从而容易引起腰椎间盘突出、颈椎病和膝关节疾病等，还会伤及血管、前列腺、子宫等。"

因此，日常生活中，我特别注意"四个少坐着"。一是在看电视、发信息时尽量少坐一会儿，每隔半小时起来动一动。二是出差坐飞机、乘高铁时尽量少坐一会儿，每隔半小时或一小时就起来站一会儿。三是乘坐城市公交、地铁时尽量少坐一会儿，尽量给别人让座。四是凡到银行、医院等待叫号时尽量少坐一会儿，站着看看墙上的宣传板，还可以学到知识。总之，为了减少久坐时间，我一般不打麻将，不看电视连续剧，不玩手机游戏，不开长途车。日常生活和工作中，能站着的时候尽量少坐一会儿，久坐以后尽量多站一会儿。把多站一会儿多活动当作休息，当成快乐。

最后要养成"能走路时，尽量不站着也不坐着"的生活习惯。养生专家提醒："长期站立容易导致下肢静脉曲张，会导致平足，还会引起脚踝和脊柱受伤，腰背部肌肉劳损等。"

因此，在日常生活中，我特别注意在三个方面多走路：一是上下班、上下楼时，尽量不坐车、不乘电梯，借机多走路。二是出行等人，出差候车、候机时，利用碎片时间多走路。三是每天去菜市场、超市、商店、宾馆，或者参加婚宴、朋友聚会、走亲访友时，距离合适的尽量多走路。每天哪怕只有一两次，每次哪怕只有 1000 米、500 米、100 米，我都把它当成多走路的好机会。

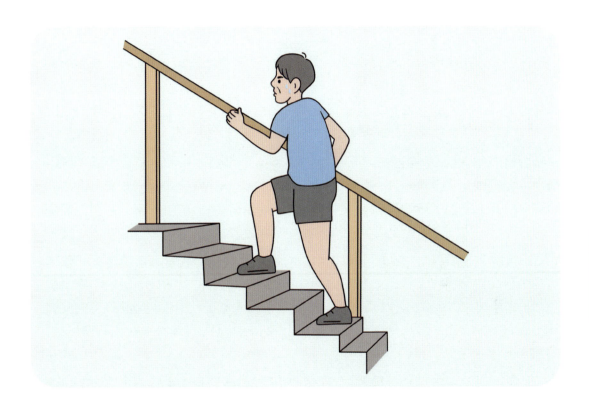

第一章

第二章

第三章

第四章

十六年"日行万步路"的坚持，每天对"1、6、3、4"四个数的科学管理，让我走出了乐趣，走出了激情，走上了瘾。现在不是要怎样去完成 1 万步，而是控制每天少走几千步。原来日常生活中被动身体活动 4000 步，都变成了主动身体运动，而且比例在增加。原来每天主动身体运动 6000 步中，快步走 30 分钟的比例也在增加，只要去集中走路就要快走。退休后，我把原来每天集中连续健步走一小时改为每天两次集中连续健步走半小时。只要一上路，每秒钟就想走到两步，每天都能出现两次"三个微微"，健步走时感觉身体越来越轻盈，步伐越来越矫健。近些年来，我把每天走路总量控制在 1 万至 1.2 万步左右，更讲究姿势、速度、质量和效果，迈开腿已形成自然。

十六年"日行万步路"的实践让我体会到，世界卫生组织提出的"走路是世界上最佳的运动之一，简单易行，不受时间和地点限制，不论男女老少，随时都可以动起来"的论断是正确的。我国体医融合领域领军人郭建军教授指出，"百练不如一走，每走一步，可推动人体50%的血液流动起来，活血化瘀；可挤压人体50%的血管，是简单的'血管体操'；至少可运动50%的肌肉，有助于保持肌肉总量。"日行万步路使我的身心健康了，晚年的生活有活力了。

2. 老年也要练肌肉

经过两年的走路锻炼，让我的体重减轻26千克，身体苗条了，浑身有劲了。当时，我自以为走路已经使我的身体足够强壮了，全身的肌肉结实了。

每天早上集中走完一小时以后，队友们都要到公园里的健身器材上做一做力量练习。有人在单杠上做起引体向上，一次能做五六个；有人到双杠上做双臂屈伸，也能做七八个；有人在草地上做俯卧撑，一口气做了二十多个，大家强壮的肌肉力量令我羡慕。我只能在一旁压压腿、扩扩胸、展展臂，做一些简单的拉伸运动。

后来，郭建军教授和我讲，"现如今，越来越多的老年人患有肌少症，所以在运动中要贯彻'三全原则'，即全部的身体部位、全部的运动健康要素、全部的运动强度，其中全部的运动健康要素就包括心肺耐力运动、抗阻练习、柔韧性锻炼、平衡性练习、协调性练习、灵敏性练习等，全面提升自己的健康储备。"

听了郭教授的指点，使我受益良多。有一天，我到健身器械前决定试一试。我走到单杠前伸手抓杠，结果一个引体向上都做不了。后来在草地上做俯卧撑，也是一个也撑不起来，感觉自己太无能了。撸起袖子和人家一比，我的胳膊细皮肉又软，几乎没有多少肌肉。看来常年走路对增加上肢肌肉没什么帮助，从此我下决心进行力量训练。

开始，我选择在"腰背按摩器"上做空中俯卧撑。两个扶手上端距离地面1.4米高，做起来强度很小，也很省劲，每天都能做上十个、八个。从此，每天早晨走路结束后，大家都在练习单杠和双杠，我就来做这种运动。坚持半个月真有成效，一口气也能做二三十个，感到很兴奋，不自觉加大了运动量。一天早上走步之后，我做空中俯卧撑的动作和频率都超过了以往，结果左臂拉伤，疼痛难忍，立刻不敢动了。到医院检查之后确诊为肩周炎，医生建议休息几天，左手别拎重东西，养一养就好了。回来后有人说肩周炎养不好，上单杠使劲抻一抻就好了。我试了几次有点儿受不了，也就放弃了。又过了几天，我遇见一位老同志，说他也患过肩周炎，养不好也抻不好，用"手指爬墙"的方法一贴就好，有点疼痛也可以忍受。

他带着我到墙边做示范，左手臂向上伸直，与左腿成一条线贴到墙上，身体贴得越紧，手臂伸得越直效果越好。回到家里我就按照这个方法天天贴墙，即使非常疼痛也咬牙坚持。从此，我走到哪里就贴到哪里，由少到多，由手臂弯曲到伸直，循序渐进。一个月后，贴墙左肩也不疼了。两个月后，肩周炎奇迹般地好了。

通过这次小小的事件，使我明白了两个道理：一是身体上哪里缺乏锻炼，哪里就易受伤。二是身体哪里有伤，哪里有病，单纯靠养是养不好的，必须配合运动来康复。它也证明了世界有氧运动之父肯尼斯·库珀所说的："运动是良医，运动是良药。"

随后，我到北京参加全国慢性病防控学术大会。我把患上肩周炎的故事讲给胡大一教授听，胡大一教授告诉我："你不但要坚持有氧运动，日行万步路，还要有选择地进行力量型运动。如哑铃、杠铃、拉力器、弹力带、俯卧撑、仰卧起坐、引体向上、平板支撑、五点支撑等。这类运动可以增加人体肌肉截面积，提高人体基础代谢能力，有利于身体健康。"

后来，我又多次听说胡大一教授随身携带轻便器械练肌肉的故事；王陇德院士在家看电视、听音乐时练哑铃，出差就带上轻便的拉力器，方便时就用两瓶矿泉水练肌肉的故事；钟南山院士健身器材摆满屋，每周坚持锻炼3次以上，82岁一口气能做10个引体向上，82岁活成了28岁的故事。这些著名的院士、专家不仅学识方面让人仰慕，他们的科学养生之道，锻炼身体的方法和毅力更值得我虚心学习。从此以后，我就下定决心要在"日行万步路"的基础上，坚持不懈地练肌肉，争取做到"穿上衣服显得瘦，脱下衣服见肌肉"，这也是我下一步运动锻炼的目标。

2010年，我选择了上斜俯卧撑力量训练。在家里的窗台上，距离地面高度40公分，窗台台面又很宽，双手直接按在这个高度的固定物体上，省力、安全又方便，能做得来，也适合长期坚持下去，这种力量运动更适合我。

动作要领是：面朝平板凳或者稳固的平台，双手撑在凳子或平台边缘上，与肩同宽，双脚尖着地，身体呈一条直线，核心收紧，手臂伸直；保持身体水平，慢慢弯曲手臂使身体向下，同时吸气，直至胸部靠近了手的支撑点；快速伸直手臂，将身体撑起，回到起始位置，同时呼气，在顶端稍事停留，再进行下一动作。宽距俯卧撑练胸肌，能让胸变得更大，窄距俯卧撑练肱三头肌，能让手臂变得更粗。俯卧撑除了锻炼胸部肌肉外，肱三头肌、三角肌、背部的肌肉也能同时发力，这是最好的徒手健身方法。

吸取了上一次左肩拉伤的教训，避免操之过急，我间隔两三天做一次，每次做两组，每组做8个。训练一个月后，再增加到每次做三组，每组做10～15个。又训练一个月后，增加到每次做四组，每组做20个。经过半年的努力，上斜俯卧撑的力量训练就基本成形了，每周周一和周五做两次，一般情况下都是晚饭后进行，每次做四组，每组做20个。

我和夫人每天都坚持有氧运动，日行万步路，我做俯卧撑，她去跳广场舞。夫人有点儿轻微的腰肌劳损。一天洗衣服，由于用力过猛，结果诱发了腰椎间盘突出。在康复过程中，我征求了李宏伟教授的意见，如睡什么床、能干什么活儿、可以参加哪些运动等。李宏伟教授明确讲了四条建议。一是睡觉时不要刻意选择床垫、硬板床，只要睡得舒服就可以。二是一般的体力劳动没问题，但要有度，涉及腰部活动时，如洗脸、系鞋带、拖地、拉窗帘等，心里要有准备，不要太突然，避免腰椎间盘突出加重及腰椎小关节功能紊乱。三是可以跳广场舞、走路健身，但腰部扭动幅度不宜过大，行走距离不宜过远（1万步以内），按正常步速走，不宜过快，达到锻炼目的就好。四是每天做平板支撑训练，以增加核心肌群力量，包括腰部肌肉、腹部肌肉和颈部肌肉等，提高腰椎的肌性稳定和平衡，减缓腰椎退行性改变。

李宏伟教授还建议我每天也做一做平板支撑运动，可以预防腰椎间盘突出症和颈椎病，同时还可以改善弯腰驼背的老年现象。从此，我和夫人又增加一项阻抗运动——平板支撑力量训练。

准备一张瑜伽垫，以俯卧撑的姿势作为起始动作。双肘弯曲支撑在瑜伽垫上，肩膀和肘关节垂直于地面，两手相距略宽于肩膀，双脚尖接触地面，整个身体离开地面。躯干伸直，头、肩、背、臀、腿保持在一条直线上，脚趾和前臂支撑着体重，身体好像一片木板，保持平板支撑这个姿势。腹肌收紧，脊柱延长，眼睛看向地面，保持均匀呼吸。

每天晚上睡觉前，两个人一起做平板支撑。夫人先做，我看着墙上电子钟帮她计时，开始：5、10、15、20……60，她每次做60秒。我后做，夫人帮我计时，开始：5、10、15、20……80，我每次做80秒。这样做不仅方便计时，而且互相提醒、互相鼓励，共同坚持。

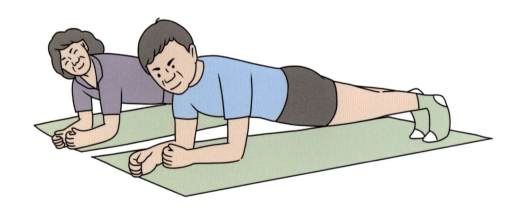

就这样，我十多年来，每天除了白天坚持有氧运动，日行万步路外，晚上睡前进行力量训练，坚持做上斜俯卧撑和平板支撑。我感觉这两项力量训练运动有几点好处：

一是运动强度不太大，一学就会，比较适合训练基础比较差，年龄又比较大，上肢缺少肌肉、力量差的人。能够做得来，又能够长期坚持下去。

二是不需要特殊的场地、设备和器材。平板支撑只需要家里有一个瑜伽垫就可以了，出差旅游住宾馆时，双肘有两个薄垫即可。上斜俯卧撑只需要有一个40～50厘米高度的固定物体即可，在家里有窗台、茶几、木椅等，在公园、广场、凉亭、宾馆里，都有长条椅、长条凳、水泥台、石头桌等。走到哪里都可以做，不需到健身房。

三是这两项运动都锻炼人的核心肌群力量，增加上肢肌肉，增强背部、手臂、肩的灵活性、稳定性和平衡能力。上斜俯卧撑可以提升上肢肌肉力量，使胸肌更发达；平板支撑会使脊柱两侧的肌肉得到锻炼，对脊柱和椎间盘起到支撑作用，身姿线条更饱满、优美。同时运动产生的多巴胺，调节人体情绪，缓解精神压力，增强人的记忆能力，改善认知功能。

3. 选做《养生十六常》

除了常年坚持以走路为主的有氧运动和以上斜俯卧撑、平板支撑为主的力量运动之外，我还坚持第四项运动，选做《养生十六常》。我把它称为以动功为主的养生锻炼方法。通过自我按摩、推拿和运动，促进身体器官周边的血液循环，以达到身体各器官疾病的预防、治疗、康复和保健作用。

《养生十六常》的具体内容有：头宜常梳、脸宜常洗、眉宜常推、眼宜常转、耳宜常拔、鼻宜常擦、齿宜常叩、舌宜常搅、津宜常咽、颈宜常抹、腹宜常揉、腰宜常摇、腿宜常蹲、脚宜常搓、肛宜常提、心宜常平。

选做《养生十六常》，我是从"鼻宜常擦"开始的。一次出差时，在书店发现了一本《旅美中医话健康》。书中特别介绍了苏东坡的《养生十六常》。其中"鼻宜常擦"引起了我的关注。书中介绍按摩鼻翼两侧的鼻通穴和迎香穴，可以止涕通窍。止涕不就是止住流鼻涕吗？通窍，不就是让鼻孔通气吗？当时，我患了30多年的鼻窦炎、慢性支气管炎，在301医院海南分院呼吸科主任医师李慧玲的指导下，通过改变不健康的生活方式，慢性支气管炎已经痊愈，但右侧鼻孔堵塞是当时鼻窦炎康复的最大障碍，于是我就买了这本书。

回到家，我按书中介绍，自己按摩鼻通穴和迎香穴，但穴位始终找不准，我就去请教海南省陵水黎族自治县县医院中医针灸科主任医师吉玉华。吉教授告诉我，"鼻通穴在鼻孔两侧，鼻唇沟上端处，迎香穴在鼻唇两侧，鼻唇沟中。每次按摩到穴位时，都有酸麻胀的感觉就找对了。为什么叫鼻通穴？就是一按这个穴位，鼻子就通气了。为什么叫迎香穴？就是一按这个穴位，鼻子就能闻到香味了，闻着香味就意味着通气了。经常按摩这两个穴位，不仅可止涕通窍，预防感冒，还可以预防和治疗鼻炎与鼻窦炎。"吉医生当场手把手地教我，我对着墙上的镜子，当场用双手食指按揉鼻通穴 100 次，接着又按揉迎香穴 100 次，奇迹真的发生了，堵塞的右鼻孔马上通气了。我立即用自来水冲洗鼻腔，吸水擤水都畅通自如。我为找到解决鼻孔不通气的办法感到高兴，鼻窦炎的康复又近了一步。

此后，我把"鼻宜常擦"作为每天必需的一项运动，每天睡觉前、出门前，都要按摩鼻通穴和迎香穴。同时用自来水冲洗鼻腔，让鼻孔通气，让鼻腔更适应户外环境，睡眠时呼吸更畅通。经过两年的实践，困扰我 30 多年的鼻窦炎终于康复。

通过"鼻宜常擦"的亲身经历和实践，使我真正懂得了《养生十六常》在慢性病防治中的作用。我又根据自己"头有白发，经常脱发；脸有皱纹，斑点增多；肛有痔疮，时常瘙痒"等健康状况和保健需求，首先从《养生十六常》中选择了四项，组成一套"自我保健四宜"，即头宜常梳、脸宜常洗、鼻宜常擦、肛宜常提，收到了意想不到的保健效果。

具体做法是：躺在床上，首先做"头宜常梳"，也就是干洗头。用十指当梳子，双手五指弯曲，先从左鬓角、前额头、右鬓角从前往后梳。十指每梳头 4 次，心中数 1，同时提肛门 1 次。十指再梳头 4 次，心中又数 2，同时再提肛门 1 次。依此类推，从头的左侧到右侧，再从头的右侧到左侧来回梳 7 遍，数 75 个数，共梳头 300 次，提肛门 75 次。经常疏通头部经络，加速毛囊局部的血液循环，使头发得到滋养，乌黑光润、牢固发根，防止脱发和头发早白，可以起到健脑提神、消除疲劳、延缓大脑衰老的作用。

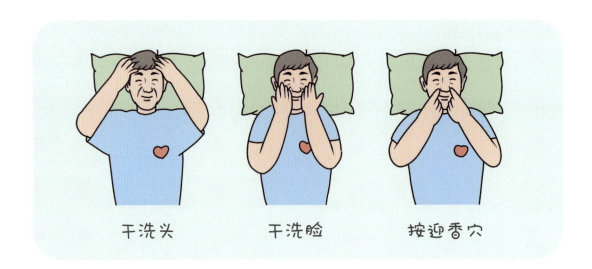

干洗头　　　　干洗脸　　　　按迎香穴

紧接着做"脸宜常洗"，又称干洗脸。双手搓热，除拇指外 4 指并拢，双手手掌心从脸的中间分别向外抹擦。先抹擦脸的下半部，再抹擦脸的上半部，抹擦两次后心中数 1，同时提肛门 1 次。再抹擦脸的下半部，后抹擦脸的上半部，抹擦两次后心中再数 2，同时再提肛门 1 次。依此类推，共干洗脸 50 次，提肛门 25 次。然后双手手掌心从脸的下部向脸的上部，直至额头抹擦，先用手掌心抹擦脸的外部，后用手掌腹部抹擦脸的中线，沿着下颌、迎香穴、鼻通穴至额头用力抹擦，即抹擦两次数1个数，同时提肛门1次。依此类推，共干洗脸50次，提肛门25次。干洗脸从脸的中间往两边抹擦和从脸的下部往上部抹擦共反复做两次，共洗脸200次，提肛门100次。

干洗脸一般由内向外，由下往上擦脸，主要是防止脸上堆积皱纹。从下到上抹擦脸中线时，手掌内侧小鱼际部要适当用力，相当于给迎香穴、鼻通穴和鼻窦处按摩，每次做完后鼻孔都有通畅感觉。干洗脸可以帮助疏通经络、改善面部血液循环、增加面部肌肉弹性。可醒脑、降压、除皱、祛老年斑，使面容红润，并有面部美容作用。

最后做"鼻宜常擦"，也就是按摩鼻通穴和迎香穴。双手交叉，用双手食指先按鼻孔两侧的鼻通穴，上下搓擦4次数1，提肛门1次。再上下搓擦4次数2，再提肛门1次。依此类推，搓擦鼻通穴200次，提肛门50次。然后双手交叉，再用双手食指画圈按揉鼻唇两侧的迎香穴，左食指顺时针旋转，右食指逆时针旋转，也是按揉穴位4次数1，同时提肛门1次。再按揉穴位4次数2，又提肛门1次。共按揉迎香穴200次，提肛门50次。做一次"鼻宜常擦"共按摩鼻通穴和迎香穴各200次，共提肛门100次。经常按摩这两个穴位可以起到止涕通窍，预防感冒的作用。

做"肛宜常提"时，注意用力收缩提起肛门，停片刻再放松肛门，一提一放为一次。经常提肛门可增加肛门括约肌的功能，加快静脉血流的回收，改善肛门直肠血液循环，预防和治疗痔疮、肛裂、肛瘘、直肠癌等疾病。还可以促进肠道蠕动，预防和改善便秘。

我每天早晨起床前在床上做一遍。共干洗头300次，干洗脸200次，按揉鼻通穴和迎香穴各200次，提肛门300次。如果早晨时间紧没做，就利用午睡醒来的时间做。如果早晨和午间没做，就利用白天闲暇时间躺在床上或沙发上做。10年下来，延缓了我头发早白现象，并且不再脱发；延缓了脸部皱纹和老年斑的增长，脸色红润；鼻窦炎已经康复，痔疮彻底痊愈；记忆力增强，精气神旺盛，极少感冒，活力十足。

通过"自我保健四宜"的实践，让我尝到不少甜头。于是，当我牙龈有炎症时，就选择"齿宜常叩"，每遍左右各轻叩30～40次；当我舌干口苦时，就选择"舌宜常搅"，舌头在口腔内左右各搅动20次；当我看电脑、手机眼睛疲劳时，就选择"眼宜常转"，眼睛左右各转20圈。"眉宜常推"，双手食指从眉心往两边分别推30次。"颈宜常抹"，双手在颈部前后、上下轻抹各20次，缓解眼部、颈部疲劳。当我坐的时间长一点时，就选择"腰宜常摇"，每隔一小时起来，双手交叉反手高举，前后左右旋腰、转背20次。当我精神紧张，压力过大，心烦意乱时，就想到"心宜常平"，凡事看得开、看得透、看得淡、看得远，事情就迎刃而解……

有一段时间，我右手中指一用力，就如抽筋一样不敢动。骨科医生说是患上了狭窄性腱鞘炎。我就利用《养生十六常》"腰宜常摇"的原理，创造性地用于"手宜常摇"。就是左手握住右手腕，右手左旋转 100 次，右旋转 100 次，同时中指跟着旋转方向也大幅度摇晃，每天做三遍，一个月后再也没有发生过异常现象。于是，我就把"手宜常摇"加入"自我保健四宜"当中，每天早晨起床前做"自我保健五宜"，一直坚持到现在，狭窄性腱鞘炎已痊愈。

总之，身体哪个部位有疲劳、有疾病，哪个器官需养护、需康复，我就在《养生十六常》中找答案、找方法、找健康，还不断扩展实践领域。用我的亲身经历可以证明，《养生十六常》人人可学，一学就会，一用就会尝到甜头，久用必见功效。

4. 迈开腿的偏见和误区

误区之一：想要运动没时间

很多人一说运动，就会说"我整天忙，真的没有时间。"我有一位同事体重达 100 多千克。一说到运动，他总是说："我在单位和家里整天忙，也没有时间运动呀！"他每天到单位只要没事儿，不是看电脑就是玩手机，一坐就是大半天。上二楼都必须乘电梯。有一次家里停水，他到附近的宾馆去如厕，不到 300 米的距离，也要开车去。结果不到 40 岁就患上了脑梗死，只能悔不当初。

总说自己忙，没有时间锻炼的人，大体上分为三类。第一类是年轻人，觉得自己年纪小不想运动；第二类是无大病的人，认为自己身体健康不用运动；第三类是患有慢性疾病的人，担心自己不能运动。他们表面上说"忙"，实际上是"懒"，深层次是"愚"。

"忙"是借口问题。凡是爱面子的人，总是能找到自己既不愿做，又很体面的理由。比如"我工作忙，没时间。""我家孩子小，没时间。""我单位事多，家里活多，不用锻炼。"等。胡大一教授忙不忙，著书立说，治病救人，全国各地讲学、讲座，时间对他来说真是一寸光阴一寸金。可是他每天要走 1 万步以上，并且坚持了 20 多年。

"借口"害了很多人的健康，"面子"牺牲了很多人的性命。

"懒"是意识问题。一说运动不愿意，但愿意干的事一样都没有耽误。无事闲聊、唱歌喝酒有时间；打扑克、搓麻将也有时间；玩手机、打游戏更有时间。归根结底是有没有健康意识问题。所以，无论年龄大小，无论从事什么工作，一定要养成良好的运动习惯。

"愚"是认识问题。有些人不明白"生命在于运动"的道理，不认可运动对于慢性病预防、治疗和康复的作用，更不清楚运动会给自己带来的快乐和幸福，而把运动当成说教，当成任务，当成负担。一位外国健身教练说得好："你任何时候也不要给自己找不锻炼的借口，因为抽不出时间运动的人，早晚有一天会被迫腾出时间生病。"

误区之二：乌龟不动更长寿

我有一位朋友，从来不运动，看到别人运动他还生气。有一天晚上我在广场上走圈，偶遇他们夫妇，便停下来打个招呼。他打量了我一下说："你怎么变得这么瘦呀？天天走膝盖骨能受得了吗？"我说："瘦了是走路减肥的成果，人要活着就要动，因此叫活动，每天晚饭后都出来活动活动。""千年王八万年龟，王八不动更长寿，我是静止的生活方式，你看我啥病也没有。"他说得倒也自信。我们调侃了一会儿各自离去。两年后我偶遇他夫人，说她丈夫后悔不听我的劝告，因为不运动，血液循环不畅，患上了脑梗死。

还有一位邻居张先生，身体肥胖，从不运动，有时间就去打麻将。每到双休日，一玩就是两整天，有时还挑灯夜战。我曾劝他："你有时间到公园走走路，不要沉浸在麻将桌上。"他说："我一走路就上气不接下气，反而对身体不好，你看乌龟不动也长寿。"但是没过多久，我得知他患上腰椎间盘突出症，再也不能久坐打麻将了。

常翠青教授指出："久坐少动的静态生活方式是导致人类全因死亡的独立危险因素，与心血管疾病、癌症和 2 型糖尿病发生高风险相关。久坐不动、坐姿不当，还会引起腰肌劳损、脊柱侧弯和腰椎间盘突出等病症。因此，静坐少动或久坐不动的生活方式，对身体健康危害极大。"

现实生活中，有些人以"乌龟长寿是不动的"为由，来反驳"生命在于运动"的理论，以混淆视听，证明自己"静止"生活方式的正确性。岂不知人和乌龟不是一类动物，乌龟全身有 230 块骨头、90 个关节。人体有 206 块骨头、230 个关节。人有那么多关节，就是让你运动的，如果你不运动，关节就干涸了，也就长死了，还会引发身体多方面的疾病。所以，人和乌龟不能简单类比。

误区之三：高龄健身时已晚

我有两位同事，一位是 57 岁，另一位是 58 岁，在单位体检中都查出患有中度脂肪肝，血压、血糖、血脂、尿酸 4 项指标略有异常。他俩拿着体检报告单，心情很沉重，唉声叹气地对我说："早听你的好了，如果早去管住嘴，迈开腿，就不会出现这种结果，现在这把年龄，锻炼也都晚了。"我告诉他俩，什么年龄运动都不晚。从今天起，你俩就应该管住嘴，迈开腿，只要有毅力坚持下去，不但脂肪肝会消失，其他异常指标也会改变。

57 岁的那位同事说："我天天要接送孙子，没时间呀！再说，我都快退休了，走路健身也晚了。"于是，一切照旧。58 岁的那位同事却说："我从今天起就不坐班车，走路回家。我就不相信走不了 1 万步，我就不相信坚持不下去。"从此，每天坚持走路。

两年后，单位又组织了一次体检，两个人的体检结果大相径庭。58 岁那位同事的脂肪肝奇迹般消失了，身体各项指标都正常。他每天坚持"日行万步路"，一步都不少，一天都不差，坚持了两年。而 57 岁那位同事的中度脂肪肝，变成了重度脂肪肝，又患上高脂血症和 2 型糖尿病。原因是他认为这把年纪了，走路健身也晚了，并以种种理由和借口拒绝走路。所以，他们两个人所走的步数相差十万八千里，健康状况也相差十万八千里。

现实生活中，有很多 50 多岁的朋友对我说："我年纪大了，身体各项指标差点也正常，再去锻炼也晚了，顺其自然吧！"有很多 60 多岁的朋友拿着医生的诊断，无可奈何地说："我都重病缠身了，也这把岁数了，走不走路都晚了，听天由命吧！"还有很多 70 多岁的朋友说："我都这把年岁了，都快奔七十三、八十四这两个'坎'了，走路健身也没有多大意义了。"

我告诉他们："多大岁数走路健身都不晚，中国矿业大学医务室退休老人盛瑞玲，62 岁时遭遇一场车祸，腰椎压缩性骨折，治疗期间体重猛增 15 千克。后来又患了糖尿病，70 岁开始走路健身，每秒钟走两步，每天走 5 千米。只用一年时间，体重减轻 15 千克，血糖得到控制，体检各项指标均恢复正常。她 80 岁做模特，穿泳衣，87 岁有着少女一般的身材，被称为'神仙奶奶'。"

这些事例说明一个道理，你只要开始锻炼，任何时候都不晚，而不是去看电视、打麻将、喝小酒，甚至是熬夜。因为走路运动是生活的一部分、工作的一部分、生命的一部分。无论你多大年龄，无论你身体状况如何，拒绝走路，就是拒绝健康、拒绝长寿。

胡大一教授建议，中老年人最值得提倡的是走路。走路不需要条件，不需要开车到山区去，也不需要到健身房买健身卡，什么年龄随时可以走，而且越早越好。

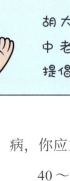

胡大一教授建议，中老年人最值得提倡的是走路。

30 ～ 40 岁的年轻朋友们，如果你想不生病、少生病、晚生病，你应立刻去走路健身，会走出你的终身健康。

40 ～ 50 岁的壮年朋友们，如果你的身体已经肥胖，患上脂肪肝了，如果你的血压、血脂、血糖、尿酸已经异常了，你应立刻去走路健身，走路能使你的身体恢复正常。

50 ～ 60 岁的中年朋友们，如果你已患上各种疾病，如果你不想让这些小病变大病、大病变绝症，你应该立刻去走路健身。这个年龄走路并不晚，走路会让你的大病变小病、小病变无病，绝大多数的慢性病都会逐渐康复。

60～80岁的老年朋友们，如果你想活到90岁、100岁，你应立刻去走路健身，这个年岁去走路也为时不晚。走路健身会让你血液循环加快、心肺功能增强、新陈代谢加速、体内垃圾减少、腿脚更加强壮、关节更加灵活。走路健身会让你大脑清晰、血流通畅、情绪稳定、身材苗条、预防骨折、延缓衰老。

总之，牢记"运动是健康和生命的源泉"，走路健身会让你越活越年轻，越活越健康，越活越长寿。

误区之四：膝关节要省着用

我有一位亲属50多岁了，年轻时从来不运动，身体肥胖。听说运动能减肥，她就去跳广场舞。三天打鱼两天晒网，只要去跳舞就使劲蹦使劲跳。膝关节发生肿胀，走路时有疼痛感她也不在意。跳不到两个月，膝关节严重肿胀，疼痛难忍时才去医院，医生诊断为膝关节滑膜炎。由此她自己认为，膝关节的寿命是有限的，运动多了就会磨坏、发炎。

还有一位邻居，年轻时是位篮球运动员，膝关节受过伤。中年时期就不再运动，平常走路时膝关节就有点疼痛，医生给注入玻璃酸钠注射液，之后缓解了很多。从那以后，关节一疼就去打一针。她认为膝关节的寿命有限，年轻时路走多了，要想磨损少点，还是少走点儿路为好。

人的一生中，每一个关节都要活动亿万次。这么大的活动量，连最硬的钢铁也会有损伤。那么关节与骨之间为什么不会磨坏呢？原来，膝关节运动挤压时，关节腔里会分泌出大量的关节液，关节液的主要作用是润滑关节和提供关节软骨的营养。专家认为：有很多人患上膝关节疾病，不是运动造成的，恰恰是因为不经常运动造成的。由于不运动，关节腔里缺少关节液，导致关节老化、退变、增生、下陷等病变。膝关节腔变得干涸，不润滑了，走起路来必然疼痛。关节腔里本来就缺少关节液，关节老化蜕变、身体缺钙、骨密度下降等，所以造成关节炎、滑膜炎。另外，运动不足会导致关节周围肌肉的萎缩退变，导致关节不稳定，引起关节内各个关节面的相互撞击，引起损伤。

运动要循序渐进、日积月累。运动量由小到大，时间由短到长，动作由易到难，由简到繁，逐渐适应，逐渐增加，直至达到适当的运动量。老人不宜做急跑急停的运动，如打羽毛球、冰雪运动等。运动要持之以恒，每天都要坚持有规律、经常性地锻炼。就像做所有事情一样，要有始有终，三天打鱼两天晒网，最容易伤害身体。运动也需要适度，在运动过程中，一旦出现呼吸困难、头晕目眩、心脏绞痛、大汗淋漓、脸色发白或关节疼痛时，应该停止运动，待找出病因、恢复状态后再坚持运动。

其实走路运动自己把控得好，不仅不会伤到膝关节，反而会使血液循环加快、经络疏通、肌肉增强、血管弹力增加，还会产生大量的关节液润滑膝关节，使膝关

第一章

第二章

第三章

第四章

节的寿命更长。坚持运动，控制体重，也减少了全身关节的负重，适度有氧运动和抗阻运动，强健了肌肉，更好地保护了关节。

误区之五：多晒步数有面子

如今走路健身已成为很多人生活中的一部分，而"晒步数""拼排行""抢封面"也成了微信朋友圈的一种时尚。

有一位朋友爱上了"晒步数"，每天都暴走 3 万步以上，还经常把步数晒到朋友圈里。有一段时间，他天天坚持，每天都是排行榜中的前三名，体重也减轻了 5 千克。这位朋友觉得很有成就感，即使膝关节有些隐隐作痛也毫不在乎，每天坚持暴走，非要"争先创优"不可。两个月下来，膝关节疼痛难忍，到医院就诊后才发现，左侧膝关节腔内出现了不少积液。医生告诉他："患上了膝关节滑膜炎，治疗和理疗需要半年时间，就是恢复了今后也不要再多走路了。"

还有一位邻居，也愿意"晒步数"。她从单位内退后，开始注重锻炼身体，每天跟着朋友一块去爬山。早上 5 点出门，爬一个小时回来。晚上再找几个邻居到公园去走路。每天都要在两三个小时内走两三万步，看到微信运动步数排行榜中进入前 5 名，她才肯罢休。在网上"晒步数""晒身材"成了她一时的兴趣。刚开始的时候，她感觉有点累，后来膝盖疼痛，膝关节有点肿，她又热敷了一段时间也没见好。到骨科医院检查后，确诊为急性膝关节滑膜炎。医生建议："休息三个月进行治疗，今后不准再爬山、爬楼梯和跑步，就是治好了也不要激烈运动，也不要走太多路。"

微信运动"步数排行榜"确实可以带动大家去走路健身，在微信朋友圈中"晒晒步数"可起到互相学习、互相激励、互相促进的作用，本来无可非议。但运动是一把"双刃剑"，既可健身也可伤身。如果你为了排名去较劲，为了点赞去逞强，总想和他人一决高低、争个上下，这就失去了运动本身的意义，有可能还会损害健康。

那么，如何对待"微信运动步数排行榜"？怎样看待"晒步数"呢？

一是要正确认识微信运动"步数排行榜"。我有微信运动好友 800 多人，每天步行超过两万步的有二十几个人。他们基本上都是坚持 10 年以上的"万步一族"，其中有油田施工现场监理，有山林家畜饲养者，有经常干农活、接送孙子上学的农民，还有常年的广场舞者，每天都走到二三万步，他们已养成走路健身的好习惯。还有几位马拉松运动员和长跑运动员，平常训练时每天都跑 1 万～ 2 万千米，每天行走达到三五万步。有一些微信朋友不知深浅，去与他们一决高低晒步数，结果是挣到了面子，"晒"坏了身体，得不偿失。

二是每天走路健身要适度定量。平时经常走路健身的人，每天走 10000 步，甚至更多一点并不是问题。而平时缺乏运动的人，突然一天内暴走 20000 步，偶尔去爬山爬楼梯走上 30000 步，只能是自讨苦吃。我们徒步群的群友，开始走路时，每天走 2000 步，每个月递增 1000 步，一年后才走到 10000 步。我坚持走路健身 16 个

第一章

第二章

第三章

第四章

年头，每天定量，开始走路的第一年，每天主动身体活动6000步，逐渐达到10000步，现在每天累计步数最高也不超过15000步。

三是要注重走路质量，兼顾走路数量。按照《膳食指南》的推荐，成年人每天主动身体活动6000步，这是走路的最健康的步数。每个人的身体健康情况不同，可在此基础上，根据自己的实际情况，适当把握连续快走时间和频率。每天连续快走30分钟以上，步频120步/分以上。快步走有助于改善心血管系统，包括心脏、肺脏、动脉和静脉的功能，每次呼吸都能吸进更多的氧气，能提高高密度脂蛋白胆固醇，降低低密度脂蛋白胆固醇，预防心脑血管疾病。

四是老年人、初始锻炼者不宜争强好胜。老年人关节软骨退化，膝关节松脆。爬山爬楼梯时，膝关节承受的重量是人体重量的3～5倍，很容易伤到膝盖。初始者长期不运动，肌肉、关节、韧带、骨骼都不适应，如果超负荷运动，更容易损伤膝关节。因此，不要为排行榜的虚荣而争强好胜，也不要为"晒步数、抢封面"而一决高低，走路健身是为了健康，如果想法不对，走法再不对，就得不偿失了。

误区之六：运动电话两不误

我有一位40多岁的朋友徐某，在大家的鼓励下也加入了"万步一族"队伍，每天早上都与我们一起健身走路。他是企业的老总，事务多，朋友多，应酬自然就多，走路接打电话习以为常。每天早上走路时一般都有三五个电话，有一次一个电话聊近20分钟，走路结束了，他的电话还没完。大家建议他走路健身时心要安，神要专，不能一心二用，把手机调成静音，有什么事运动完了再说，防患于未然，确保安全。可是他把大家的话当成耳旁风，依然电话不断，而且还风趣地说："我运动打电话，一举两得，效率高，两不误。"

一天午后，他自己到马路对面的公园里运动，仍然是一边走路一边打电话。刚走到马路边上，突然一辆摩托车疾驰而来，把他撞个正着。在他没有任何防范的情况下，后脑勺磕到了马路边石上，摔成了植物人，教训十分惨痛。

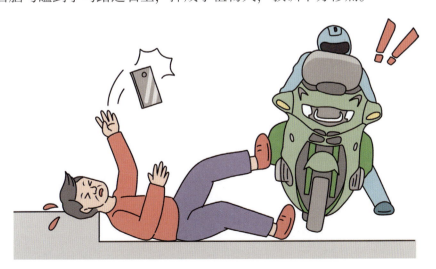

现实中，走路打电话的人随处可见。有的人喜欢煲电话粥，持续接打几分钟、十几分钟；有的人一走路就戴上耳机，听歌曲、听音乐；有的人一走路就带上小广播，听新闻、听京剧；有的人喜欢玩手机，一走路不是看短信，就是发信息，接上语音就说个不停；还有一些人，一走路就思考问题，总是低着头，直着眼，双脚沉甸甸的……大家可以想一想，有谁在百米赛道上想其他事情？有谁在高速公路上开车去分神？又有哪位医生在手术台上能接打电话？一旦一心二用了，就可能发生意想不到的危险。徐某的悲剧，本人和家人都会遗憾终生。

怎样走步才能达到既安全又健身的目的呢？我体会应该注意以下几点：

一是保证正确的走路姿势。"要昂首挺胸""要大步流星""要甩开双臂"，心里要始终装着"姿势正确"四个字。要始终装着"三个微微"的运动标准：微微出汗、微微气促、微微心跳加快。姿势不正确，达不到"三个微微"之一时，运动量就不会达到"靶心率"，就很难产生理想的运动效果。

二是让大脑安静下来。把生活中、工作中的琐事、烦心事都先放一放；把手机调成静音或飞行模式。

三是选择车少人少的路线，避免人流车流的干扰。

总之，用心走路，用身走路，才是真正对自己的健康负责。必须让自己身心处在安静、放松的状态，从而达到健身的目的。

误区之七：心跳加快寿命短

我认识一对将近 60 岁的夫妻，每天早上两人一起到户外走路。丈夫认为，人一生心跳有定数，心跳越快寿命越短。因此，每天他都不快走，像散步一样溜溜达达。心跳正常也不出汗，身体一点儿异常变化没有。而妻子则是大步流星，每天都走在丈夫的前面，时快时慢，不时地变换速度，心跳加快，全身冒汗。满足了郭建军教授常说的"三全原则"中的全部运动强度。

两年后，经常慢走的丈夫没看出锻炼的成果，反而身体越来越胖，脾气越来越大，最后患了脑梗死。而妻子的身体却发生了质的变化，身形漂亮了，头发变黑了，面色红润了，精气神儿十足，没有一点儿毛病，越活越年轻。60 多岁的人，看上去就像 50 岁。

为什么同样是走路，丈夫越走毛病越多，而妻子越走越健康？问题主要出在走路的速度上。走路速度慢、步幅小、运动强度不够，自然达不到强身健体的作用。人运动时心率自然加快，一般要达到"靶心率"，达到既安全又有效的最大心率，坚持 3 个月以上规律运动，不运动时心率就会放慢。正常情况下，人体安静状态下心率为 60～100 次/分钟，长期快走的人，心率一般在 60～70 次/分，甚至慢至 50～60 次/分，一生算总账，长期坚持快走的心脏反而跳动的次数少而有力。

最近，美国《梅奥诊所学报》发表的一份研究报告指出：快走的强度比慢走要高，属于中强度运动。不仅有助于减肥，还能增强心肺功能、促进血液循环、提高身体代谢能力、改善"三高"异常指标。快走需要骨骼、肌肉、心血管、呼吸系统和神经系统的整体配合，在一定程度上反映身体的健康程度。因此，提倡中等强度运动。因为走路时心跳加快，更有利于身体健康和长寿。

误区之八：倒退行走更有效

许先生当年 60 岁，身体非常结实，健步走是他的强项。他听别人说倒退行走对锻炼身体更有效，不仅强壮腰腹部肌肉，还能锻炼身体和小脑的平衡能力。因此，在每天晚上正常行走后，都要在广场上倒着行走几圈。有一天晚上，他先是倒退行走一圈，见广场上没人，也没发现障碍物，第二圈就开始倒着小跑。就在这个时候，有人来场地中间练习广场书法，顺便把自行车停放在广场边上。许先生没有发现，跑着跑着，突然撞到自行车上，闹个人仰马翻，身体重重地摔倒在石板地上，造成左前臂桡骨粉碎性骨折，休息了两个多月才恢复健康。

倒退行走是一种反向行走的自我锻炼法，从体育科学观点看可能有好处，但不是所有人都适宜这项运动。为了安全和健康，老年人最好不要倒退行走锻炼。因为老年人心血管储备能力降低，健康储备不足，倒退行走会使心脑血管系统不堪重负。同时，易使颈部扭伤，造成脑部供血减少、大脑缺氧，甚至可能在转颈时突然晕倒。老年人骨质疏松，一旦发生意外很难恢复。尤其是冠心病、高血压患者更不应做倒退行走运动。

此外，适宜倒退行走锻炼的人，要选择场地平坦，无车辆往来和无障碍物的地方进行。要时刻注意安全，正走和倒走最好相互交替，同时倒退行走时也要切忌速度太快。

误区之九：多动多吃也减肥

随着人们生活水平的提高，现代人生活方式的改变，廉价高热量的食物不断增加，步行的机会逐渐减少。我身边体重超标、肥胖的人当中，大多数认为，只要多运动，不用控制饮食也可以减肥。因此，一边贪黑起早地运动，一边又无所顾忌地吃喝。

有一位小同事，身高是 1.64 米，体重是 78 千克，刚生完小孩，体重又增加了 10 千克。她制订一个减肥计划，每天上下班不坐班车，来回步行 12 千米。她自以为减肥不用控制饮食，只要坚持走路就一定能减掉赘肉。因此，她每天都快走、暴走至少 15000 步，而且风雨无阻。但她三餐从来不控制，油炸的、烧烤的、甜食照吃不误。第一个月还真有效果，减掉了 2 千克，第二个月和第三个月又分别减掉 1 千克。以后的体重再也减不下来了，到后来，体重比生小孩之前还增加了 3 千克。

还有一位朋友，身高是 1.73 米，体重是 96 千克，是典型的"一胖三高"。为了减肥，他开始每天坚持快走、慢跑 1 万步。但是在饮食上随心所欲，酒局、外卖从不间断，吃香喝辣。运动初始真挺乐观，前三个月共减掉了 10 多千克。但三个月后，运动量增加，饭量也随之增大，春节过后体重反弹，又增重了 9 千克。自己叫苦不迭，却又不知所措。

为什么运动减轻了体重，不控制饮食体重又反弹了呢？

营养运动专家指出，任何人想减肥，都必须坚持做到四个字"少吃多动"，即少吃高脂肪、高糖类、高热量食物，多运动消耗身体中多余的脂肪和热量。肥胖者过去不爱运动，突然运动了，暂时会使自己吃、动负平衡了。也就是运动多了，吃得少了，体重肯定下降；当运动一段时间后，运动量增加了，食物量也增加了，又出现吃、动平衡了，体重不增不减；如果运动量不变，高热量食物的摄入量却增大了，吃和动正平衡了，体重自然增加。以上两个例子足以证实专家论证的正确性。因此，减肥时不仅要运动，更要严格控制饮食，养成良好的生活习惯。

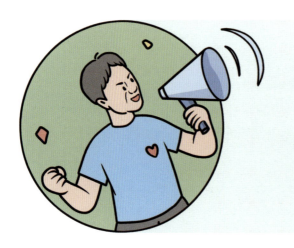

我总结：
迈开腿，成自然，
日行万步不间断，
主动行走六千步，
快走三千出点汗。

零吸烟，离病远

　　"吸烟有害健康"——制烟厂家都在烟盒上面印有这样的警示语。"王婆卖瓜"，不敢自夸，反倒自贬，足以证明其真实性。

　　香烟不仅对吸烟者健康有害，而且对周围被动吸入二手烟的人危害更大。权威医学期刊《新英格兰医学杂志》调查表明：吸烟者比不吸烟者死亡率高出3倍，预期寿命缩短10年。吸烟导致的呼吸道疾病、心脑血管疾病、糖尿病、生殖系统疾病、消化系统疾病和各种恶性肿瘤等，一直呈增长趋势。最新数据统计，目前，我国的吸烟人数超过3亿人，15岁及以上人群吸烟率为26.6%。7.4亿多人遭受二手烟危害，每年有100多万人死于与吸烟有关的疾病，超过10万人死于二手烟导致的相关疾病。这也意味着一个人吸烟，除了危害自身外，还影响到两个以上无辜者的健康。在家庭中则是一人吸烟，全家受害。

　　我就是一个典型的吸烟受害者。17岁开始吸烟，40岁彻底戒掉，56岁才摆脱二手烟的侵害。曾经20多年无节制地吸烟，又长达16年生活在二手烟环境之中，导致多年被慢性支气管炎、鼻窦炎、牙周炎、高血压、高脂血症、动脉粥样硬化等多种慢性病的困扰。医生认为，我患有的这些疾病，都与长期吸烟和吸入大量的二手烟有关。在残酷的现实面前，使我对"吸烟有害健康"有了一个全新的认识。

　　从2008年开始，我按照我国著名心血管病专家、中国控制吸烟协会会长胡大一教授的要求，坚决做到零吸烟。不仅不吸纸烟、不吸电子烟，更重要的是不吸二手烟。尽量不吸三手烟、不吸厨房里的油烟、不吸汽车尾气……不论在何时何地，我都把呼吸新鲜空气作为自我健康管理的重要内容，预防到位，落实到位。

第一章　第二章　第三章　第四章

1. 好奇中学会吸烟

　　1970年，我进入了长春第一汽车制造厂工作，那年我17岁，还没有尝试过吸烟的滋味儿。和我同一批入厂的几个年龄比较大的老乡，都开始吸烟了。我们一起到食堂吃饭，每当饭后，他们都把香烟掏出来互相敬让，口中还振振有词："饭后一支烟，赛过活神仙。"抽烟的时候使劲吸，吐烟的时候有时往空中喷出一条直线，看谁喷得高；有时往空中吐出一串串烟圈，看谁吐得圆。看他们吞云吐雾的神态，我感到很好玩儿。那时候他们也常常给我递烟："来，抽一支。""我不会抽，谢谢！""来一支试试，抽上就会了。上班的人哪有不会吸烟的？"有时还把烟卷送到我的嘴边，让我尝一支，体会一下"神仙般"的感觉。

开始，我的意志很坚定，给烟也不接。可是时间长了，也抵挡不住同伴们的诱惑，思想上也有了波动，觉得吸烟也不是啥坏事。既然走向了社会，就要融入社会。吸烟好像也有好处：一是成熟的标志。自己有了工作，有了收入，在别人的眼里不再是孩子，吸烟也能显示出自己是一个真正的男子汉。二是吸烟也是交际的需要。工友之间、朋友之间互相点上一支烟，有亲情，有话题。见到陌生人，敬一支烟，能消除紧张情绪，拉近感情距离。三是很多吸烟人都说，烟能提神醒脑、消除疲劳、缓解压力、解困解闷……

自我约束放松了，行为也就放任了，工友们再递烟时我也就欣然接受了。就这样，在好玩、好奇中，我学会了吸烟。我记得非常清楚，第一次吸烟时，不敢直接往肺里吸，抽一口烟吐出来，让烟飘到鼻尖处，然后用鼻孔吸一下，还觉得味道不错。第二次再吸烟时，大家给我鼓励，我就把烟直接吸入肺里，呛得咳嗽好半天，头也有点儿晕。后来我才明白这是尼古丁中毒，大脑被尼古丁麻醉了。连续吸烟，身体里便有了尼古丁的残留，时间久了也就上瘾了。

随着时间的推移，工作岗位的变化，我的烟瘾也越来越大，吸烟的数量也越来越多。起床来一支，饭后来一支，上班来一支，开会来一支，休息来一支，睡觉前再来一支……

由于长时间大量吸烟，我的身体慢慢开始发生变化，经常持续咳嗽，随之出现大量黄绿色浓痰，有时还伴有胸闷和发热，患感冒的次数也变得越来越频繁。有一段时间，患了感冒，咳嗽就加重，到后来不感冒也持续咳嗽。去医院检查诊断为肺炎和慢性支气管炎。医生拿着 CT 片子对我说："你这病都是大量吸烟引起的。烟里面的焦油吸附在肺里，使肺叶变黑，就像烟囱里面的烟油子似的。你的肺部都被烟熏黑了，能不发炎病变吗？干脆戒烟吧！"

当医生说到吸烟人的肺部像烟囱里面被烟熏黑的一样，让我想起来小时候家里的火炕，由于长年累月烧柴生烟，烟囱通道里面就挂满了烟灰和焦油，东北人称为"糊瘤子"。烧火炕有时候往外呛烟，母亲说是烟囱里

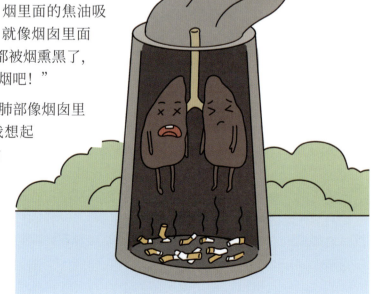

"糊瘤子"挂满了，就让我到房顶上拿个杆子顺着烟囱往下通一通就好了。每到秋天，父亲都领着我扒炕、清理烟囱根子。烟囱里面的烟灰和"糊瘤子"非常多，也非常黑，都是烧柴的粉末和烟尘挂上去的。想到这些情景我明白了，吸烟和烧炕原理是类似的。烟囱堵塞不畅会呛烟，人吸烟多了，会让呼吸道、肺叶、气管挂满了焦油而变黑，就会导致咳嗽哮喘，出现肺炎、肺气肿，甚至发展成肺心病或肺癌。

医生的话，引起了我的反思。吸烟16年得到了什么呢？得到了一个变黑了的肺，得到了两种慢性病，肺炎和慢性支气管炎，又得到了一个抽烟成瘾的烟草依赖症。失去了人生最宝贵的健康，失去了省吃俭用的买烟钱，更失去了社会公德和自己的尊严，真是害人害己。看来，烟真是到了非戒不可的时候了。

我反问自己，"早知今日，何必当初呢？"如果当年不吸烟现在还需要戒烟吗？假如当年身边有一个人告诉我"吸烟有害健康"，也许我就不会去吸烟。而当下又有多少在校学生、社会青年、在职的年轻员工和我当年一样，他们对烟草的危害一无所知，或是麻木不仁，依然在追逐吞云吐雾的那种时尚、飘飘欲仙的那种感觉。现在真的需要有更多的人站出来"吹哨"了。

在学校，好多中小学生出于模仿、好奇等原因，偷偷学吸烟。无论他们怎么隐蔽，也逃不过老师的火眼金睛，辛勤的园丁们一定看破也要说破，劝阻这些学生千万不要吸烟，一旦成瘾，会抱恨终身。

在社会上，许多小青年出于时髦、相互攀比等原因，主动学吸烟。无论他们怎样遮掩，也逃不过家长明察秋毫的眼睛。希望望子成龙的父母们一定身教重于言教，首先自己不吸烟，更要规劝子女不吸烟，一旦成瘾，必将成为一生累赘。

在企事业单位，很多年轻的员工出于社会交往、缓解压力、消除疲劳等原因，上班后就学吸烟，无论出于什么目的，单位领导都要劝阻他们不要吸烟。科学引导，制度约束，倡导无烟单位、无烟科室、无烟职工活动。要让大家明白：一人吸烟，全家受害，身边人等，跟着遭殃。

全社会都应该树立"吸烟有害，不吸烟光荣"的良好社会风气。家长要管好子女；老师要管好学生；领导要管好单位职工或居民，努力创造一个无烟的环境。

2. 生病后两次戒烟

戒烟，这个话题真的很沉重，戒起来也真的很难。看看身边有不少朋友戒烟时信誓旦旦、言之凿凿，可没几天就重蹈覆辙，又自我解嘲，看着都可笑。想想我自己已经吸了16年的烟，会不会像别人那个样子呢？不能再犹豫了。从医院回到单位，我郑重地向同事们宣布戒烟，一不用写保证书，二不用扔打火机，三也没有砸烟灰缸。我把剩下的两盒烟扔到垃圾箱，如释重负。

对于戒烟者来说，戒烟后第三天和第四天是最难熬的两天。在家犯烟瘾的时候，我就和夫人一起吃点水果、嗑嗑瓜子，夫人也一个劲儿地赞扬我有毅力。在单位犯了烟瘾，我就去活动一下，以转移注意力。就这样，21天后我戒烟成功。戒烟后的感觉真好，心里没有负担了，也不经常感冒了，咳嗽的症状也慢慢消失了，鼻孔也通气了，味觉和嗅觉也都恢复正常了。

身边的人都知道我戒了烟，也就不再劝我吸烟。有一些不常见面的人，见面还是递烟，我都一一婉言谢绝。就这样坚持了3年。1988年，因工作需要，我的岗位调整了，周围不了解我的人又开始劝我吸烟。当时我已戒烟3年，身体恢复得很好，觉得适量吸点烟也无大碍，就这样我第二段吸烟史开始了。

三年前我吸烟基本是每天一包，复吸后一天两包有时还不够。在吸烟方法上还有了"创新"。首个创新是：点燃一支烟吸到最后剩一个烟头，不熄火，再拿一支烟把它接上继续，第三支、第四支都是如此。当时我吸的烟是没有过滤嘴的。这样做，既省点火又不浪费烟头。第二个创新就是每天轮换吸不同品牌的烟，有一个阶段，我上班必带三盒不同的烟。随时轮换吸，既有新鲜感，又有不同的味道和体验。当时在吸烟的圈子里这算是我的"专利"，周围很多同事、朋友也都纷纷效仿。

可没几年，就因为吸烟导致老病复发，咳嗽、胸闷、流黄鼻涕、大口吐黄痰的症状不断加重，老慢支、老鼻炎不但未好，而且又添新病，血压、血脂也不断升高。医生告诉我这些疾病都与吸烟有关。以肺癌为例，吸烟的人不一定都患肺癌，但患肺癌的一般都吸烟。烟雾中有69种致癌物质，如果继续大量吸烟，现在的肺炎、慢性支气管炎就有可能转成肺癌。

医生的话令我异常震惊。当时我的烟瘾特别大，又加上感冒，不吸犯瘾难受，吸上又咳嗽胸闷更难受。就在这个时候，我的一位同事，又是平时工作在一起、吸烟在一处的好朋友突然出现干咳、痰中带血、胸闷气短等症状，我就陪他到了医院。还是找那位曾经给我看病的医生，检查之后，他被确诊为肺癌晚期。在他住院期间我也经常去探望，那时，他吃饭吞咽困难，声音嘶哑，上气不接下气，疼痛难忍。当时我就想，烟是坚决不能再吸了，因吸烟致癌的恶果决不能在自己身上发生。

有过一次戒烟经历，第二次戒烟也就有了思想准备。戒烟前三天，我开始进行逆反心理训练。有时超量吸烟，一支接一支，更加重了咳嗽、胸闷、吐黄痰等症状，对香烟的味道产生反感，一想到吸烟就恶心。有时我整天不吸，烟瘾难耐，抓耳挠腮，心急火燎，由此对香烟产生了憎恨。

一个周末，我把十几位平常非常要好，又经常在一起吸烟的同事、朋友聚到一起，我很客气地对大家说，今天把大家请来不是公事，是私事，我要戒烟。大家都感到很惊讶。我说："我为什么要戒烟？理由有三：一是我不能花钱买罪遭，因吸烟我已患上了几种病，医生已经向我发出警告；二是假如有一天医生宣布，你已经患了肺癌，哪怕是50岁、60岁甚至是到了70岁，后悔药是买不到的。人无远虑，必有近忧；三是做人要立志长，不能常立志，不能说了不算，算了不说。7 年前我已经戒了一次烟，戒 3 年之后又吸了 4 年，今天是彻底戒烟，终生戒烟。今天请大家来就是为我做证，更希望你们今后监督。"说完，我当场把剩下的几盒烟撕个粉碎，连同我用过的烟灰缸一起扔进了垃圾桶。大家伙儿鼓掌对我表示支持，当时有一位同事也宣布和我一起戒烟。从那天起，我正式结束了 20 年的吸烟史。

到目前为止我已戒烟 30 多年，在这个过程中，很多人经常问我两个问题。

第一个问题："烟盒上印有'吸烟有害健康'，真的有害吗？"我告诉他："吸烟不仅有害你的身体健康，还可能随时要了你的命。"当然有的人不信邪，拿着生命去尝试，结果肯定不会好，所以我劝大家千万不要这样做。

2005 年 8 月 28 日，我国正式履行世界《国际烟草控制框架公约》，在烟草制品上标注"吸烟有害健康"的警示语。这是告诫烟民，因为吸烟所导致的所有问题，都是在我们已经事先警告了的情况下发生的，所以，你是自愿的。因此，我们不承担任何责任。

世界上有很多国家，在履行《国际烟草控制框架公约》过程中，为了警示国民不要吸烟，都在烟盒上印有非常醒目又非常形象的由于烟草导致肺癌、心肌梗死、脑卒中、阳痿等各种警示图案，甚至有腐烂器官的、有腐烂肢体的、有患肺癌将要死亡的人等各种警示图片。假如你不会吸烟，看到这些图案也就不想学吸烟；假如你会吸烟，你买到有这样图案的烟也不那么爽快；假如你用烟去送礼，收礼人就会感到晦气和厌恶。

我国著名心血管病专家、中国控制吸烟协会会长胡大一教授说得好："送烟等于把祝福连同肺癌、呼吸疾病一起送给了朋友；送烟等于把敬意连同心脏病、脑卒中等心脑血管疾病一起送给了同事；送烟等于把关爱连同死亡一起送给亲友。"所以，我戒烟时宁可把剩下的烟扔到垃圾桶里，也决不送给朋友和亲人。

戒烟后的 30 年来，我看到过一些因吸烟患上慢阻肺、肺心病、心肌梗死、脑卒中、冠状动脉放支架的人，还有我身边的同事、朋友、老乡患上相关癌症而早逝的人，他们当中年龄最大的只有 63 岁，最小的仅有 49 岁。

吸烟患病是一个日积月累的渐进过程。一般来说，吸烟的人比不吸烟的人平均短寿 10 年，但对个别人来说，可能短寿 20 年。因为没有发生在自己身上，有的人就不相信。但是，当这一切真的发生在自己身上时，那就悔之晚矣。

第二个问题："你戒烟成功了，我为什么戒不掉？"我直言不讳地告诉他："你的知识面不行，眼光不行，意志也不行。"俗话说："不撞南墙不回头""不见棺材不落泪""不得大病不反悔"。很多人都是这样，无知无畏的愚昧决定了行为的愚蠢。

当一个人被确诊为肺癌、食管癌、心肌梗死、脑卒中等重症时，医生告诉他不要吸烟了，他肯定就不会再吸了，这比平时别人劝说一千遍都管用。为什么医生一句话就可以让他戒烟？因为他知道再继续吸下去肯定要命。当有人被确诊为肥胖症、高血压、冠心病、糖尿病、慢阻肺、肺心病或者冠状动脉已放上支架，医生让他戒烟，为什么还有少部分人依然戒不掉？就是他存在侥幸心理。当一个人还没有患上重病，吸烟已经成瘾，无论别人怎样说"吸烟有害健康"，他也看到烟盒上标明"吸烟有害健康"，为什么还是不相信？因为他缺少这方面的知识，缺少吸烟危及生命的眼光，缺少健康人生的目标，缺少根据目标支配自身行动的意志，所以有些人不得重病是不会觉醒的。

日常生活中，开会的一个上午不让吸烟，坐动车几个小时禁止吸烟，无论烟瘾有多大，人人都能忍受。然而生活中饭后一支烟、上班一支烟、会前一支烟、酒后一支烟等，却毫无节制。表面上是吸烟有瘾，实际上是在没有硬性限制下的习惯行为，说穿了是精神疾病。

我身边有好多同事、同学、朋友，他们非常聪明和智慧。年轻时烟瘾就很大，当明白了吸烟有害健康时，马上主动戒烟。在我戒烟时，有 2 位朋友同我一起戒烟；在减肥戒烟俱乐部试点过程中，有 5 位会员主动戒了烟；在同学群里讲健康时，有 3 位 70 多岁的老同学都主动戒了烟。他们的自控能力都特别强。

我身边也有一些亲属、朋友、老乡就缺乏这样的聪明和智慧。无论在什么场合，都弄得乌烟瘴气。只想自己过烟瘾，从不考虑别人的感受。每当提到戒烟时，他们都强词夺理。当我问他们吸烟容易患上肺癌恐惧不？他们说，恐惧是偶尔一闪念，烟瘾却是持续每一时，烟瘾大于恐惧。我终于明白了什么叫"上贼船容易下贼船难"，大千世界里总有些人是"不见棺材不落泪"。

中国控制吸烟协会会长胡大一教授说："医生至少可以在三个方面有所为：不吸烟，医生吸烟容易给公众传递一个坏信息——吸烟对人体没有害处；帮助患者戒烟，这是医生的工作职责；运用掌握的资源，推动控烟戒烟事业。"胡大一教授建议，"各级领导、教师、企业家、医护人员、人民警察等社会公众人物要带好头，做好表率。首先不吸烟，吸烟的要戒烟，特别在公共场所、公务活动中不摆烟，不敬烟，不吸烟。其次要创建无烟单位，创造美好环境。"

3. 如何做到零吸烟

虽然我戒掉了 20 年的烟瘾。但是初始阶段我并不反对别人在我面前吸烟。在家中和办公室里还都备有香烟、打火机、烟灰缸。总想为来人提供方便，热情待客。

当时，我工作的办公室经常人来人往，凡是来客一见面，都是先递来一支烟，我总是以不吸烟为由谢绝。接下来客人就会说"我抽一支不介意吧？""抽吧，没事儿！我不吸烟，但不反对别人吸烟，也不怕别人吸烟。"我的热情总会让来人无所顾忌，因此办公室里经常乌烟瘴气，哪怕是最冷的冬季，也要时常打开门窗通风。

那些年，会议室更是二手烟的重灾区，与会者大多数都吸烟，只要一见面便相互递烟、点烟。一轮接一轮地递，一支接一支地吸，会议不散，吸烟不断。会议室里经常是烟雾弥漫、乌烟瘴气。当时，我完全不知道二手烟有害健康，因此毫无防范意识，对别人在我面前吸烟也听之任之。

现在想来，我虽然两次戒烟，但是依然没有逃离烟草的危害。长达 16 年的时间里，每天生活、工作在烟雾缭绕的环境中。慢性支气管炎、鼻窦炎始终没有治愈。后来又患上了高血压、高脂血症、动脉粥样硬化等疾病。医生不止一次指出，这些疾病都与长期吸烟、吸大量二手烟有直接关系。直到 2007 年，我向胡大一教授学健康以后，才知道零吸烟的概念。零吸烟是指本人不吸烟，不吸电子烟，不吸二手烟、三手烟，也不吸其他有害健康的"烟"。其包括厨房中的油烟、新房装修中的甲醛、汽车尾气中的一氧化碳、室外空气中的雾霾等。这些有害气体对人的健康危害常常被人忽略，因此在日常生活中必须高度重视与警惕，力争做到零吸烟。

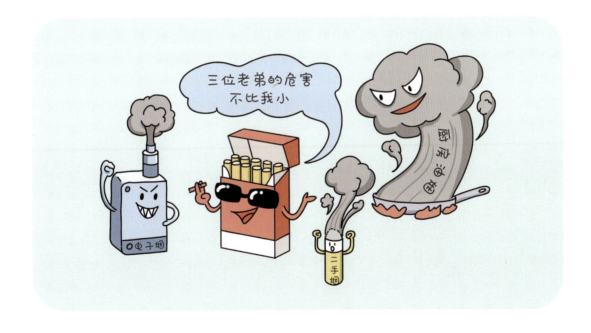

要做到零吸烟，必须重点防范"二手烟"。

吸烟者吐出来的烟雾和纸烟本身燃烧时散发的二手烟，是危害最广泛、最严重的室内空气污染，是危害人体健康的重大污染源。中华医学会呼吸学会专家潘珏博士介绍：二手烟里包含 4000 多种有害物质，其中约有 69 种为致癌物质或协同致癌物质。被不吸烟的人吸进体内，比直接吸烟的人危害还大。

我有两位同事，本人都不吸烟，但是每天生活在二手烟的包围中，深受其害。

一位 50 岁的女性，丈夫吸烟，最后她因肺癌病故；另一位 56 岁的男性，同一办公室的两位同事吸烟，他也患了肺癌，手术后化疗 4 年多，最后仍然不幸离世。最令人痛心的一位老乡是全国著名作家，他从不吸烟，但是闲暇之余和他打牌的文友都是烟民。多年受二手烟的侵蚀使他患了肺癌，从发病到去世不足一年，一部计划百万字的长篇小说，刚写完 80 万字便撒手人寰。

从 2008 年开始，我在管住嘴、迈开腿的基础上，坚决做到零吸烟，并且重点防范"二手烟"。在家和办公室里，谢绝来客吸烟。在单位小会议室里设置"禁止吸烟"的提示牌，在大会议室，每当开会前，我都提醒与会者"室内不准吸烟"，如非吸烟不可，就请到室外吸完了再回来。久而久之，大家也都习惯了。

日常生活中，二手烟、三手烟无处不在。很多公共场所，都是二手烟、三手烟的聚集地。我努力做到有些地方尽量不去，有些地方尽量少去，有些地方即便去了也要尽量缩短停留时间。对烟瘾特别重的人，我也尽量少接触，少来往，少聚会，因为这些人都是二手烟的制造者、三手烟的携带者，远离他们有益无害。

要做到零吸烟，必须积极防范厨房油烟。

我有一位朋友的夫人，本人不吸烟，也接触不到二手烟。但是在她 51 岁时却患了肺癌。在查找致癌原因时，医生认为是厨房油烟所致，这时家人才如梦方醒。朋友夫人有一手好厨艺，夫妻还都乐于吃油炸和油煎的食物。为了省电又很少使用抽油烟机，女主人上灶时，厨房里总是烟雾弥漫，久而久之，积患成疾。这样的教训我身边还有好几例。

厨房是家庭中空气污染最为严重的地方，主要来自爆炒、红烧、煎炸、过油等食物烹饪过程中的油烟。

厨房油烟中含有 300 多种有害物质，最主要的是致肺癌物苯并芘。如果厨房中通风系统较差，家庭主妇在厨房备餐时，所吸入的苯并芘竟然比室外新鲜空气中高 188 倍，等于每天吸两包烟。这些油烟还可能导致其他呼吸道疾病和心脑血管疾病。

所以，我和夫人不论谁下厨房，都认真地应对厨房里的油烟，重点注意四个环节。

第一，改变传统的烹饪方法，减少用油。尽量选择清蒸、清炖、白灼、凉拌等方式，尽量不用或少用爆炒、红烧、煎炸、过油等烹饪方法。从根本上少用油又少产生油烟。

第二，减少急火炒菜、急火煎烙食物。例如，炒菜从倒油、爆锅、加热到下菜炒熟过程中，火不能急，油不能冒烟。再如烙饼，先少放点油不粘锅就可以，慢火勤翻，这样做既省油，又杜绝了油烟。

第三，抽油烟机早开晚关。每次烹饪食物前，先开启抽油烟机 1～2 分钟，烹饪结束后，继续开机 1～2 分钟，以确保有害气体全部排出。

第四，保持厨房通风。厨房要经常保持自然通风，在使用独立的厨房时，尽量打开窗户，关上室内的房门，避免厨房油烟扩散到其他房间。与大厅连在一起的开放式厨房，冬季不能打开窗户时，炒菜一律改为炖菜或蒸菜，尽量避免出现油烟。

要做到零吸烟，必须提前应对户外的"烟"——雾霾。

雾和霾是两种不同的物质。雾是自然天气现象，是接近地面的云层。空中大气压低，不流动时就产生雾。霾是悬浮在雾中的污染物，如人和车流动时带起来的灰土、汽车排放的尾气、建筑工地上的扬尘、工厂和锅炉供暖排放的烟尘，燃放烟花爆竹、焚烧秸秆、焚烧垃圾所产生的烟尘等，超过了一定的指数就形成了"雾霾天气"。根据国家发布试行的《环境空气质量指数技术规定》，我国的空气质量指数分为六个级别：优、良、轻度污染、中度污染、重度污染、严重污染。

常言道："秋冬毒雾杀人刀。"在北方，雾霾天气常出现在秋冬季节。为了预防雾霾天气对自己的危害，我在手机上下载了可以查看天气的 App 程序，方便关注每天的空气质量。主要指数是：$PM_{2.5}$ 是比较细微的有毒颗粒，颗粒小，飞得远，进得深，可以直接吸入气管和肺部。PM_{10} 是直径比较大的有毒颗粒，相对 $PM_{2.5}$ 来说危害小一些，不能直接进入身体内部，一般沉积在上呼吸道。还有二氧化氮、二氧化硫等，一般是汽车尾气、锅炉废气，这些对身体健康的危害也不可小觑。

这些有害气体，对患有心脑血管和呼吸系统疾病的人危害极大。$PM_{2.5}$ 直接进入并黏附在呼吸道和肺泡中，引起急性鼻炎和急性支气管炎。对于支气管哮喘、慢性支气管炎、阻塞性肺气肿和慢性阻塞性肺疾病等慢性呼吸系统疾病的患者，可使病情急性发作或急性加重。长期在这种环境中，还可能导致肺癌。雾霾天气空气中污染物多、气压低，人体的汗不容易排出，会造成胸闷、血压升高，极容易诱发心脑血管疾病。

了解了这些知识之后，我在应对户外的"烟"即雾霾上，采取了一些积极有效的防护措施。

方法一：尽量不出门。

在县城工作时，经常到省会城市开会、办事，也经常到全国一些中心城市洽谈业务。每次出差之前，我都要查看这些地方近期的空气质量预报，如有中度以上雾霾天气，尽量避开。如没有严格的时间要求，已经买好的机票或车票，宁可改签或退票。

方法二：出门时尽量戴口罩。

如果遇到污染天气非要出门时，我一定戴上 N95 口罩。一般口罩或医用外科口罩对于防 $PM_{2.5}$ 微颗粒是无效的。如果早晨的雾霾严重，户外的运动就改到白天或晚上雾霾消退后再出去。如果一天雾霾不消失，我就到附近的大商场里或在家里走路，尽量避开雾霾。从室外回来，马上洗手消毒，衣物也都及时清洗，避免细菌、病毒感染。

第一章

第二章

第三章

第四章

方法三：关好门窗净化空气。

雾霾天气，无论在家里还是在单位，都要关好门窗，也尽量少驾驶车辆。如果开车，也不开车窗，关闭车外循环空调，避免户外污染空气进入车内。待雾霾散去，日出后再开窗通气。一般情况下，先打开一条小缝，不让户外大风直接吹进室内。通风半小时以后，再打开室内净化设备。

要做到零吸烟，必须高度警惕室内的"烟"——新房甲醛和车库尾气。

生活中还有两种看不见的烟毒性更大。一个是密封车库汽车尾气中的一氧化碳，另一个是新房装修中的甲醛，这两种"烟"有时比吸烟和吸二手烟更易致命。

我有一位邻居刘某是单位专职驾驶员。一个冬日半夜回到单位，他进库停车后就睡在了驾驶室里。为了取暖，发动机一直没熄火。被发现时，人已死在驾驶室里，年仅 52 岁。还有一位机关干部，出差午夜回家，夫人睡着了，家门反锁着。他没有打扰夫人，回到车库启动发动机取暖，和衣睡在驾驶室里。第二天早上他夫人到处找人，最后发现，年仅 31 岁的丈夫早已死在了驾驶室里。

在驾驶室里睡觉会致死的罪魁祸首是汽车尾气中的一氧化碳。汽车发动机工作时，燃烧 1 升汽油，需要吸入 9000 升空气。发动机工作的时间越长，消耗空气中的氧气就越多。另外，当汽油得不到足够的氧气时就会出现不完全燃烧，排出的尾气就会产生大量的一氧化碳。在密封的车库里氧气迅速减少，一氧化碳浓度急剧升高，人在睡眠中就因大脑缺氧而窒息死亡。

以上两例事故经常提醒我，不能在这种条件下的驾驶室里睡觉。我也经常提醒有密封车库的同事、朋友、亲属等人，千万要吸取这类惨痛教训。

甲醛更是生活中的杀手。我有两位同事，一位患了淋巴癌，另一位患了白血病，去世时都不到 60 岁，祸因都与甲醛相关。一位是家里经营门窗加工厂，另一位是十年搬了三次家，三处新居都是豪华装修。他们都是长期吸入了甲醛气体。我还有一位朋友的孩子，6 岁时在幼儿园突然死亡。原因是家里经营装潢材料商店，孩子出生以来就随着母亲以店为家。经医生鉴定，死亡原因是甲醛中毒，更为悲惨的是家中男主人 48 岁也因此猝死。

甲醛广泛应用于家具的黏合剂、涂料、人造刨花板、纤维板、胶合板和橡胶中。工厂里、商店里，很多材料中含有甲醛。新房装修使用的壁纸、地板、门窗、衣柜、橱柜等，以及诸多装潢材料中都含有甲醛。甲醛的释放消除一般需 5～15 年，其危害不可估量。它会对人的神经系统产生麻痹作用，从而引起神经系统紊乱，造成人体免疫力下降。还可以直接危害呼吸系统，导致支气管哮喘，呼吸困难致人死亡。也会引起鼻咽癌、淋巴癌、血癌等。甲醛气体在室内游离于 1 米以下，受其毒害最大的就是儿童。

建议朋友们在新房装修时，要尽量选择无甲醛环保装饰材料、家具。装修后也不要立即入住，一定聘请正规环保部门来检测，空气质量合格之后再乔迁。我也经常提醒工作在装饰、装潢行业里的老乡、朋友和亲属们，尽量防范甲醛气体危害，有效保护好自己。

总之，在日常生活中我十分注意防范二手烟、三手烟、雾霾等有害气体。就是在吃火锅时，对燃烧固体酒精中释放的甲醛，对购买的新汽车内饰中的甲醛和苯，对运动场上塑胶跑道蒸发中的甲醛，以及沥青路面蒸发的苯并芘等有害气体，我都十分细心体察，尽量预防。

4. 零吸烟的偏见和误区

误区之一：吸烟有长寿者，不吸烟也有短命人

平时经常听到有人对吸烟有害的质疑，并且拿出例证和我讨论。"你看某某吸了一辈子烟，活到了 93 岁，还有某某活到了 101 岁，你再看那谁谁不吸烟，51 岁就患了肺癌。"更有人以某某领导、某某名人为例，证明吸烟无害。

确实，不是每个吸烟者都会患肺癌。这就类似于酒驾，并不是每一个酒驾者都会出车祸。但从结果上看，在肺癌患者当中，80%～90% 都是吸烟的人。在所有的交通事故当中，50%～60% 都与酒后驾驶有关。这足以说明，吸烟是导致肺癌、慢阻肺等很多疾病的元凶，酒驾也是导致交通事故的罪魁祸首。统计数据表明，大约有一半长期吸烟者，最终会死于与烟草相关的疾病。也就是说，选择吸烟，就等于用自己的生命掷硬币赌博，有 50% 的人可能会输掉。

对吸烟有害健康提出质疑的人，他听到或看到的长寿老人也吸烟，那仅仅是人家生活的一面，并不了解长寿老人其他的健康生活方式等诸多方面；他听到或看到的年轻力壮的人不吸烟，却患上了肺癌短命的一面，却不了解他本人不吸烟，但是每天都在吸二手烟、厨房油烟等另一面。因此，吸烟危害的结果，可能短期内的表现不一样。但是统计数字表明，吸烟者的平均寿命要比不吸烟者缩短 10 年，是不容置疑的。

我国有超过 1/4 的人有吸烟的习惯。当然，在这庞大的群体中，不乏有高层领导、社会名人等部分长寿者，但这都是极少数的个案。有些吸烟者就利用这一点，加以夸大，给烟民以误导。再加上有一些长期吸烟者戒不了烟，也为自己找了一个不戒烟的诡辩理由。为此还是奉劝吸烟者，为了自己的身体健康，千万不要以偏概全、一叶障目，拿自己的身体做实验，拿自己的性命做赌注。

误区之二：低焦油、小细杆加高档过滤嘴危害小

我有两个老乡，每次到一起都"亮货"拼烟，比档次、比杆细、比焦油、比香味，然后互相递烟。过去一见面，一般吸一两支，而现在每次都吸三五支甚至更多。其

中一个老乡过去每天一包烟，自从有了低焦油、小细杆和高档过滤嘴烟卷后，每天至少抽两包，不到 60 岁就查出了肺癌，确诊 3 个月后就去世了。

现在的烟草越来越"健康化"，什么"低焦油、小细杆、高档过滤嘴、薄荷味、柠檬味、蓝莓味"等层出不穷。烟民们每每看到这些香烟，仿佛是吃了"定心丸"，认为烟对健康危害不再那么大了。因此，互相推荐、互相欣赏、互相品鉴、互相壮胆。

专家认为：低焦油、小细杆、淡香味、高档过滤嘴是一种营销策略。用降低危害的幌子来获得烟草的大量销售，是一种欺骗性的营销行为。其目的就是弱化吸烟危害健康的观念，鼓动更多人吸烟，给更多人提供继续吸烟的借口。所谓的低焦油和淡香味香烟的尼古丁和焦油含量，与普通香烟基本相同。如再加入风味，就更增加潜在风险。消费者误认为这类烟更柔和、更安全。吸烟者会下意识地进行"吸烟补偿行为"，不由自主地加大吸食量，加大吸深度，加大吸频率，结果导致吸入的有害物质会更多。

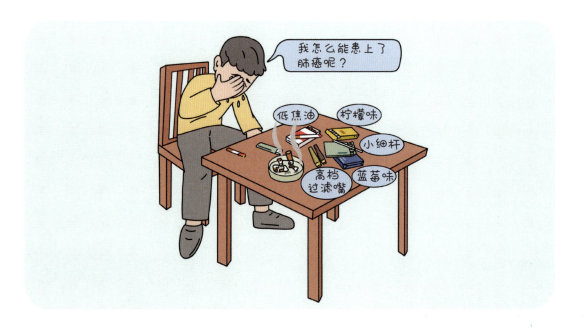

专家介绍，过滤嘴卷烟纸较厚，点燃后产生的一氧化碳较多；细杆烟和粗杆烟完全燃烧后，$PM_{2.5}$ 的数值并未减少；低焦油中致烟瘾的物质少了，吸烟者不过瘾就要多吸；小细杆烟燃烧速度快，吸烟者觉得安全多吸点也没事。另外，低焦油、小细杆、高档过滤嘴给人一种虚假安全感，使一些人放弃了戒烟的意愿。从某种意义上讲，低焦油、小细杆、高档过滤嘴卷烟对人体的危害更大。

误区之三：吸了一辈子烟，突然戒掉反易得病

我有一位同学，20 岁开始吸烟，55 岁因病戒了烟。戒烟之后食欲增加，体重上涨，心脏病复发，脾气暴躁，又患上了胆结石。他认为这些都是戒烟造成的，60 多

岁又开始吸烟，结果身体每况愈下。

专家认为："突然戒烟后易生病"的理论是没有科学依据的。一位整天吞云吐雾的人一下子放下手上的烟卷，身体内突然缺乏尼古丁，会出现一些身体不适，如烧心、恶心、声音嘶哑、头晕、失眠、狂躁易怒等现象，但这些症状只是暂时的，是人体功能逐渐恢复到不吸烟状态的自身调整过程，在戒烟后的第一周最为严重。在这个时间段内，要多出去走动，找人喝茶、聊天、下棋、玩球等，转移一下注意力，调整好心态，这些症状在 3 ~ 4 周内基本就会消失。

有一种现象值得注意，有人吸了一辈子烟没得肿瘤，也没有冠状动脉狭窄，反而在戒烟后查出了癌症或冠状动脉堵塞，临床上这种现象并不少见。但这并非戒烟诱发的癌症或冠心病，而是长期吸烟留下的潜伏和滞后的隐患。人体正常细胞转变为癌细胞，由量变到质变，是一个非常复杂又漫长的过程，这个过程通常要 10 年或更长的时间。

个别人戒烟后生病或死亡与其戒烟并没有因果关系。很多人说某某戒烟后得了癌症，得了心肌梗死。实际上这些都是多年吸烟累积而成的疾病，说它是戒烟造成的，就是本末倒置了。

胡大一教授多次强调："烟龄无论是 30 天还是 30 年，只要开始戒烟，身体都可从你吸入的有毒化学物质中恢复过来。戒烟后 3 ~ 9 个月，肺功能改善 10%，咳嗽、喘息等症状基本消失；戒烟一年，突发心肌梗死风险降低一半；戒烟 5 年，患脑卒中风险便和常人一样；戒烟 10 年，肺癌风险和常人无异；戒烟 15 年，患心脏病风险和常人等同。所以，什么年龄戒烟都不晚。60 岁、50 岁、40 岁或 30 岁时戒烟，分别可以赢得 3 年、6 年、9 年或 10 年的预期寿命。对于老年吸烟者，戒烟可减少发生冠心病、癌症、呼吸系统疾病等诸多风险，会大大改善老年人的生活质量。"我有位同学听了专家的意见后，68 岁果断把烟戒掉，冠心病做了消融术，胆结石做了切除术。经过两年多清淡饮食，坚持运动等多方面的努力，身体倍儿棒，对未来的生活也充满激情和信心。他深有感触地说："是吸烟和一些不健康的生活方式害了我，也是戒烟和改变不健康的生活方式救了我。"在他的影响下，还有两位同学也都是 70 岁戒了烟，身体上、心理上都比过去好多了。

很多戒烟者的实践证明，戒烟什么年龄都不晚，但越早越好。我 40 岁戒烟，三个同学 70 岁戒烟，全都受益。戒烟后身体健康状况都是越来越好。

误区之四：吸烟的人没事，闻烟的还能要了命

我的一位邻居，不到 70 岁患了喉癌。本人不吸烟，但她从 55 岁退休开始，就整天在麻将馆里打麻将，与很多人一起吸二手烟。医生认为：她患喉癌的原因就是二手烟惹的祸。

二手烟俗称"被动吸烟"，又称"强迫吸烟"或"间接吸烟"，是指呼吸了别

人吐出来的烟雾和香烟燃烧端散发的烟雾。一般来说，被动吸烟15分钟以上时，就可以认为二手烟现象成立。吸入二手烟的烟雾和直接吸烟的人一样，同样可引发肺癌、恶性肿瘤、慢阻肺、心血管病、脑血管病等严重疾病，甚至危害大于直接吸烟。尤其可危害孕妇、婴儿和儿童的健康。二手烟已被美国环保署和国际癌症研究署确认为A类致癌物质，美国国立职业安全和卫生研究所已做出结论：二手烟雾是职业致癌物。

可是有些吸烟者则认为："二手烟有害健康是谬论，我整天吸烟都没事，别人闻一点烟味还能要命？"所以他们吸起烟来不分时间地点，不论人多人少，没烟伸手要，点上烟就吸，旁若无人，完全把自己应有的道德和应该遵守的社会公德置之脑后。只管自己快意似神仙，不管旁人多厌烦。

我见过许多学生经常在集体宿舍吸烟，也亲身经历很多机关干部经常在办公室、会议室或楼道里吸烟，还经常遇到很多领导干部、企业家、医务工作者等，在饭店、茶馆里吸烟。更有甚者，有一些家长经常在孩子面前吸烟……我问过几位吸烟者："你们在公共场所吸烟是怎么想的。"他说："吸烟是个人爱好，个人自由，与别人无关也无害。"我又问过餐饮业老板："公共场所不准吸烟，你们为什么不管？"他说："我们担心得罪顾客，影响生意，不得不睁一只眼闭一只眼。"

说穿了还是认识问题。因此，我建议：会吸烟的朋友，首先自己要戒烟，不当二手烟的制造者。如暂时戒不了烟，也不要在公共场所吸烟，你自己无知，不能让别人和你一样无畏，更不能让更多的人陪你一起走向慢性自杀的道路。

误区之五：这点嗜好不需戒，不然人生就白活

我一位朋友一辈子爱好吸烟喝酒。因为气管不好，常年咳嗽，大家都劝他戒烟。他说这辈子就这点嗜好，不让我吸烟喝酒，朋友见个面，同学聚个会，参加个婚礼宴会都没话说，坐那儿就像"傻子"似的，这辈子不就白活了吗？如此的固执最后落下一个肺心病。我还有一个小同事，吸烟、打麻将是他两大嗜好。每到周末必须组织麻将局，经常挑灯夜战，双休日一玩就是两天一宿。麻将瘾大，烟瘾更大，打一天麻将至少吸三四包烟。由于长时间吸烟又熬夜，身体逐渐透支，结果49岁死于胰腺癌。

当今社会很多人，生活爱好离不开三样：吸烟、喝酒、打麻将。吸烟的人说以此用心思考问题，喝酒的人说用它可以结交朋友，打麻将的人说玩牌能够激活大脑，延缓衰老。无论是喝酒的或是打麻将的，基本上都用吸烟来陪伴。特别是到了老年以后，这些爱好也变成了一种精神寄托和生活依赖。

在现实生活中，每个人都会有一些爱好，比如文化娱乐、运动健身、钓鱼野游、茶酒会友、打牌下棋等。你会得越多，参与得越多，沟通的渠道就越多，结交的朋友和拥有的快乐也就越多，这无可非议。但是所有的爱好，不能以有损健康为代价。

离开健康去追求快乐是最愚蠢的行为。因此，做任何事情必须有一个度，喝酒不能过量，运动不能过力，贪玩不能熬夜，在任何时候都不能吸烟。

误区之六：少量吸烟不入肺，无损健康还过瘾

我有一位老乡，原来身体清瘦，当初每天吸烟不超过五支，而且全是"过堂烟"，从来不吸入肺部。后来随着工作岗位、职务的变化，交往的人也多了，经常外出就餐，身体逐渐胖了起来，吸烟量也逐渐大了起来。每天"过堂烟"也要吸 1～2 包。非常不幸，48 岁那年因心脏病突发去世。

有的人认为："自己烟量轻，每天只吸三五支烟，不会伤害身体。"有的人认为"把烟雾吸进来，又马上吐出去，伤不到肺。"还有人认为"把烟雾吸进来，马上压到鼻子里就喷出来，从来不深吸，根本就吸不到肺里，对肺部没有伤害。"其实，这些想法都是错误的。

只要是吸烟，就会产生烟雾，无论是从自己嘴里吐出来、从鼻子里喷出来，或是从别人嘴里、鼻子里出来，还是从香烟燃烧端散发出来，只要是在这个空间里存在、呼吸，这些烟雾都会通过鼻孔吸入肺里，即使是鼻子堵塞不通气，但呼吸时二手烟也会从口中吸入肺里，甚至比直接吸烟危害还要大。

你夹烟的手指上的烟味，你身体上、头发、外衣、鞋子、拎包上的烟味，你吸烟的地方，如家中、办公室、会议室、餐厅等场所中天棚、地板、墙壁、地毯、沙发、桌椅、门窗、家用电器等物品上的烟味，都可释放出三手烟雾。尽管你吸烟时可能不深吸，但呼吸时三手烟早都吸到肺子里边去了。甚至三手烟比二手烟更可怕，它不仅对你自己，而且对所有的人都可能造成伤害。就是你把烟叼在嘴里，口腔也会吸收，口腔癌的发病率也比不吸烟的人高很多。残留在口腔中的致癌物质还会随着唾液、食物进入胃肠道，还会增加胃癌、肠癌的发病风险。

吸烟量的大小与其造成危害的程度有直接关系，吸烟越多，危害越大。一旦开始吸烟，很快会成瘾，而且越吸越多。你今天吸三五支，也许明天就会吸七八支，后天就会吸一两包……另外，吸烟者不可能总是一个人吸烟。人以群分，会吸烟的人愿意同吸烟的人在一起交流，互相敬烟。吸烟的人越多，吸的烟就越多，室内的二手烟、三手烟就越多，危害也就越大。

吸烟不仅伤肺，也伤心，更伤身。因此，人有千般爱好，不吸烟为最妙。

误区之七：戒烟可能导致肥胖，因此不想戒烟

许多吸烟者担心戒烟后会导致身体肥胖，因此对戒烟心存顾虑。

的确，戒烟后体重增加是很多戒烟者经常遇到的问题。为什么戒烟后会导致身体发胖呢？专家指出，吸烟时，烟雾中的一氧化碳大量进入人体的血液中，一氧化碳充当第三者，把本该与血液中的血红蛋白相结合的氧气挤走，取而代之，参与血

液循环。这样就出现两种后果，一个是血管长期缺氧，血管壁容易凹凸不平，从而加速动脉粥样硬化的形成和快速发展。另一个是人体的神经末梢的毛细血管拒绝接收携带一氧化碳的血液。一旦戒烟后人体血液中的一氧化碳浓度降低，毛细血管又接收了血液，血液中的营养物质和氧气就源源不断地供应到全身。为了保证营养供应，食欲就要增加，身体摄入的热量就增加。还有专家认为，烟草中的尼古丁会降低血液中胰岛素的含量，从而减弱了人对食物的欲望。当戒烟者失去了尼古丁的作用，血液中胰岛素含量会提高，人就变得想进食、多进食。总而言之，吸烟时食欲减退，戒烟后食欲增加。这个时候，体重会增加 2 ～ 5 千克，但这是阶段性的。

还有一些戒烟者，为了转移对烟草的依赖性和注意力，戒烟后会选择吃糖块、嗑瓜子、嚼饼干等小零食。有的虽然戒掉了烟瘾，但又增加了糖瘾、瓜子瘾、饼干瘾等。这些高脂肪、高糖类、高热量食品一旦上瘾，加上三餐中吃得又多，平时不去运动，人体脂肪大量堆积，体重自然迅速增加。如果长期吃得多，动得少，体重就会不断飙升。

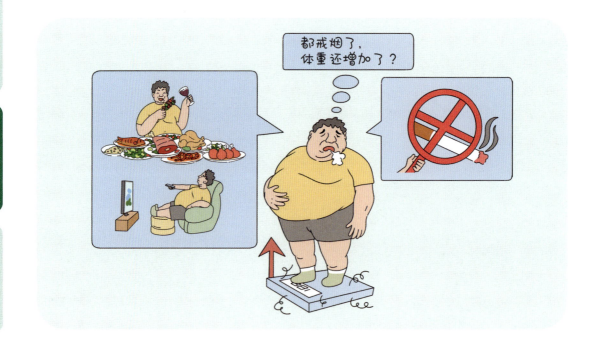

体重增加不是戒烟必然的结果，而是吃动不平衡造成的。因此，在戒烟之后要通过管住嘴、迈开腿、饭吃八分饱、日行万步路、少吃多动，控制体重。

误区之八：吸烟有助社交，退休后戒烟也不晚

在很多公共场所，在许多中小学校门前，经常看到吸烟的青少年。有关部门统计，近年来我国吸烟的群体越来越年轻化，15 ～ 19 岁的青少年中吸烟者占一定比例。北大肿瘤医院的专家表示，如今 35 岁开始，肺癌的发病率在迅速攀升，30 多岁肺

癌患者较常见，20多岁肺癌患者也并不罕见，年龄最小肺癌患者只有十几岁。这些年轻人刚刚确诊的时候，都想不到是肺癌，但是等到发现肺部有东西时，一般都到了晚期。

许多年轻人对吸烟有害健康的说法根本不相信。他们总觉得自己还年轻，刚刚步入社会，吸烟有助于社交，更有助于今后成长和成功，距离有病的年龄还差很远。当他们看到许多领导、企业家、医生、教师、警察都在吸烟，总觉得别人吸烟都不怕，自己不吸烟"掉价"。"你吸我也吸，大家都在吸，没事儿。"还有许多年轻人存在侥幸心理，身边有这么多朋友都在吸烟，没有几个得病的。我爷爷奶奶都70岁了还吸烟，也没得肺癌，我年纪轻轻的怕什么？更有许多年轻人存在逆反心理，看到戒烟宣传，听到戒烟劝告，不屑一顾。你越是劝阻，他越要尝试。大有不撞南墙不回头、不见棺材不落泪、不患肺癌不戒烟之势。假如有一天让他们到肿瘤医院去看一看，有多少年轻人患了肺癌？假如有一天让他们到殡仪馆去访一访，又有多少年轻人死于吸烟？也许他们能相信，吸烟真的会要命。

他们并不知道，吸烟催人衰老。多数吸烟者脸色灰暗、面容憔悴、皱纹增加；吸烟会导致不孕不育症，胎儿早产，婴幼儿死亡率提高，青少年发育不全、智力低下；吸烟还会导致一系列的精神障碍、性功能障碍；吸烟最容易患上慢性支气管炎、肺气肿、肺心病、口腔癌、膀胱癌、心肌梗死、脑梗死和脑出血等疾病；更为严重的90%的肺癌都与吸烟相关。

他们更不知道，这些绝症的病例，都是从小病变成大病，大病变成绝症逐步演变而来的。年轻时吸烟导致的咳嗽，老了就有可能演变成肺气肿、肺心病。年轻时吸烟导致的高血压、高脂血症、动脉粥样硬化，老了就有可能演变成心肌梗死、脑梗死、脑出血；年轻时吸烟导致的身体器官的各种炎症，老了就有可能演变成各种癌症，没有炎症怎么会演变成癌症？因此，预防各种慢性疾病的发生和发展，必须从小养成健康的生活方式，远离烟草，这才是最好的预防。

香港大学教授林大庆说得好："两个吸烟的人至少有一个会死于吸烟。帮助两个人成功戒烟，就是拯救了一条生命。"因此，年轻的朋友们，最好现在就开始戒烟，等到年龄大了，等到患上病了再去戒烟，可能一切都晚了。

误区之九：全国烟民有三亿，患上肺癌才几人

我有一位朋友，他和弟弟都是"老烟民"，谁一说戒烟，他总是说："全国烟民有三亿，患上肺癌的才几人？"因此，说啥也不戒烟。有一天他突然接到一个电话：说弟弟在医院检查出肺部肿瘤，他们哥俩吓坏了，没想到肺癌真的降临到自己头上了。两个人立刻把烟戒了，然后到处检查，后来排除了肺癌，虚惊一场。通过这一场虚惊，他俩再也不敢吸烟了。由此可见，很多吸烟者都存在侥幸心理，总认为肺癌降临不到自己头上。如果预测自己吸烟一定会患肺癌，不用劝早就主动戒掉了，毕竟生命大于烟瘾。

国家癌症中心 2019 年发布的数据显示，我国每年癌症死亡人数为 233.8 万人，其中肺癌排序，男性第一位，女性第二位，总死亡人数为 68.1 万人。我国每年心脑血管病死亡人数约为 350 万人，吸烟不仅是导致肺癌的主要因素，也是导致心脑血管疾病的重要因素。吸烟的人不是 100% 患肺癌，但是肺癌患者中 80% ～ 90% 的人都与吸烟有关。吸烟的人不是 100% 患心肌梗死、脑梗死、脑出血，但是心脑血管病患者中，绝大多数都是肥胖和吸烟造成的。吸烟给人类带来了巨大痛苦。

专家介绍，吸烟从咳嗽到肺癌其实就三步：咳嗽→肺炎→肺癌。不是所有的咳嗽，所有的肺炎都一定转为肺癌，但吸烟咳嗽，而且是刺激性干咳，有时痰中带有血丝，再加上肺部发炎，同时伴有低热，持续胸痛，这时就要高度警惕肺癌的可能性。即使不是肺癌，但患咽炎、支气管炎、肺气肿、肺心病、心肌梗死、脑卒中和其他各种癌症的风险，肯定也是最大的。

因此专家建议：无论多大年龄戒烟都不晚，而且越早越好。同时防控好二手烟和其他有害气体，有效降低患各种癌症、各种心脑血管疾病和各种呼吸道疾病的风险，为了自己的健康，为了家人和朋友的健康，马上行动起来，尽快戒烟。

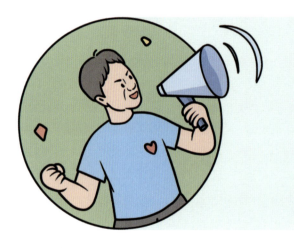

我总结：

零吸烟，离病远，

老少铭记保平安，

烟是死亡加速器，

无数亡魂葬里边。

四 多喝水，定时间

水，以液体的形式包裹着整个地球，也滋养着人的整个身体。

地球表面的 70% 由水覆盖，它滋养万物，哺育生命。正因为有水，才使人类、动植物得以生存、延续。非洲大草原，如遇上干旱缺水，大批野生动物就会死亡。广阔的农田，如遇干旱少雨，大面积农作物就会枯死绝收。所以，哪里有水，哪里才有生命。

西方医学之父希波克拉底早在 2400 年以前就讲过："阳光、空气、水和运动，这是生命和健康的源泉。"我国明代著名医学家、药物学家李时珍在《本草纲目》中也说过："水为万化之源。"俗话说："民以食为天，食以水为先。药补不如食补，食补不如水补，水是百药之王，水是营养之首。"

人体的 70% 也是由水分构成的，如人体的血液、汗液、尿液、泪液、唾液、胃液、胆汁、脑脊髓液、淋巴液、前列腺液、关节液等体液中都含有大量的水分。水可以稀释血液，传输营养；水可以增加尿量，加快人体代谢；水可以增加关节液，润滑关节；水可以增加汗液、滋润皮肤、除皱美容……人之所以要摄取大量的水分，就是必须维持这些体液的正常浓度，参与人体对食物的消化吸收、营养输送、排泄废物等过程。如果体内失水 10% 就会威胁到人的健康，如果体内失水 20% 就会有生命危险。可见，人体只有不缺水，才有健康和生命。

《中国居民膳食指南（2022）》中核心推荐："足量饮水，少量多次。在温和气候条件下，低身体活动水平成年男性每天喝水 1700 毫升，成年女性每天喝水 1500 毫升。推荐喝白水或茶水，少喝或不喝含糖饮料，不用饮料代替白水。"

1. 我曾经是个"水盲"

盲，是失明，看不见东西。提起文盲、法盲、色盲和电脑盲时，人们便知道那是指不识字的、不懂法的、不辨颜色的、对电脑一窍不通的。但是说到"水盲"，不是说一个人看不到水，而是说他不懂水，不会喝水，也喝不好水。我过去就是这样的一个"水盲"。

北京公众健康饮用水研究所联合新浪网，曾对 7 万民众的调查显示：我国 80% 以上的人是"水盲"，水盲比文盲、法盲还多。时下，老百姓对水认识不足，喝水

第一章

第二章

第三章

第四章

方法不科学，存在很多误区。在过去相当长的一段时间里，在吃、喝、拉、撒、睡生命五要素中，我最忽视的就是喝水。每天的饮食里，人体需要六大基本营养素，即碳水化合物、蛋白质、脂类、维生素、矿物质和水，我最忽略的也是水。

我的"水盲"表现有以下四个方面：

一是不渴不喝水。我出生在 20 世纪 50 年代的农村。少年时期，只知道饿了吃饭，渴了喝水。每当干活儿干累了，活动出汗了，吃菜吃咸了，感到口渴了才想到喝水。一旦口渴了就直接从井里提水或在水缸里用瓢舀上一大瓢水，咕咚咕咚一顿"牛饮"，冰凉解渴、痛快舒畅的感觉无与伦比。青年时期过上城市生活，一旦口渴了，就嘴对着水龙头来一顿"狂饮"，自来水的方便及时、甘甜解渴令人十分惬意。到了中年时期，实在口渴了，不管拿到什么水，喝上不渴就完事。多少年来我一直认为，不渴喝什么水呀？喝水就是为了解渴，渴了才需要喝水。

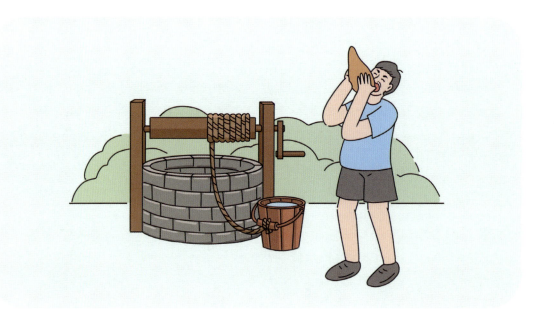

但是，科学研究证明：水不仅是维护生命的重要营养，还是人体排毒的工具。喝水不仅是为了解渴，更重要的是要让其参与人体的新陈代谢。当你发觉口渴了才喝水，殊不知这时身体至少已经流失了 1% 的水分。体内水分长期不足时，人体新陈代谢就会发生紊乱，免疫力下降、肌肉萎缩、大便干燥、排尿减少、尿液中杂质增高，就会发生肾结石、膀胱结石、肾脏癌症和心脑血管等疾病。

因此，《膳食指南》中推荐：要足量饮水，成年男性每天喝水 1700 毫升。

二是不知道喝什么水？我刚参加工作时，车间里每天都给工人供应一种汽水，就是用二氧化碳配有适量的糖、柠檬酸、香精制成的清凉饮料。渴了，就去钢瓶里放出来喝。不渴不喝，要喝必须喝个够，喝多了又打饱嗝又胀肚，但也愿意喝，因为汽水要比自来水好喝多了。后来到机关工作，市场上各种饮料种类繁多，凡是瓶装汽水、罐装饮料都是我的最爱。喜欢喝碳酸饮料，可能与我过去在企业习惯喝汽水有关，习惯了这种饮料，也喝上了瘾。

近年来，生活中接触到的饮用水名目繁多，令人眼花缭乱。有从地下深处开采出来、不受污染的矿泉水；有将普通水通过脱盐处理，制成不含杂质、细菌的纯净水；有将普通水在磁场中切割磁力线而被磁化处理的磁化水；有将普通水经过加压等方式，把更多的氧气溶解到水中的富氧水；有的是将含盐的水经过电解之后所生成的电解水；有的是运用当代高科技反渗透法，经过处理净化后的太空水；还有什么苏打水、蒸馏水等。日常生活中应该喝哪种水最为安全、最为健康，长时间令我很茫然、困惑。

后来听了专家讲座后我才明白。北京协和医院营养科于康教授指出："白开水才是最好的饮用水，其安全性、活性和穿透性都良好，喝进去之后，在体内的消化吸收非常好。"于是，我每天开始喝白开水，喝这种白开水是最安全、最健康的。

《膳食指南》中特别强调："推荐喝白水或茶水。"从此以后，我就不再困惑了，平常饮水选择白开水或淡茶水。出差、旅游时为了携带方便，偶尔也饮用矿泉水。

三是每天不知道喝多少水，更不知道还要定时定量喝。过去我是三种情况不喝水。一是不渴不喝，二是工作忙起来不喝，三是参会、出差、夜间怕上厕所不喝。所以才出现平时喝水少，喝就喝个够的现象。

专家指出：一个人平时不喝水，口渴时一次大量饮水，就如同田地开裂了才去给庄稼浇水一样。浇水浇晚了，小苗会旱死。浇水浇多了，小苗又会被淹死。等到小苗都旱得枯萎了再去浇水，小苗不可能强壮，更不可能高产。人的身体也是一样的，身体长期缺水，很容易引起皮肤干燥、皱纹增加，加速人体衰老。对大脑、血管、肾脏、肝脏都危害极大。如果一次性大量饮水，又会增加心脏、肾脏负担，也容易导致病情加重。

因此，《膳食指南》中推荐：足量饮水，少量多次。成年人每天达到7～9杯饮水量。饮水时间可早、晚各饮一杯，其他时间里每1～2小时喝一杯水。

四是不知道身体缺水的严重危害。由于我长时间不懂科学喝水，导致精力不足、常有疲劳感，眼睛有时干涩，经常小便深黄、大便干燥，又出现血液黏稠、动脉粥样硬化等多种症状。

后来，通过向胡大一教授学健康，才明白身体缺水，对所有器官的严重危害性。

第一个危害——大脑。人的脑部有75%是水，当水分太少的时候，人就会感到疲劳，注意力不集中，记忆力下降，反应迟钝，还会出现思维混乱、认知障碍等"连锁反应"。有人经常"犯糊涂"可能就是大脑缺水的反映。

第二个危害——肾脏。肾脏最怕缺水，长时间缺水，尿量减少，尿液中携带的废物和毒素的浓度就会增加，钙质积聚、沉淀，久而久之就形成肾结石。而尿酸结晶沉积在关节、肾脏等部位，就形成痛风，甚至会导致肾衰竭。

第三个危害——心脑血管。身体血液的 80% 是由水分组成的，血液缺水会使血管变窄、增厚、缺少弹性，导致血液黏稠、结栓，容易引起脑部萎缩、脑卒中、心肌梗死、心力衰竭等疾病。如果已患有高血压、高脂血症、糖尿病的患者，再饮水不足，更容易诱发心脑血管疾病。

第四个危害——便秘。人体内的各种垃圾和残渣，经由肠道排出体外。身体一旦缺水，肠道就会吸收食物残渣中的水分，去补充体液，导致排泄物在肠道中缺少水分，得不到润滑而堆积，从而导致大便干结发生便秘。

第五个危害——药物伤肝肾。生病就要吃药，但"是药三分毒"。药物进入身体后，都要经过肝脏分解，进入肾脏排泄。长期服药的人，不但服药时要多喝点水，日常生活中也要喝足水。如果身体长期缺水，药物中的废物可能在肝肾里积累，轻则造成肾结石，重则影响到肝脏解毒和肾脏排毒功能。我有一位朋友，工作特别繁忙，顾不上喝水，也没有养成喝水的习惯，晚上经常腰酸背痛，这种症状一直持续了几年。突然有一天，他的腰部右侧一阵剧烈疼痛，到医院检查发现，两侧肾脏都长了 2 厘米大小的结石。另外还有一块结石堵在了右侧的输尿管里，造成右肾积水引发肾绞痛。医生告诉他这就是平常喝水不足造成的。

患有肾结石、输尿管结石、膀胱结石和尿结石的人，平时都很少喝水。还有些人，一旦渴了就吃冰激凌，喝各种饮料，这些不良习惯都是导致各种结石的病因。

除了以上五个方面危害以外，身体长期缺水还会令人口腔干燥、舌头肿胀、眼睛干涩、尿液变黄、皮肤缺乏弹性等，还会导致人经常感冒、记忆力减退、大便干燥等。

北京公众健康饮用水研究所发布的《中国人与生命质量认知调查报告》中显示，我国目前有 95.3% 的人不会喝水，65.9% 的人直到渴了才喝水，只有不到 5% 的人有定时定量规律饮水的好习惯。可想而知，那么多的"水盲"必然给自己的健康埋下"定时炸弹"。

2. 像吃饭一样喝水

吃饭与喝水一样，都是生命的必需。一说到吃饭，很多人情不自禁地说出："人是铁、饭是钢，一顿不吃饿得慌。"还有一些人会说："早上吃好，午间吃饱，晚上吃少。"尽管有的人不一定做得到、做得好，但是每日三餐还是正常吃的。然而，一说到每天喝 8 杯左右的水，还要定时定量，就有人持怀疑态度了，更有很多人不以为意，感到多此一举。北京协和医院于康教授介绍说："水的健康作用重大，一个人可 3 天不吃饭，但不能 3 天不喝水。"可见，水对健康的作用多么重要。

为什么每天要喝 8 杯左右的水呢？专家指出：正常成年人每天平均耗水量 2500～3000 毫升，人体每天从吃饭、吃菜和喝汤中补充水分 700～1000 毫升，体内新陈代谢产生的自生水约 300 毫升。除了这些以外，人体每天至少还需要另外补水 1500～1700 毫升。《膳食指南》指出："在温和气候条件下，低身体活动水平成年男性每天共需要水的总量为 3000 毫升，每天水的适宜摄入量为 1700 毫升，从食物中获得水量为 1300 毫升；女性每天共需要水的总量为 2700 毫升，每天水的适宜摄入量为 1500 毫升，从食物中获得水量为 1200 毫升。

多年来，我一般情况下每天补水 1700 毫升左右，用 200 毫升的标准纸杯可装 8 杯半，每天大体上喝九次。而且只喝三种水，即白开水、淡茶水和矿泉水，其中少量可用牛奶和豆浆替代。

每天喝水和吃饭一样，定时、定量、定标准，有规律地饮水。定时，即早晨起床后喝一杯，上午一般喝四杯，下午一般喝两杯半，晚上睡前再喝一杯，这是正常情况下的喝水模式。定量，即每次喝水基本是 200 毫升左右，缓慢连续地喝下去，21 分钟后才能把全身缺水的细胞整体喂饱。定标准，即正常情况下都喝白开水，偶尔也喝淡茶水。出差、旅游时，习惯带上一个旅行杯，装上白开水，有时也带矿泉水。每天喝水和吃饭都有一个"时间表"。我吃饭是每日三餐，喝水是每天九次。

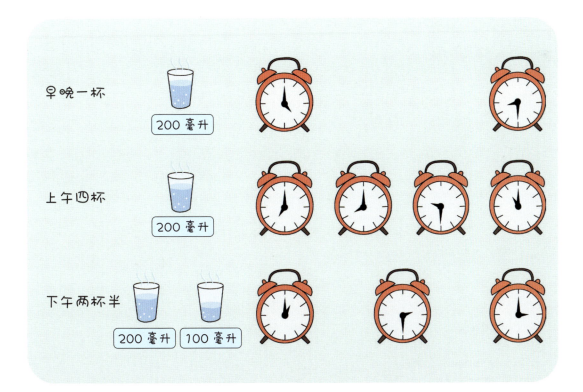

正常情况下我喝水的时间表如下：

第一次喝水 5:00 左右。每天早晨起床后的第一件事就是先喝一杯 200 毫升的白开水。经过一整夜睡眠，身体会排出一些水分，早晨的身体处在轻微"脱水"状态。及时补水可唤醒五脏六腑，冲刷胃肠道，稀释血液，增强代谢，促进排泄。

第二次喝水 7:00 左右。早餐后喝一杯 250 毫升纯牛奶，相当于 200 毫升水。牛奶中不仅含有大量水分，还含有丰富的钙质和优质蛋白质等。早餐后喝一杯牛奶，及时补充水分，又补充人体需要的钙，还可以为身体提供能量，补充营养，提高抵抗力，有益于身体健康和一天的生活和工作。

第三次喝水 8:00 左右。早餐半小时后，一天的工作和生活从此开始了。先喝一杯近 200 毫升的白开水或淡茶水，有助于清醒头脑，集中精力去谋划好全天的工作和生活。

第四次喝水 9:30 左右。经过一段时间的忙碌，身体会有一些水分消耗，人体也难免有些劳累。此时喝一杯 200 毫升白开水，让身体起来动一动，补充水分又解乏，还能让大脑制造点"内啡肽"，又称为"快乐激素"，把紧张产生的肾上腺素排出体外，让自己充满活力。

第五次喝水 11:00 左右。一上午即将结束，人体已很疲劳，也丢失了不少水分。此时早餐食物已消化完了，午餐马上开始，午餐前喝一杯白开水，可减轻饥饿感，减少午餐食物摄入量，有助于午睡和减肥。

第六次喝水 13:00 左右。午睡后身体比较疲乏、精神容易萎靡，疲倦也是最高的脱水信号。此时喝一杯 200 毫升白开水，振奋精神，提神醒脑，促进消化，降低血压，保证下午有足够的精力和体力。

第七次喝水 14:30 左右。下午容易犯困，更容易疲倦。喝一杯 200 多毫升的白开水，补充身体的水分，缓解疲劳、清醒头脑，提高下午的工作效率。

第八次喝水 15:00 左右。在两餐之间吃点水果、坚果时，喝一盒酸奶。一盒酸奶相当于半杯水，还含有丰富的钙和益生菌等，能够帮助人体补充水分，还能够帮助维持肠道菌群平衡，促进食物的消化和吸收，还能改善便秘的症状。

第九次喝水 20:30 左右。这是每天运动结束后即将睡觉前的一杯水。喝了这杯水，有助于满足睡眠期间人体对水分的需求，有利于身体在夜间的排毒，有助于降低夜间血液黏稠度，从而降低心脑血管疾病在清晨发病的风险。

从 15:00 到 20:00，尽量少喝水，特别不喝利尿的"水"。如喝啤酒、茶水、咖啡、椰子水和吃西瓜等。防止频繁起夜，影响睡眠。

每天就像吃饭一样喝水。这是因为人体就像汽车一样，车没有油就开不动，人体没有水就运转不起来。因此，喝水和吃饭同样重要，是为身体这部机器提供营养动力的必需。每天吃好三顿饭，喝好 9 次水，我坚持了多年。在喝好水的过程中，我重点把握好以下三个方面。

一是要把握好每杯水的质量、温度和量化标准。

每天只喝三种"最简单的水"：白开水、矿泉水和淡茶水。在家里主要喝白开水，在单位或接待客人时，主要喝淡茶水。出差、旅游时一般就喝矿泉水，因为携带方便，其他"复杂的水"基本不喝。

无论喝什么样的水，水温尽量保持在 30℃ 左右。不喝低于 20℃ 的凉水和高于 40℃ 的热水。

长期喝冰水会刺激胃肠，引起胃黏膜血管收缩、痉挛，造成消化不良；容易刺激咽喉、支气管，引起咳嗽和感冒；还可能会对心脑血管产生刺激，容易引发心绞痛等；女性长期喝冰水、冷饮还容易造成月经不调。

如长期喝 40℃ 以上过热的水，会对口腔、咽喉部位以及食管的黏膜产生刺激伤害，诱发食管癌。但这种损伤是慢性的，因为人们的食管处的神经分布较少，即使食管受到热伤害也不会感觉很疼痛。

每天喝好八杯半水，每杯 200 毫升是怎样量化的呢？刚开始的时候，我用标准的纸杯盛满水，用电子秤一量，正好是 200 毫升。后来，我在家就用直径 110 毫米的直口小碗喝水，一小碗水也是 200 毫升。从此，我每天就用纸杯和小碗喝水，200 毫升白开水，大口大口喝共喝 5 口或小口小口喝共喝 10 口。所以，在没有纸杯和小碗的情况下，用其他器皿，如玻璃杯、马克杯、旅行杯、矿泉水瓶等喝水时，我都用几口来量化，每次喝五大口或十小口，方便又适用。

二是要把握好每天在什么情况下多喝水和少喝水的基本原则。

每天喝水量基本上是恒定的，但每次喝多少不是一成不变的。可根据自己每天的活动量、生活环境、天气变化、身体状态和三餐饮食来微调。身体需补水时可适量多喝几小口，身体不需补更多水时，可适量少喝几小口。以下几种情况应多喝点水：

早晨起床后应多补点水。人体在夜晚睡觉时，从尿液、皮肤、呼吸中消耗大量水分，早晨起来身体会处在一种生理性缺水的状态。应多喝几口水来稀释血液，补充身体水分。

运动前后都应多补点水。运动中出汗，身体会散失大量的水分。运动前后都应少量多次补水，最好小口小口地喝。

天气炎热时应多补点水。如夏天天气比较炎热，少活动也会大量出汗，需要多喝点水补充水分，可起到消暑降温的效果。

大量出汗时应多补点水。如劳动、活动时出汗比较多，随着汗液流失的水分也较多，容易引起倦怠无力，此时应多喝几小口水。

发生便秘时应多补点水。水分不足，膳食纤维摄入不足是造成便秘的主要原因，所以首先要补充足够的水分，再适当多摄入些高膳食纤维的食物，以缓解便秘症状。

偶尔菜吃咸了时应多补点水。当吃完咸的食物后，一定要多喝点水，把多余的盐分排出体外。

感冒发热时应多补水。体温上升会使水分流失，多喝水能促使身体散热降温，促进体内病毒、毒素尽快排出，有利于尽快康复。

以下几种情况应该少喝水：

饭后半小时内不要喝水。饭后立即喝水，会冲淡胃液和消化酶，食物也会被稀释，严重影响消化。所以应半小时以后再饮水。

晚上睡觉前不要喝太多水。睡前可以喝 200 毫升白开水，用来稀释血液，补充夜间水分的流失。如果大量饮水，会增加夜间排尿次数，影响睡眠质量。

有心脏病，尤其是患有心力衰竭或肾脏疾病的患者不要喝太多水。这些患者喝水太多或一次性喝水太猛，会增加心脏和肾脏负担。每天应控制在"膳食宝塔"中推荐量 1500 ～ 1700 毫升，或视病情听取医生的具体建议。

三是根据每天集中运动的时间，要把握好每天的饮水模式。

我每天饮水主要有三种模式。

第一种饮水模式：如果每天早晨集中行走一小时。饮水流程就是早晨起床后喝一杯水，运动后再喝一杯水，早餐后喝一杯牛奶（250 毫升），上午再喝两杯水。下午先喝两杯水，下午两餐之间吃水果、坚果时，再喝半杯酸奶（100 毫升），晚上睡前喝一杯水，全天饮水总量一定达到 1700 毫升。这种喝水模式，运动前后是补水的重点。因此，早餐前，也就是运动前后共喝两杯水。这是我在上班时主要的一种饮水模式。

第二种饮水模式：如果每天早晨集中行走半小时，白天选时间再集中行走半小时。饮水流程就是早晨起床后喝一杯水，早餐后喝一杯牛奶，上午再喝三杯水。下午先喝两杯水，两餐之间吃水果、坚果时，再喝半杯酸奶，睡前喝一杯水，全天饮水总量一定达到 1700 毫升。这种饮水模式是以白天集中运动前后喝水为重点。这是我退休后，经常选用的一种饮水模式。

第三种饮水模式：如果早晨没有集中行走，我一般利用上下午时间，分两次行走，每次走半小时。饮水流程就是早晨起床后喝一杯水，早餐后喝一杯牛奶，上午再喝三杯水。下午先喝一杯水，运动后再喝一杯水，晚上睡前喝一杯水，半夜起夜时再喝半杯水，全天饮水总量一定达到 1700 毫升。这种饮水模式也是以白天运动前后补水为重点。因此，每当集中健步走的前后，都要饮一杯水。这是我出差或旅游时，经常选用的一种饮水模式。

3. 喝水也有"金字塔"

对于现在的人而言，能喝的"水"太多了。有白开水、矿泉水、茶水、咖啡、牛奶、豆浆、茶饮料、乳饮料、果汁、蔬菜汁、啤酒、运动饮料、甜饮料、碳酸饮料等。

究竟如何从这些种类繁多的"水世界"中摄取营养，又如何从这些林林总总的"水"中喝出健康呢？

《美国医学营养学期刊》发布的世界上第一份《健康饮料指南》中指出：饮水也和饮食一样，也有一座"金字塔"。

饮水金字塔

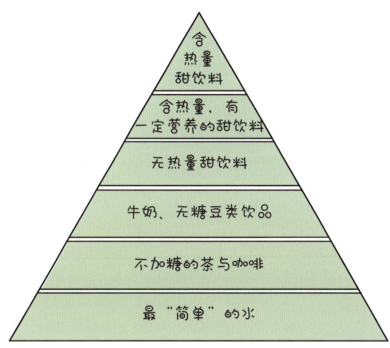

根据《膳食指南》推荐"少喝或不喝含糖饮料，不用饮料代替白水。"参照美国《健康饮料指南》的要求，我对饮水"金字塔"各层级的理解和把握是这样的：

第一层，最"简单"的水。白开水没有任何添加物，清淡无味，极其普通，但对人体的生理功能具有很重要的调理作用。白开水也是自然界最健康的水饮料，道理很简单，白开水不含卡路里，不用消化就能被人体直接吸收利用。人们喝水只是为了补充水分，而且水本身就是身体最需要的营养。所以，人们日常生活中最应该多喝的就是白开水。

第二层，不加糖的茶和咖啡。纯咖啡和茶是不含热量的健康饮料。茶是人们日常生活中不可缺少的必需品，是我国传统的饮品，还形成了源远流长的中国茶文化。茶叶中的茶多酚能起到抑制心脑血管疾病的作用。咖啡中含有的绿原酸，具有很强的抗氧化、抗衰老功效，含有的类黄酮具有改善血管舒张等功能。

如果长期喝浓茶或咖啡加糖，对身体会产生一定的危害。过量的糖、盐和脂肪一直有"背离健康的三大祸害"之称。为首的是糖，高糖饮食会对牙齿、血管、心脏、大脑、胆囊、胰腺、皮肤、骨骼等器官造成伤害。所以，当喝茶、喝咖啡、喝各种饮品时，加糖的一定不喝或少喝。喝咖啡如果感觉口感不好，可加入 1/3 杯脱脂牛奶，既能获得充足的钙和蛋白质，又能弥补咖啡因带走的钙，可保护骨骼，以防骨质疏松。

第三层，牛奶、无糖豆类饮品。牛奶是自然界营养丰富的一种食物，主要由水、蛋白质、脂肪、碳水化合物、维生素和矿物质构成，100 毫升牛奶中含有大约 87 毫升水。《膳食指南》推荐，每天每人饮用液态奶 300 ~ 500 毫升。豆浆是我国人民喜爱的一种饮品，含有丰富的植物蛋白和磷脂，还含有维生素 B_1、维生素 B_2 和烟酸，还含有铁、钙等矿物质，且易消化吸收，在欧美等地区享有"植物奶"的美誉。

牛奶和豆浆的营养都十分丰富。在补钙上牛奶优于豆浆，在热量方面豆浆优于牛奶。从补充水分的角度，250 毫升的牛奶和豆浆，相当于 200 毫升的白开水。根据《膳食指南》中的推荐，每天应喝一杯牛奶，还可以适量喝一杯豆浆，但千万不要加糖。有高脂血症和超重肥胖倾向者，应选择低脂奶、脱脂奶。

第四层，无热量甜饮料，如茶饮料、乳饮料等。我国《预包装食品营养标签通则》中规定，食品营养量表中，每 100 克产品能量≤17 千焦，其中脂肪提供的能量≤总能量的 50%，可称之"无热量"。无糖为什么会甜呢？我们通常说的糖就是指白砂糖、蔗糖、葡萄糖、砂糖等。无糖就是没有添加以上这些糖，而是把食品添加剂、甜味剂添加在食物中。大多数无糖饮料不含糖，但含有咖啡因，也会使人上瘾。多项研究表明，饮料甜度增加，会使人更偏好甜食。所以，此类饮料虽然热量很低，也应尽量少喝。

第五层，含热量，有一定营养的加糖饮料。如 100% 果汁、蔬菜汁、运动饮料等。有些人在低血糖时、运动后等需要的情况下可适当饮用，以帮助身体及时补充能量，但它们都不是人体的必需品。含糖、含酒精的饮品对身体会有一定危害，因此，建议尽量少喝或不喝。

第六层，含热量甜饮料。是指可乐等碳酸饮料以及果汁饮料等。果汁含量甚微，但含糖量却非常高的果汁饮料，其涉及的"罪过"包括导致肥胖、糖尿病、脂肪肝、高血压、痛风、龋齿等。或许还与绝经后妇女的乳腺癌、子宫内膜癌、肠癌、骨质疏松等疾病有关。因此，最好不喝。

根据以上饮水"金字塔"的层次分级和热量高低，我制定了自己的饮用原则：在每天的饮水中，喝得最多的是白开水；无糖的茶、牛奶、豆浆和不加伴侣的咖啡，有益于健康，应适量摄取；低营养、高热量的饮料基本不喝；加糖饮料、碳酸饮料从来不喝。

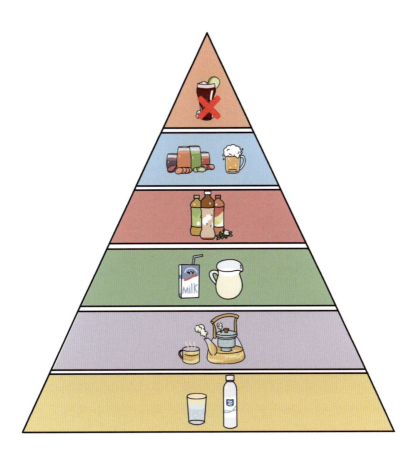

具体操作如下：

在第一层级中，我只喝两种水，白开水和矿泉水，其中以白开水为主。矿泉水必须是正规厂家生产的而且要注意保质期。每天饮用白开水8杯半，每杯200毫升，饮水总量1700毫升。这是我每天最基础的饮水量，如果再喝其他饮品，就从每天8杯白开水中减去。

在第二层级中，我经常喝淡茶水，偶尔喝一次加鲜奶的咖啡。在单位或家里接待客人时，经常喝淡茶水。在出差过程中偶尔喝一杯咖啡，加1/3鲜牛奶。每喝一杯茶或喝一杯咖啡时，在每天8杯白开水中减去一杯。

在第三层级中，我每天必须喝一杯牛奶，偶尔加一杯豆浆。喝牛奶时有时加一小勺蜂蜜，一般都是饭后喝。喝豆浆时，从来不加糖，一般都是饭前喝。每喝一杯牛奶或豆浆时，在每天8杯白开水中减去一杯。

在第四层级中，我很少喝茶饮料、乳饮料。尽管这些饮料所含热量不高，也比不上白开水和淡茶水。有时出差、旅游在飞机上、高铁上偶尔发一盒茶饮料，当没有白开水又没有矿泉水时，也偶尔喝一次，每次也不超过半盒。

在第五层级中，所有的果汁、蔬菜汁、运动饮料等饮品，我基本不喝。我认为：

从营养学的角度，喝果汁不如吃水果，喝蔬菜汁比不上吃蔬菜。加工后果汁、蔬菜汁中的营养成分和膳食纤维已损失殆尽。因为酒精类饮品含热量较高，尽量不喝酒精类饮品，包括白酒、啤酒、葡萄酒和米酒等。

在第六层级中，所有的碳酸饮料、高糖饮料，我从来不喝。因为这类饮料只有热量，没有营养，还可能会对健康造成影响。

十几年来，像吃饭一样去喝水，我的心中装着两座宝塔：饮食"金字塔"和饮水"金字塔"。它指引着我吃出健康，喝出健康。

4. 多喝水的偏见和误区

误区之一：白开水没有营养

随着社会经济的快速发展，供人们选择的饮用水花样不断翻新。目前，除白开水以外，还有各种各样的瓶装水，如矿泉水、纯净水、冰川水、苏打水、蒸馏水、多维水、矿物质水、弱碱水、直饮水，还有富氧水、活性水、磁化水、太空水、离子水、纳米水等，数不胜数。有些商家为了吸引消费者，大打健康牌：一是把普通水净化了，过滤了，不含任何杂质和有害物质，说这种水有利于身体健康；二是把普通水加入了什么矿物质和维生素，说这种水对身体健康有帮助；三是把普通水利用高科技、新概念包装起来，说这种水"喝了能治百病""水到病除"等，以此改变人们的消费方向。

我身边有很多人认为："白开水不就是把自来水烧开了喝吗？它没啥营养。"更有人认为："白开水不如其他水有营养，广告词中说得明明白白，白开水就不必多喝了。"还有一些人认为："少喝水，喝好水，还是喝点有营养的水有利于健康，哪怕喝得少一点，也强于白开水。"

日常生活中，到底应选择喝什么水最安全，更健康呢？常翠青教授指出："白开水是日常生活中的最佳饮用水，水本身是人体所必需的营养素之一，在人体内起到运输物质、调解体温、充当润滑剂等作用，不需给它附加其他所谓'营养''健康'的东西。"实践已证明，所谓概念水都无法与白开水相比。关于白开水的优点：一是取水方便，拧开自来水龙头就可以；二是经济实惠，不用额外花钱；三是无菌安全，将水加热到100℃，不会危害健康；四是保留营养，烧开后的白开水还保留多种矿物质和微量元素，如钠、钾、锌、铁、碘、硒等；五是老少皆宜，不受年龄、健康状况、经济状况限制；六是携带方便，外出时准备一个保温杯、旅行杯即可。

如此说来，喝白开水是最经济、最适宜的，白开水被我国科学家称为"最有营养的水"。

在饮用白开水时还应注意两点：一是每天喝水要适度，把握时间和水量；二是不可饮用生水、半开的水、千滚水、蒸馏水和老化水等。

误区之二：饮料可以当水喝

我有一位同事的儿子，从小就酷爱喝碳酸饮料。上学的时候，父母给钱，自己到小卖店里去买，上午喝一瓶，下午喝一瓶。上班后，自己到商店整箱批发，放在家里和单位，每天当水喝。2升装的饮料每天至少喝两大瓶，喝着喝着就出现了走路不稳、口齿不清、腰腿疼痛等症状，被确诊患有骨质疏松症时还不到35岁。

为什么有这么多人喜欢喝饮料呢？不能排除广告的诱惑。商家为了卖点，拼命吹嘘饮料的"功效""奇效"，大打广告牌，卖"健康"、卖"营养"、卖"漂亮"、卖"口味"、卖"疗效"等。好像只要喝上它，就如喝了灵丹妙药一样管用。

于是，有一些人把饮料当水喝，觉得既解渴又有营养。特别是有些父母或者长辈，怀着疼爱之心，一味地满足孩子的要求，经常选择一些甜饮料、碳酸饮料给孩子喝。还有一些小青年，总觉得喝白开水、矿泉水没有味道，不如喝饮料过瘾。还有一些老年人，也逐渐地爱上了喝饮料，感觉这是老来的享受。

饮料最大的危害就是高糖。糖为碳水化合物，是人体必需的营养素。但是，糖分摄取过量或许一时兴奋神经，制造一些快乐的假象。如果长期摄糖过量，就会增加肥胖、糖尿病、脂肪肝、肾结石、痛风、骨质疏松、龋齿和心脑血管疾病等诸多患病风险。

饮料另外一个问题就是添加剂。如人工色素、防腐剂、甜味剂、酸味剂、香精、香料等。无论什么饮料，几乎都要使用人工色素，鲜艳的颜色会使消费者在感官上将饮料与水果联系起来。它对人体，特别是儿童的身体伤害最大，会引起食欲不振、多动、身高体重不足，还会影响智力发育。

还有一个就是"成瘾"的问题。如果不加以节制，单纯追求口味，喝任何饮料都能成为习惯，会逐渐上瘾。饮料喝得太多、太久，对身体潜在的危害也就积淀下来。从小习惯喝饮料的孩子，长大后也偏爱甜食而拒绝白开水。所以，人体不需要在水分中加入所谓的"营养"，饮料绝不能当水喝，也永远代替不了水，喝白开水才是最有营养、最健康的。

误区之三：饭后立刻喝杯水

日常生活中，很多人都有饭后立刻喝杯水的习惯。有的人说喝一杯白开水清肠排毒，有的人说喝一杯茶水消脂解油腻，还有的人说喝一杯咖啡提神醒脑。

据权威专家介绍，饭后立刻喝水有五大危害。

一是不利于消化。饭后马上喝水，会冲淡胃液的浓度，胃酸消化食物的能力就会减弱，同时削弱胃酸杀死随食物进入胃里的细菌的能力，容易出现消化不良、打嗝等不适反应。

二是导致"烧心"。饭后胃中水分过多，刚吃下去的食物被冲淡稀释后，很容易出现回流到食管，刺激食管黏膜，从而使腹内有"烧心"的感觉。

三是导致胃下垂。饭后胃肠的大部分空间已被食物占据，再喝进大量水就会把胃装得满满的，使人产生胀痛感，会造成胃下垂或胃扩张。

四是营养流失。饭后过量的水分摄入，会让机体刚刚摄入的大量营养物质和微量元素，随水一同排出体外。长期如此，会造成严重的营养流失。

五是饭后立刻喝茶、喝咖啡，对人体健康危害更大。茶中含有大量鞣酸，会与食物中的蛋白质结合生成不易消化的鞣酸蛋白质，使胃肠蠕动减慢，可导致大便干燥，还会使食物中铁吸收率降低 50%，长期下去，势必会引发缺铁性贫血。咖啡因会引起大量胃酸分泌，刺激食管下端原本该紧闭的括约肌，使它变得松弛，导致胃食管反流。饭后马上喝咖啡也影响铁质的吸收，长期下去可能造成贫血。

由此可见，虽然水是人体所必需的物质，但在喝水的时间上一定要讲究。否则，会给身体带来严重危害。

误区之四：隔夜开水能致癌

有一些人总认为："隔夜菜不能吃，长期吃剩菜剩饭会致癌。""隔夜白开水也不能喝，隔夜水产生亚硝酸盐会致癌。"专家指出："别担心，剩饭剩菜中产生的亚硝酸盐也远远不足致癌，偶尔吃一次剩饭剩菜，吃前只要充分加热即可。""隔夜水中没有亚硝酸盐，更不会致癌。"

人们最担心的致癌物质——亚硝酸盐，必须在含有硝酸盐的物质基础上才会产生亚硝酸盐。但普通的自来水、矿泉水、纯净水中，要么只有矿物质和微量元素，要么什么都没有。在这种情况下，致癌物质不会凭空产生。只要能保证水质来源本身符合安全标准，理论上再怎么烧开也不会产生致癌物质。

有专家提醒，除白开水之外，其他三种水不能喝。

一是未烧开的水不能喝。因为自来水在水厂中按照国家标准处理后，理论上讲是可以直接喝的。但是从水厂到二次供水又到用户，需要长距离的管道输送和二次加压，在这个过程中，有可能产生二次污染。所以，自来水应烧开后再饮用。

二是长时间放置的水不能喝。喝桶装水和瓶装矿泉水，一般开封后的桶装水最好在 15 天内喝完，瓶装水 2 小时内喝完。因为长时间放置，会导致细菌和微生物污染。长时间饮用可能导致细胞的新陈代谢缓慢，加速人体的衰老，还可能诱发胃癌和食管癌。

三是蒸锅水不能喝。所谓的蒸锅水，就是蒸菜、蒸馒头等剩在锅里的水。反复使用的蒸锅水可能导致水中的亚硝酸盐含量增多。再加上蒸锅水残留物质产生的水垢，就可能提高泌尿、神经和消化系统的病变风险，对身体健康也会带来一定危害。

误区之五：怕上厕所少喝水

有些人一喝水就跑厕所，因为怕上厕所就少喝水；有些人经常遛弯，怕找不到厕所，因此不敢多喝水；有些人因为开会、学习，担心总上厕所，因此也不敢多喝水；还有些人因为出差、旅游、逛街，怕不方便找厕所，因此更不敢多喝水……总之，担心上厕所太麻烦，有些人不敢喝水、不愿喝水、不想喝水，久而久之养成了很少喝水的习惯。

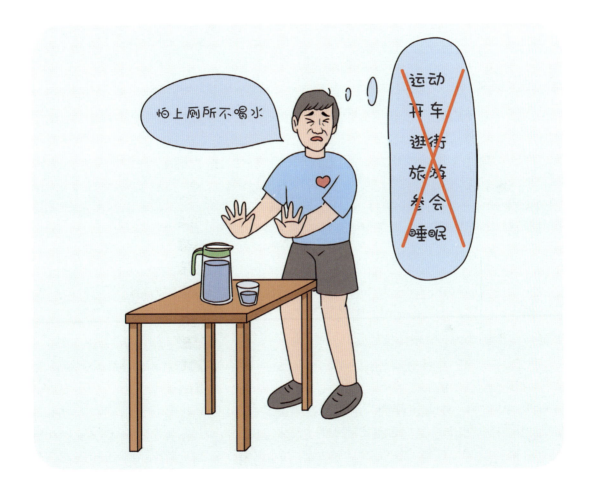

为什么有些人一喝水就想上厕所呢？专家指出：很可能是因为膀胱的储尿量太小导致的。膀胱的储尿量其实如同我们的胃容量一样，是会发生变化的。比如你不停地吃，就有可能把胃撑大。如果你想把膀胱的储尿量撑大，你就可以不停地喝水，这样时间一长，膀胱的储尿量就会越来越大。慢慢地你就不会喝完水后立刻去厕所了。

还有一种情况，怕频繁上厕所的人，往往都刻意地减少饮水量和饮水次数。由于平时喝水很少，体内的尿酸浓度就会升高。膀胱对尿酸又比较敏感，尿酸如果太多就容易让身体产生尿意，这样反而会导致频繁地上厕所。

不管什么原因，长时间的喝水不足，很容易导致一些疾病的发生，比如肾结石、尿路感染、便秘以及慢性肾病等。还很容易增加胆囊癌、肠癌、胰腺癌的患病概率。因此，怕上厕所而少喝水，一定要从自身找到原因和解决问题的办法。

如果一喝水就想上厕所，考虑是前列腺炎、膀胱炎、尿道炎、肾炎等疾病的可能性。建议及时到医院去做检查，明确诊断。经常参会的人不要担心上厕所，如果不是主持会议或者讲话，可以随时离开去厕所；如果是你主持会议或者演讲时间较长，会前要把厕所的位置找好，提前去厕所；经常走步、遛弯的人不要怕上厕所，运动前探察好，选择有公共厕所，有共享厕所的路线，随时去厕所；如果出差旅游、逛商场或到陌生地方也不要怕上厕所，因为所有的商场、地铁站、超市、医院、宾馆、党政机关、加油站、旅游景点、连锁快餐店等都有厕所。找一个最近且方便的地方，与门卫、保安、服务人员、工作人员沟通一下就可以了。

生活中，不但要找到一喝水就想上厕所的原因，要学会找厕所的方法，还要了解正常人每天排尿的次数。成年人一般情况下每天排尿为 8 次，每次 300 毫升左右，白天 7 次、晚上 1 次。如果每天超过 8 次，可能存在尿频症状，应查一下原因。如果白天 4 ～ 6 次，晚上不超过 2 次，也算比较正常。喝水后一般 30 ～ 45 分钟去厕所，因为水在体内正常代谢需要 30 ～ 45 分钟。怕上厕所少喝水不是理由，而是喝水的误区。建议在生活的实践中找到喝水的自信，喝出健康、喝出快乐。

误区之六：喝浓茶比淡茶好

中国是茶的故乡，距今有着 4700 多年的历史。茶由药转化为常用的饮料，有止渴、提神、消食、利便等作用。中国的茶文化，既是饮茶的艺术，也是生活的艺术，更是人生的艺术。品茶也是中国人高雅的娱乐和社交活动不可缺少的内容。

生活中爱喝茶是件好事，但是饮茶也要讲究科学。饮茶首先是泡茶。一般情况下泡一杯浓度适中的茶水，只需要 3 克左右的干茶，加入 150 ～ 200 毫升的开水。但是，不能用 100℃ 的沸水直接冲泡，水温一般应控制在 80℃ ～ 90℃，加盖 2 ～ 3 分钟即可。如果用小型紫砂壶，冲泡时间一般 1 分钟左右。每次茶水冲泡 3 次为宜，一般茶叶泡第一次时，其可溶性物质能释放出 50% 左右；泡第二次，能浸出 30% 左右；泡第三次能浸出 10% 左右；泡第四次，则所剩无几了。所以，通常泡茶冲泡三次。

泡茶浓度是关键。茶多水少，则味浓；茶少水多，则味淡。泡茶的时间长，则味浓；泡茶时间短，则味淡。当今，很多人都习惯用保温杯泡茶。保温可靠，便于携带。茶叶放得很多，沏得时间又长，会导致茶叶浓度过高，所以用保温杯直接泡茶不可取。如果外出时需要携带茶水时，最好先用茶壶把茶沏好，然后再把沏好的茶水倒入保温杯中。

在生活中，爱喝浓茶的人比比皆是，尤其是喝茶多年的老年人最爱喝浓茶。他们一喝茶，就把茶叶放得很多，泡茶的时间又很长。他们认为：喝茶本身有益健康，喝浓茶更有益健康，茶味越浓越健康。

从专业的角度讲，浓茶中的氟、咖啡因、茶碱、鞣酸如果长期过量饮用，一定会引起身体不适，甚至有更大的危害。

当大量饮用浓茶后就会稀释胃液，降低胃液的浓度，使胃液不能正常消化食物，从而产生消化不良、腹胀、腹痛等症状，有的还会引起十二指肠溃疡。

当人体大量饮用浓茶后，鞣酸与铁质的结合就会更加活跃，给人体对铁的吸收带来障碍和影响，使人体表现为缺铁性贫血。鞣酸还与食物中蛋白质结合生成一种块状的不易消化的鞣酸蛋白，从而导致便秘的产生或加重。

浓茶中的咖啡因，能使人体心跳加快，从而使血压升高。同时浓茶液大量进入血管，能加重心脏负担，产生胸闷、心悸等不适症状，加重心力衰竭症状。

所以奉劝各位朋友，喝茶保健以淡茶为宜。浓茶喝多了对健康不利，凡事要有度，过犹不及。建议茶友们尽量少喝浓茶，多喝淡茶，以免损害自己的身体健康。

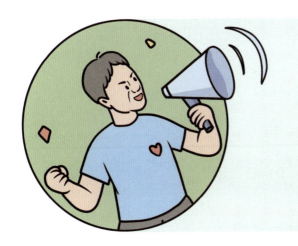

我总结：
多喝水，定时间，
饮水不逊日三餐，
每天八杯白开水，
生命健康有源泉。

第一章

第二章

第三章

第四章

五　好心态，胸怀宽

　　美国社会心理学家马斯洛说得好："心若改变，你的态度跟着改变；态度改变，你的习惯跟着改变；习惯改变，你的性格跟着改变；性格改变，你的人生跟着改变。"

　　我们每天要和形形色色的人沟通交流，为大大小小的事情奔波忙碌。在这些活动中，我们常常因为某些事情不顺心、不如意而烦恼郁闷。情绪的变化就像天气一样，时而晴空万里，时而乌云密布，时而电闪雷鸣，时而云开雾散。这并不奇怪，因为人有七情六欲，受到七情六欲的影响，我们才会不断地产生新想法、新看法、新观点、新思路，情绪也就自然而然地随之变化。

　　面对复杂的人际关系和社会矛盾，要想让自己不断成长、成熟和成功，必须具备乐观豁达的心理，才能应对随时而来的困难、压力和挑战。所以，心态的自我适应、自我调整，就显得十分重要。

　　在日常生活中，我们常常可以看到，那些性格开朗、为人随和、豁达乐观、愿意付出、充满爱心的人，多数都健康长寿。相反，那些性格暴躁、心胸狭隘、自以为是、悲观多疑、自私自利、缺少自信、神经过敏的人，则百病丛生。有句话说得好："一个人的心情就像田里的庄稼，播种的是愉悦，收获的就是快乐。播种的是忧伤，收获的就是烦恼。"

　　我时刻铭记胡大一教授的教诲："淡泊名利，广交朋友，多做实事，善待自己。"在健康养生的道路上，我也始终坚持这样的原则：生活要简单，追求要高尚，欲望要有度，得失要想开。始终保持一种心平气和的心态，处好每一个人，做好每一件事，快乐每一天。

1. 处好每个人，铸就好人缘

　　现实生活中，我们每天都要同各种各样的人打交道。在外有上级下属、同志同行、同学朋友、老乡邻里等，在家有父母双亲、夫妻儿女、兄弟姐妹、远近亲属等，如蜘蛛结网一般，关系千丝万缕，其影响关系的因素也各不相同。如权力地位、经济收入、三观修养、智商情商、籍贯地域、年龄性别、个人品质、脾气秉性、兴趣爱好、生活方式、健康状况等，都会影响人的情绪和人际交往。在错综复杂的人际关系中，只有处好每个人，铸就好人缘，才能拥有良好的心态，快乐自然来，健康自然有。

　　我工作时遇到一位班长，他总是笑容可掬、和蔼可亲，从来不说任何人的坏话，

第一章

第二章

第三章

第四章

而且经常恰到好处地赞美他人。有一次，我组织了一场"安全在我心中"的主题演讲大赛，虽然过程中有些小毛病，但是结果非常好，让在场的干部职工受到了一次生动的安全教育。在赛后的总结会上，他表扬了我，此后见面也常鼓励我，与其他同志聊天时也赞扬我，说我工作有思路、有创新、有特色、有实效。他的赞扬使我备受鼓舞和鞭策，从那以后，无论干什么工作我都能交上满意的答卷。

我的这位班长不仅对我，对所有的职工和身边人也都像亲人一样，关心与赞扬是由衷的，没有半点虚情假意，所有人都亲近他、信服他。

至今几十年过去了，虽然他已 80 多岁，但仍然是精神焕发、身板硬朗、思维敏捷、谈笑风生。人们常说，做人心胸有多大，舞台就有多大。从他的身上还验证了人际关系有多好，身心就有多健康。

反观另一位同事，他总觉得生活、工作不满意，总认为谁都赶不上他，专挑别人毛病，经常在背后说他人闲话、坏话，导致他没有一个真心朋友，经常郁郁寡欢，以酒消愁，患上了抑郁症，最后英年早逝。

美国心理学教授霍华德·S·弗里德曼和莱斯利·马丁经过 20 年的研究，从研究对象的生活习惯中，总结出一些影响寿命的因素，并出版新书《长寿工程》。该书列出的"长寿关键因素六大排行榜"中的人际关系排名第一。以此为借鉴，我在处理复杂人际关系中重点把握三条原则：第一，看人多看优点。当你用人之长，容

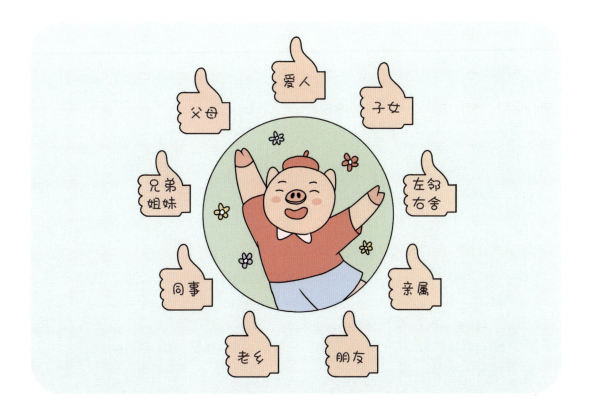

人之短时，你就会向他学习，也愿意亲近他。如果总看他人缺点，你可能会讨厌或嫌弃他。因此，多看他人优点是快乐交际的基础。第二，真诚赞美他人。任何人都喜欢听到别人的赞美，赞美和被赞美的人都会开心，正所谓"赠人玫瑰，手留余香"。美国作家、演说家马克·吐温讲过："一句得体的称赞，能让人心情愉快两个月。"适当赞美恰恰表明彼此之间的和谐，是推动人向上向善的正能量，也是送给他人最珍贵的礼物。第三，与人为善。人人都善意对待他人，善意帮助他人，善意处理好人际关系，是人的最高德行，会给个人带来友谊和成功、家庭带来幸福、社会带来进步，也会给自己带来无比的欢乐和健康。

总之，要处好每一个人，必须做到心胸宽广些、赞美多一些、心地善良些。经常与世界观、人生观、价值观一致的人在一起，这样才能享受健康、享受快乐。

2. 做好每件事，收获好心情

我们每天要工作、学习、交友、休闲、娱乐，还要吃饭、喝水、运动、睡觉等。每一件事都需要付出，如时间、精力、体力、知识、技能、智慧、热情、责任等。而做完每一件事情都会有不同回报，如工资、奖金、晋升、信任、尊重、赞美、友谊、快乐、健康等。

有句歌词唱道："世间自有公道，付出总有回报。"且有常言道："一分耕耘，一分收获。"因此，无论做任何事情，永远怀着一颗感恩的心，爱岗位、爱生活、爱朋友。学习、敬业、交友、创新，把健康和快乐融入工作和生活中，要做到两点：一是把工作当兴趣，追求精神上的充实；二是把生活当乐趣，体验人生快乐。

把工作当兴趣。工作究竟为什么？为生活？为赚钱？为养家糊口？这些都不错。但除了这些，还应该追求精神生活的充实，去寻找人生的意义。美国"成人教育之父"戴尔·卡耐基说过："人生的最大生活价值，就是工作有兴趣。"当你把工作当成一种兴趣时，你才能去投入和创新，甚至为它痴迷，这时你的工作就会变得轻松起来。如果总是觉得工作很累、很单调、很乏味，甚至很烦，就不可能有快乐。

比如我在企业工会工作时，有一年，单位领导让我负责组织两支队伍，参加两项活动。一个是"歌唱家乡，振兴黄龙"文艺汇演，另一个是春节大秧歌比赛。而且，要求这两项活动争取拿第一。接受任务之后，我马上全身心投入，精心组织实施。

功夫不负有心人。经过3个月的刻苦排练和辛勤努力，两支表演队全部成形。在全县"歌唱家乡，振兴黄龙"文艺汇演评比中荣获冠军，并荣获最佳组织奖、最佳创作奖、最佳表演奖、最佳舞美设计奖。在全县"迎新春大秧歌"比赛评比中排名第一，并获得最佳组织奖、最佳表演奖、最佳创意奖。

让我至今记忆犹新的是大秧歌队最后出场那一幕：200多名高跷队员分两列行进，50多名杂耍队员在中间进行各种表演。当表演达到高潮时，所有表演队员卷成"白菜心""叠罗汉"，站在最上面的队员，甩出一条巨幅标语，"祝福全县人民新春快乐"。同时，上千只五彩缤纷的气球从表演人群中腾空而起，500只和平鸽从表演队伍中展翅高飞，象征着农业风调雨顺、五谷丰登；象征着百姓丰衣足食，安居乐业；象征着祖国繁荣昌盛，日益强大。此时此刻，全场汇成一片欢呼的海洋。

这两项文化活动取得成功，使我悟出一个道理：用什么心态去工作，直接决定工作的成效。能把工作当作一种责任、一种兴趣，你就会无所畏惧，主动攻坚克难，达到事半功倍的效果。如果你敷衍塞责、应付了事，机械地完成任务，就可能事倍功半。

当我把工作当作一种责任和兴趣时，无论做什么工作都会全身心去投入，必将获得成功，这时所有困难就会变得轻松起来，因为快乐工作是由"快乐心理"决定的。

把生活当乐趣。什么是生活？生活是比生存更高层面的一种状态，是在生命旅途中劳作与分享的活动，不同的人对待生活有不同的态度。

有人说："生活就像一面镜子，你笑，它就笑；你哭，它就哭。"也有人说："生活就像一杯白开水，喝了没味，不喝还不行，喝不好还会呛你。"但我认为，生活是一所学校，让我从中学到很多知识；生活是一座交际平台，让我结交很多朋友；生活更是一项事业，让我老有所为，老有所乐。

一是我把生活当作一所学校，在实践中不断学习，活到老学习到老，在学习过程中丰富人生乐趣。

把生活当作一所大学校，不错过点滴学习的机会，理论联系实际，就会有所收获。我和一位朋友一起散步的时候，他告诉我，他每天用凉水洗脸、温水刷牙、热水泡脚，已坚持十多年，效果非常好。我听后感到很新鲜，这三个简单的用水知识我以前根本不知道。于是，我开始在网上学习这方面的知识，又征求了有关专家的意见，并在生活中反复实践，收到了非常好的效果。

当时，我患有鼻窦炎，用凉水洗脸，冲洗鼻腔是最好的"血管体操"。对脸部和鼻腔黏膜的耐寒有很好的锻炼作用，可预防感冒，更有利于鼻窦炎的康复。

用35℃左右的温水刷牙、漱口，是一种良性的口腔保护剂。不但保护口腔免受刺激，而且还可有效清洗口腔牙缝中的食物残渣与细菌，保护牙齿健康。

每天晚上睡觉前，我都坚持用40℃左右的热水泡脚，至少泡20分钟，一般都泡到身体发热，头部微微发汗为止。热水泡脚可促进人体腿部的血液循环，刺激人体脚上经络，加速体内排寒，还能改善睡眠。

在日常生活中，不论是衣、食、住、行，还是吃、喝、拉、撒、睡，无论是看电视、用手机、自驾车，还是休闲、娱乐、求医、保健、购物等，我都从书本中学、电视中学、网络上学、向专家学、向朋友们学、在实践中学，把学习作为必修课。学海无涯，学无止境，学习后再去实践，在理性思维中享受人生的乐趣。

二是我把生活当作一座交际平台，在平台上不断交友，活到老交际到老，在结交朋友过程中体验人生乐趣。

如在参加各类慢性病预防与康复会议中，有很多全国知名的营养、运动、心理、睡眠等专家授课，我向他们学习，主动与专家交朋友；在参加各类协会、学会、商会组织的活动中，我主动与同行、同事、老乡交朋友；在就医、购物、社交、运动、休闲、娱乐等生活中，我主动与沟通对象交朋友……

在日常生活中，每天要接触各种各样的人，有些人不期而遇，相互认可、相互欣赏、彼此信任，就可以成为朋友。总之，我把生活中的每一项内容，每一个环节，都作为互相沟通和交流的平台，选择一些三观相近、相处舒服的人作朋友，经常来往，互帮互助，共同享受人生的乐趣。

三是退休后，我把日常生活当作一项养生保健事业，不断学习、实践、总结、感悟，在科学管理健康过程中享受人生乐趣。

早晨起床前，规划好一天的生活。每天都以积极乐观的心态，坚持学习半小时，吃好三顿饭，餐间吃水果，喝够八杯水，做好四项运动，睡好"子午觉"等，作息有规律，生活能自律。每天都以阳光进取的心态，乐助人、广交友、心灵美、讲诚信、家和睦、重亲情等，奋发向上，崇德向善。每天都以自得其乐的心态，坚持安全自驾汽车、健康使用手机、合理使用电脑。每天发布三条养生保健信息，让自己在体检中的异常指标恢复正常，定期与新老朋友交流和互动，戒烟限酒减少外出就餐等，科学经营、有效管理自己。

总之，我把一天作息中的每一个环节，生活中的每一个细节都当作一项事业，不断学习，反复实践，认真总结，深刻感悟。做到老有所为，老有所乐，退而不休，身体力行，从中享受人生的乐趣。

3. 快乐每一天，享受好生活

人生是一个过程，要想快乐走完全过程，少生病或不生病，需要有良好的心态。有人把心态比作一个容器，每天装的快乐多了，烦恼自然就少；装的理解多了，矛盾自然就少；装的宽容多了，仇恨自然就少。所以，胸襟决定容量，境界决定高下。

古人云："天有不测风云，人有旦夕祸福。"在漫长的人生过程中，可能经常碰到不愿听的话、不顺眼的事、不好处的人。当遇到这样的人和事时，能变换一种思维方式，变通一种处理方法，心态就会发生变化，烦恼自然会少很多。

要学会说"不"。在我经常接触的人当中，发现生活方式不健康的，我不会直接说"不"，而是待时机成熟的时候再与他们交流。

有一次，一位朋友过生日，宴席准备得十分丰盛。有一位肥胖者自己吃了 1/3 的奶油蛋糕，有一位曾患脑梗死的来宾吃了一大碗肉，还有一位糖尿病患者吃凉拌菜觉得没滋味，自己抓了一大把白糖拌入凉菜中。喝酒时，只有我自己喝干红葡萄酒，其他人都喝 53°白酒。当快结束时，那位肥胖的朋友要求我说说如何减肥，其他人也一致要求我讲讲怎样减肥，机会难得呀！

我看说"不"的机会来了，就给各位讲了饮食与肥胖和各种慢性病的关系，希望大家今后要管住嘴、迈开腿，少吃些高脂肪、高热量食物，少喝高度白酒。多去运动，消耗身体的多余脂肪和热量，这样才能减肥，才能健康。大家听了都点头接受。

如果宴席一开始，我就说这个不该吃，那个不该喝，大家肯定反感，也会影响情绪。人们的生活方式都是多年养成的，多数人都觉得自己做得对，自己的想法比别人强，自己有道理，这是人们普遍的心理状态。如果自己认识不到，别人讲给他的时候，他一般都不会相信，更不会服气。只有自己意识到应该改变不健康的习惯时，你再讲道理，他才会听。因此，启发引导，循循善诱，婉转说"不"，这才是正确的方法。

控制不发怒。在生活中经常遇到这些情况，玩麻将时，有人摔牌骂骰子；排队时有人在前面加塞儿；走路时，有自行车碰了腿脚；商场服务员服务态度不好；菜市场买菜缺斤短两；高速公路收费站 ETC 失灵；住宅小区的保安管得太严……就是因为这些生活中鸡毛蒜皮的小事，导致有的人吵作一团，有的人骂声不绝，有的人电话报警，还有的人大打出手，甚至导致悲剧的发生。脾气暴躁，遇事冲动，不能理智地控制自己，是生活中常见的心理问题。

有一次，我走在雨后的马路上，在路过一个大水坑的时候，一辆小汽车飞速驶过，污水溅了我一身，驾驶员立即停车向我道歉。我顿时火冒三丈，怒气冲天地与司机大喊大叫起来。我的火气也不知从何而来，就像有一股难以控制的力量从体内蹿出来，头脑发热、心跳加快、呼吸急促、全身发抖。事后想了想真有点不值得，"忍一时风平浪静，退一步海阔天空。"何必如此呢？

达尔文说过："人要发脾气，就等于在人类进步的阶梯上倒退了一步。"古希腊数学家、哲学家毕达哥拉斯也说过："愤怒是以愚蠢开始，以后悔告终。"发火是无知、无能的表现，不但解决不了问题，还会伤了和气，更会伤害自己的身心健康。这是我人生中大发脾气的第一次，也是最后一次。从此以后，我无论遇到什么突发事件，我都坚持换位思考，保持心平气和，积极稳妥处理。这样做，不仅别人高兴，自己也不生气，这才是快乐人生。

跟谁都不"犟"。人到中年或老年，由于经历、阅历、能力和身份地位的变化，往往会过高估计自己，由自信到自负。因此，当别人说出来的思想、观点、立场不符合自己的想法时，当别人说出来的信息、知识、做法与自己的想法不一致时，总喜欢与其争论不休，一犟到底。这样"死犟"的人，大家都很讨厌。如果一旦遇到这种情况，最好主动转移话题或者回避一下，免得双方不快。

比如在聊天过程中，当有人说到某条新闻不真实时，我从来不争辩；当有人说到某些知识不正确时，我从来不反驳；当有人说到某种生活方式不科学时，我从来不回嘴。有时我随声附和几句，对方还要较真时，我就立即转移话题。如果和他们一味犟起来，肯定不会有好的结果，所以应找到合适的时机再说"不"。

总之，我们要快乐每一天，虽然跟谁也不"犟"，但是要学会委婉说"不"，并且控制情绪不发怒，这是非常重要的。怎样才能更好控制自己情绪呢？其实也很简单。当你看见别人做的某件事情让你生气时，不是因为这件事情本身，而是因为他对这件事情的看法与你不同你才生气，使你困在这种情绪中难以解脱。如果你明白，你无法改变别人的固执己见；如果你明白，不应拿别人的过错惩罚自己。这时，你就会换个角度来看他做的这件事情，情绪就会很快得到控制。卡耐基说得好："在争论中获胜的唯一方式，就是避免争论。"因为很多心理问题，都从这些生活小事中产生，也可在这些生活小事中消失，这就是心态好的道理。

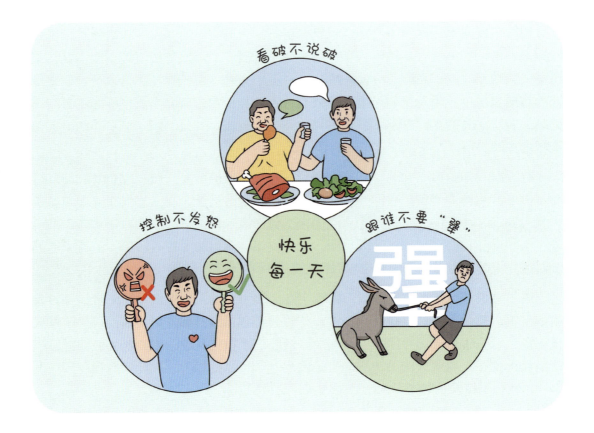

自我会调节。随着社会竞争日益激烈，人们所面临的学习、工作、家庭、社会交往等方面的压力越来越大。不可避免地会遇到一些烦心的事情，产生一些不良情绪。如担心、紧张、烦恼、愤怒、焦虑、忧郁、失眠，甚至还会出现自暴自弃或轻生念头。人的情绪是心理健康的"晴雨表"，不仅会影响身心健康，还会影响到事业前程、个人幸福、家庭和睦。因此，面对可能出现的"喜、怒、忧、思、悲、恐、惊"等情绪时，学会自我调节就显得十分重要。

自我调节的方法很多，我常用以下几种：

一是自我理性调节法。当遇到家庭成员生老病死或天灾人祸等突发事件时，不要过于悲伤和痛苦，要用理性思维来控制自己的情绪。一方面要理性认识到，生老病死是自然规律，有些天灾人祸是无法抗拒的。有了这种理智的认识以后，一旦灾难突然袭来，不至于感到大难临头的绝望。另一方面要理性认识到，假如你情绪失控或长期压力过大，必然对自己的身心健康构成严重威胁。《黄帝内经》有"怒伤肝、喜伤心、思伤脾、悲伤肺、恐伤肾，百病皆生于气"的描述。所以，一旦事件发生，都要理性面对，以免给自己造成更大伤害。

二是自我转移调节法。每当遇到不幸、挫折、失误时，人们都会产生一些烦恼、压抑、失落甚至苦闷等不良情绪，而且这种坏情绪在头脑中短时间内很难抹掉。这时，就得想方设法把自己的注意力和精力，有意识地转移到自己感兴趣的事物上去，以减轻不良情绪对自己的冲击。在工作和生活中一旦产生这样的不良情绪，可以到户外走走步、逛逛街；听听音乐、翻翻相册、看看电影；找几位朋友品品茶、聊聊天，还可以用电话与亲朋好友说说事、叙叙旧，甚至自嘲调侃一番。如果影响睡眠了，就在睡前看看书、看看电视，半夜醒来一时睡不着，背背讲稿等。注意力就会很快分散，促使你去关注新的焦点。

情绪转移的关键是要主动及时，不要跟自己较劲，更不要沉溺于不良情绪之中。要强迫自己立即转移，并把消极情绪转移到积极情绪上来，逐渐淡化乃至忘却烦恼和苦闷。时过境迁之后，尽量心平气和地解决难题，化解矛盾，这样才能收到比较满意的效果。

三是请人疏导调节法。当遇到复杂的人际关系、突出的社会矛盾和突发的天灾人祸时，处理起来都很棘手，往往容易产生一些压抑、苦闷、恐惧、忧郁等心理问题。当"自己的刀削不了自己的把，自己难医自己的病"时，就要求助于外援。有些事可主动找最信任的老领导、老朋友；有些事在年轻时可找找父母，老年时可找找子女；有些事可去找心理医生，向他们倾吐内心的忧愁和苦恼，求得他们指点、帮助和解脱。

找亲朋好友倾吐自己的苦衷，发泄郁闷情绪，获得他们的安慰、鼓励、指点和建议，从而消除紧张心理状态，开阔思路和视野，增强战胜不良情绪的信心和勇气。

与亲朋好友交流、沟通过程中，发现问题的症结所在，找到解决问题的方法，或请他们出面，帮助搭桥过河，解锁开门，从而使复杂问题简单化。这样做可以把大事化小、小事化了，理智地消除疑虑，化解矛盾。

请专业心理咨询师或专业心理医生帮助疏导。他们会教你怎样找到自己压力的源头，怎样自我调节心态。让你消除负面心理因素，从而根治严重的焦虑和抑郁等心理问题。如果效果还不好，医生也会给予药物治疗，使你尽快康复。

4. 好心态的偏见和误区

误区之一：退休之后，人走茶就凉

有一位老同志，退休后想打电话问问自己养老金的事情，但是给劳资员打了三遍电话也没人接。这位老同志顿时恼羞成怒："我刚退下来，人走茶就凉，连电话都不接。"刚发完火，劳资员打来电话说："开了一上午会，手机调到静音上没听见，对不起！"尽管劳资员百般解释，这位老同志仍不消气，更相信是"人走茶凉"的原因。

我的一位邻居，退休前是一位领导，每次出入小区时，保安都毕恭毕敬。退休后正赶上疫情，再出入小区时都必须查验行程码和核酸检测结果，每次检查他都不高兴，他认为："大家都认识我，还查什么？退休了，再去单位有人走茶就凉的感觉，没想到在小区里也是'人走茶也凉'。"

人走茶就凉，是很多退休后的老领导、老同志普遍存在的一种想法。大家都知道，任何一壶茶没人加温肯定会凉。"人走茶凉"是一种自然现象，但是，很多存在"人走茶凉"想法的人，实际是个心态问题。他们总认为别人就应该为他热茶、端茶、倒茶，而他们自己从来不愿意为别人献茶。他们也没有想过，当你走了，肯定有人来接替你的工作岗位，如果还一直为你热茶，那新来的人喝什么？如果走的人茶不凉，原来下属的关系就无法摆布。你走了，茶凉了，如果有机会再来，再见面，再把茶给你热上不就完了吗？

如果走的人想让"茶不凉"，或人走到哪里，茶就热到哪里，就应该转换思路，转换角色，自己做好以下三个方面：

一是你在岗时，自己一定把茶烧热，心中多想着他人，多帮助同事，多为别人付出。茶温越高，茶凉得就越慢。如果你从来不关心群众，不体贴下属，总把自己当领导，总把部下当用人，为你开车门，为你点香烟，为你去拎包……这样的做法，可能人没走，茶也不热。

二是人走了，茶壶离开炉子就逐渐凉下来，这是必然结果，所以要懂得茶壶也需不断加温。每逢新春佳节多给别人一些问候；日常工作和生活中多给别人一些帮助；闲暇时间，多参加一些文化娱乐、运动旅游、聚会聊天等活动，茶壶不断加温，茶水才不会凉。

三是退休也是人生的过程，离开原岗位，还有新事业；离开原人群，还有新伙伴，哪块都有茶壶，哪壶都能烧开。你可在不同时间、不同地点、不同人群中，再泡上一杯不同的茶，哪壶能烧开你就提哪壶，共同喝这壶茶。大家都互相加热增温，茶就永远不会凉。

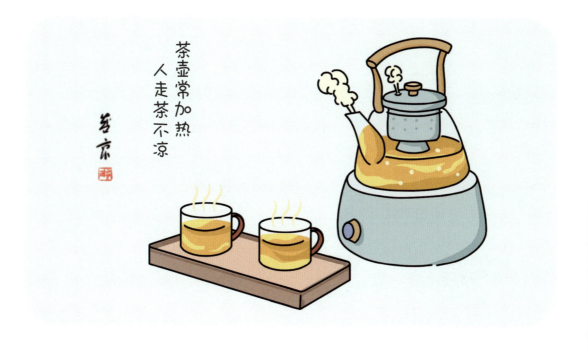

茶壶常加热
人走茶不凉

芳京

误区之二：酒色财气，应一笔勾销

我们在日常生活中，经常遇到"酒色财气"四件事。有诗曰："酒色财气四堵墙，人人都在里面藏，谁能跳出圈外头，不活百岁寿也长。"意思是说人在一生中，都会沉浸在各种欲望中，如果谁能控制好欲望，谁就能健康长寿。然而在现实生活中，很多人认识不一样，自我控制的程度不尽相同，所以得到的结果也不一样。

我参加工作不久，有一位老同志对我说："酒是穿肠毒药，色是刮骨钢刀，财是下山猛虎，气是惹祸根苗，看来四字无用，不如一笔勾销。"他对这四件事始终是这样认识的，也是这样做的。他与任何人都不交往，怕酒一喝就多，怕色一说就乱，怕财一见就贪，怕事一办就气。他认为，酒色财气无用，应当一笔勾销，免得惹来麻烦。但是，他这样没有担当、怕事不作为的处事原则，导致他一辈子庸庸碌碌、毫无建树。

我的另一位朋友则有另一套处事原则，他说："无酒不成礼仪，无色路静人稀，无财不成世界，无气反被人欺，看来四字有用，劝君量体裁衣。"他的这个说法我很赞同，但是他说一套，做的却是另一套。有一天喝多了酒，半夜回家跌倒在马路上，被后来的汽车轧了右腿，到医院抢救后截了肢，落下终身残疾。事后，他悔恨地说："从今酒色财气一件也不要，坚决一笔勾销。"让他从一个极端走向了另一个极端。

我认为，人生在世，无论做任何事情，都要把握分寸和尺度。说话要有度，知道什么话该说，什么话不该说；做事要有度，知道什么事情能做，什么事情不能做；更知道酒色财色怎样才算有度，要学会取舍，学会权衡，学会把控自己。

第一章

第二章

第三章

第四章

后来，我又在一位老朋友写的一本书中看到："喝酒不醉最为高，好色不乱乃英豪，不义之财不可取，忍气饶人祸自消。"这位老朋友把握得非常好。逢年过节，喜庆团聚之日，一家人凑在一起，喝酒助兴，酒喝两三盅结束，快乐无比；君子爱财，取之有道，用之有方，经济来源符合政策、法律和道德底线，小日子过得红火；为人处世心平气和，气和则万事顺利，心平方能身心健康，给我树立了榜样。

在我国历史上，关于"酒色财气"的诗句不少，版本也不相同，我所听到的、看到的表述也不一样。但是我认为，人这一辈子多少都会遇到一些"酒色财气"的困扰，既然是躲也躲不开的事，就应该因势利导，化害为利。既不可多多益善，又不能一笔勾销，关键是把握一个"度"。记住一句话："凡事则有度，失度则失误。"凡事有度时会让你享受快乐、幸福和健康。凡事失度时，就可能给自己带来损失、伤害，甚至是灾难，最终损害身心健康。

误区之三：衷情饮酒，消愁又解忧

我曾经有一位同事，因为生活中的不如意，经常闷闷不乐，借酒消愁。时间长了，他变得性格暴躁，工作也特别消极，最后工作丢了，家庭也出现了问题。让人感叹：喝酒不但没有消愁，反而又带来很多新的愁事。

现实生活中，当遇到挫折和失败，或遇到心情烦闷和懊恼时，有一些人会借助酒精来麻醉自己，以暂时摆脱眼前的烦躁和痛苦。然而，酒也是一种软性毒品，不仅高度白酒会产生酒精依赖，就是度数较低的啤酒也会导致酒精依赖。我还有一位同事，每天把啤酒当水喝，一天不喝都不行，最后 55 岁死于肝癌。所谓酒精依赖就是喝酒已成瘾。当一个人喝酒不能自控时，身体必然陷入疾病深渊，从酒精依赖发展到精神障碍。所以，当心情不好时，千万不要"借酒消愁解忧"，这样做不但不能解愁，还可能"愁更愁"。

所谓饮酒消愁解忧，是暂时麻痹自己的一时之计，不能解决根本的心理问题。每当遇到闹心的事、烦恼的事时，一定要调整好自己的心态，尽快找到解决问题的办法。任何事情都有好与坏的两个方面，多想一想好的一面，向积极方面去努力争取，愁事就有可能变成好事。

误区之四：自信之人，一般都自负

我在企业时有一位科员同事，自以为能写点材料，说到别人时他都不服，经常抬高自己，贬低别人。在竞聘上岗时，他以为自己十拿九稳，结果是自信满满的他大跌眼镜，最终落选了。我在部门工作时有一位机关干部，总认为自己高人一等，经常以学历高、资历长、年龄大自居。机关干部实行末位淘汰投票时，心高气傲的他以为自己上岗是"堵着笼子抓鸡——手掐把拿"。最后，投票结果一公布，自命不凡的他第一个被末位淘汰，让他"螳螂的眼睛——长长了"。

这两位都是自以为是，太自负。落选了还不从自己身上找原因，竟然错误地认为是自己工作能力强，干事多了难免得罪人，所以才落选。实际上是自信过了头，太自负了。

凡是自负的人都有一个共同的特点：自私自利，喜欢走极端，夸大自己的本事，贬低和嫉妒别人的能力，让人感觉很牛，办事不考虑后果等。自负是一种不健康的心理状态，它就像一颗"定时炸弹"，给人的心理、人际关系和事业发展都会带来诸多隐患。自信和自负完全不是一回事，二者有着本质上的区别。

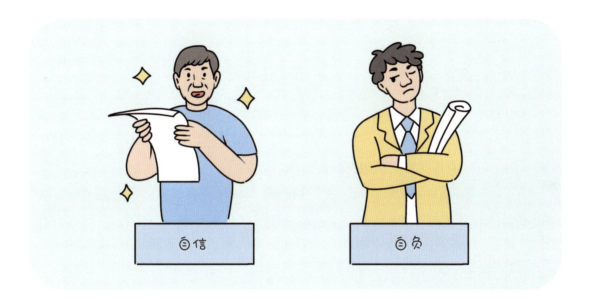

自信是信心、信念和执着，这是一种精神力量。也是一种既能够理解他人，又能够相信自己的心理状态。自信不会因为别人的质疑而怀疑自己，而是恰如其分地评价自我、肯定自我。

自负是一种抬高自己、贬低别人的不健康的心理状态。常把别人看得一无是处，是阿斗；总认为自己比别人强很多，是诸葛亮。不注重学习，浅尝辄止。对很多基本概念、基础知识和社会常识都是似懂非懂、一知半解。但总是夸夸其谈，不愿意改变自己的态度，也不愿意接受别人的观点。

怎样让自己自信而不自负呢？

一是要正确评价自己。通过不断学习、实践和总结，既要看到自己能做什么，有哪些优点和长处，又要看到自己的短板是什么，存在哪些缺点和不足。要经常对自己说"我可以""我能行"，当别人需要一碗水的时候，我有一桶水，对自己的知识能力、人品都充满信心。要明白：自己行叫自信，而认为自己什么都行叫自负。

二是要谦虚谨慎、尊重别人。要懂得"智者千虑，必有一失，愚者千虑，必有一得。""人上有人，天外有天"的道理。与任何人相处，都要互相学习、互相提醒、互相帮助、共同提高。要用"欣赏"的眼光看待别人，用"挑剔"的心理对待自己，绝不能"盛气凌人、高高在上"。必须明白，尊重别人就是尊重自己这一简单的道理，这样才能拥有更多朋友。要知道：瞧得起自己的是自信，瞧不起别人的是自负。

三是做事要敬业执着。无论做任何事情，都要爱岗敬业、持之以恒。哪怕是一件平凡的小事，也要做到精益求精、与众不同。更要不断地提醒自己：敬业的你、上进的你、奋斗的你、创新的你，才会有一个灿烂的人生。在努力工作的过程中，用心、充实、快乐。精神上富有，才能体现自身的价值、自信的收获。要懂得：低调务实不张扬是自信，爱表现、出风头、狂妄自大是自负。

四是要用发展的眼光看待自己。成功的过去标志着曾经是个英雄，但它并不代表现在和将来。所以要不断学习新知识，不断探索新领域，规划设计好自己的一生。要坚持做到"五个终身"：终身学习、终身敬业、终身交友、终身恩爱、终身健康。要深刻懂得生命是过程，经历是财富，关系是资源，知识是基础，目标是动力，胸怀是舞台，健康是根本，在工作和生活中不断实践，增加自信，并为之奋斗终身。

误区之五：老年抑郁，思想有问题

我有个同事，退休后，没有了以前工作的忙碌，总觉得自己与社会存在着隔离感，失去了生存的价值感。半年过去了，他心情烦躁、失眠早醒、记忆力减退、食欲不振、经常发怒，总觉得活着没啥意思。子女们都认为老人是不适应退休后的生活，是在闹情绪，过一阵子自然就好了。但是情况并没有好转，没过多久他就在郁郁寡欢中"走了"。

老年人的这些心理问题的产生，主要是退休后不会转换角色，生活空虚；家庭成员遭遇丧偶、婚变、车祸等突发变故，难以承受；担心自己患上不可治愈的疾病，害怕死亡；经济现状不能满足生活需求和支付医疗费用而日夜担忧等。如果出现上述情况，自己又不能解脱，长时间下去就有可能患上抑郁症。

患上老年抑郁症的表现如下：在情绪方面常常出现像任性的孩子，总是絮絮叨叨、叽叽歪歪，动不动就发脾气。思维方面表现为寡言少语、想法悲观，甚至厌世轻生。身体方面表现为食欲不振、睡眠障碍、容易疲劳等。

很多老年人因为子女经常不在身边，自己又无能为力越过这些坎，很容易患上抑郁症。还有很多子女对老年抑郁症缺乏了解，误认为老年人这些举动，是思想有问题，是情绪有问题，是"老小孩"的自然规律表现。由于对此重视不够，导致老年抑郁症患者越来越多。世界卫生组织统计，在 60 岁以上老人中，老年抑郁症的患病率为 7% ～ 10%，在那些患有高血压、冠心病、糖尿病，甚至癌症等疾病的老年人群中，抑郁症的发病率高达 50%。可见老年抑郁症是不可忽视的社会现象。

对于预防、治疗和康复老年抑郁症，子女们责任重大。

一是父母老了，心中最牵挂的就是子女，作为晚辈一定要常回家看看。家人的陪伴和关爱，可大大增强老人的生活信心，增加老人战胜困难的勇气。距离父母家较近的儿女，三天两头陪老人聊聊天。距离父母家较远的，也要隔三差五用视频通话交流一下，在交流中细心倾听老人思想和情绪上的变化，他们最关注、最纠结什么。有没有心烦、焦虑、暴躁、易怒、失眠、轻生等老年抑郁症的表现。如果有了变化，就要引起注意，及时向亲人告知情况，找心理医生咨询治疗。

二是现在老年人一般都不缺少物质享受，最害怕的就是孤独。子女们要不定期地带着老人到外面游游园、散散步、吃吃饭、会会友、看看戏和电影，多带他们参加一些有意义、感兴趣的社会活动，与他们的亲朋好友及远近亲属多走动走动，这样可以起到调节生活情趣的作用。

三是要鼓励老人发展自己的兴趣和爱好。经常看看书、练练字、写写诗、养养花、喂喂鸟、玩玩牌、下下棋、跳跳广场舞、打打太极拳、唱唱戏、弹弹曲等。从中寻找到精神寄托，获得无穷乐趣。尽量让老人扩大人际交流的范围，经常找一些老领导、老同事、老同学、老朋友、新老邻居等能说心里话儿的人一起聊聊天、喝喝茶、聚聚餐、旅旅游等，共享闲暇之乐。有条件的多参加一些老年大学、老年团队和社区老年人的各类活动，尽量丰富老人的精神文化生活，体现"老有所为、老有所乐"。

四是帮助老人养成健康的生活方式，生活要有规律。每天按时睡觉，定时定量吃好清淡三顿饭。常到菜市场买买菜，回家自己做做饭，学会营养的搭配和平衡，经常给子女们亮一亮烹饪技术；多到户外大自然中走走步，每天晒 20 分钟太阳，随时注意防跌倒、防骨折、防感冒；永远保持一颗积极、向上、乐观、年轻的心态。

五是老人一旦有抑郁倾向或患有轻度抑郁症时，可以向心理医生咨询一下，必要时可请医生帮助疏导。如果患上中重度抑郁症，一定去看专科医生，让精神心理医生帮助诊断、治疗。子女们更应从精神、心理、情绪、生活上给予积极配合，让老人早日康复。

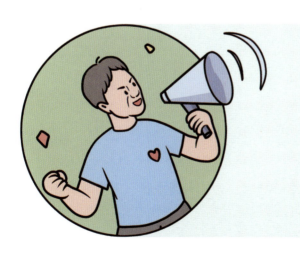

我总结：

好心态，胸怀宽，
祛病防患胜灵丹。
为人处世皆宏量，
终生快乐赛神仙。

六 莫贪杯，也尽欢

我国酒文化历史悠久，源远流长。考古发掘表明，中国酿酒历史有四千多年。从中国人独创的酒曲复式发酵法酿造黄酒，到后来的蒸馏法酿造白酒，酿酒的工艺水平不断提高。不胜枚举的各种名酒，享誉中外。有关酒的传说、酒的故事、酒的作用，是许多诗词、文章、小说、戏曲中的主题。杜康造酒刘伶醉、曹操对酒当歌吟人生几何、李白斗酒诗百篇、武松打虎美名传等，这些史实和故事在世上经久流传、妇孺皆知。酒文化已渗透到整个中华文明史中，也渗透于人们生活各个领域，如艺术创作、文化娱乐、社会交往到美食烹饪、养生保健等，酒与酒文化在中国人的生活中占据着重要位置。

在人们日常生活中，酒是不可替代的饮品之一。邦交礼仪、庆功贺喜、佳节祝寿、欢聚送别，酒代表着敬意和真诚，寄托着美好和祝愿。酒还是社交活动中拉近人际关系的纽带、建立友谊的桥梁，正所谓"无酒不成宴席，无酒不成礼仪。"在酒宴中，能够结交朋友，增进感情。因此，好多人经常和酒打交道，也有人习惯自斟自饮，以消除紧张和疲劳，舒筋活血，把酒当作生活中的一大乐趣。

酒也是一把"双刃剑"。过量饮酒对人体伤害巨大，不仅会损害胃肠、肝脏、心脏、肾脏，诱发心脑血管疾病和各种癌症，还会引发一系列的社会问题。酒后失德、酒后闹事、酒后发病等不良事件和恶性事故时有发生，长期酗酒引发的致死、致残案例更是屡见不鲜。

喝酒可能有万千个理由，为了工作、为了事业、为了朋友、为了友情，或是为了消愁解闷、寻求刺激、缓解空虚……然而，一旦喝坏了身体，喝丢了性命，那一万个理由，就如同"10000"的前面倒下了"1"，结果全都归零，一切都毫无意义了。所以，西方医学之父希波克拉底说得好："一杯酒是健康，两杯酒是快乐，三杯酒就是放纵。"

1. 过量饮酒危害大

就我个人而言，几十年来，先后经历了不喝酒、放纵喝酒及很少喝酒的全过程。因此，我想对每一位读者朋友说，为自己的健康，为家人的幸福，为事业的长久和生活的质量负责，最好滴酒不沾。如必须饮酒也要有度，小酌可怡情，不喝也尽欢。

我讲述一下我的喝酒"历程"。

30 岁之前不会喝酒。我刚参加工作时，正是计划经济时代，只有国营饭店，当时人们把去饭店吃饭当作奢侈行为，很少有人光顾。家中也没有人喝酒，同事、朋友之间的聚会也很少，因此，从来没喝过酒。

40 岁以后开始喝酒。改革开放以后，人们的生活水平不断提高，市场经济异常活跃，各种民营饭店星罗棋布，人际交往多了，饭局酒局自然多了起来。当时我所在企业有职工上千人，谁家有个红白喜事捧场时，要喝几盅；哪位评上职称、涨了工资祝贺时，要喝几杯；有人下海经商办企业开业时，也要喝一顿；甚至帮助同事和朋友搬家、盖仓房、抹碱土房盖时，也要安排一桌。尽管喝酒的机会不少，但从来不多喝，喝酒的象征意义大于实际意义。

50 岁以后喝过几次大酒。进入 21 世纪，生活水平进一步提高，同事、同行、同学、朋友的交往更加密切。从婚丧嫁娶到生娃、孩子上大学、入伍参军，从乔迁之喜、父母大寿到工厂开工、商店开业、企业庆典等，都要摆几桌宴席。大家都知道我喝酒，因此喝酒的次数就多。

在喝酒过程中，只要有人劝酒我就要多喝，什么"感情深一口闷，感情浅舔一舔。""感情上来酒下去，酒不下去不义气。""酒逢知己千杯少，话不投机半句多。"等。2007 年元旦前一天，我参加一位朋友的聚会，先喝的是白酒，有人说这叫"垫底"；接着喝啤酒，有人说这叫"盖帽"；最后又喝红酒，有人说这叫"溜缝"。因为爱面子，有人提议，我就响应，别人倒什么酒我都干杯，没想到这一次喝酒把我喝进了医院。医生检查后，确认血压高达 168 毫米汞柱，同时又确诊急性胃溃疡。医生很严肃地对我说，你的这两种疾病，都与长期喝酒有关，这次喝酒只是一次诱因。

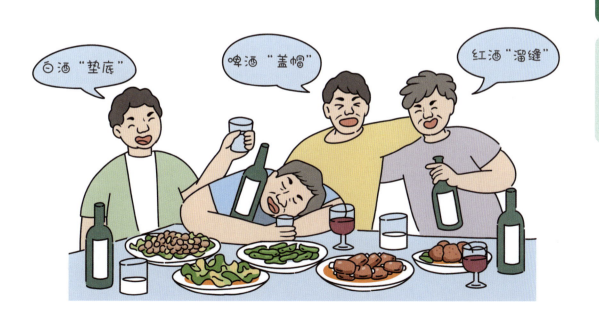

我住了三天医院，这是有生以来第一次住进医院，第一次打吊针，这两个"第一次"都是因为喝酒。在病床上的三天，也是我深刻反省自己的三天。"自从开始喝酒到今天整整经历了23个春秋。酒量由小到大，酒局从少到多，最后发展到完全失控的状态。都说为了工作、为了朋友、为了感情，假如有一天喝出肝癌，喝出胃出血，喝出来心肌梗死和脑卒中，谁来为我买单？还不是自己吗？"我暗下决心，坚决戒酒。

出院后第一天，我就正式宣布：从今天起开始戒酒，所有酒一口不喝，所有的酒局一个不参加，望各位朋友、各位酒友理解。

2. 限酒让我更轻松

戒酒后，感觉非常好，每天按时回家吃饭，按时睡觉了，夫人特别高兴，自己也感到很轻松。经过一段时间的调整，我到医院又做一次全面体检。经专家确诊，我已患上肥胖症、高血压、高脂血症、高尿酸血症、酒精性脂肪肝、动脉粥样硬化、胃溃疡等多种慢性病。医生告诉我，你的这些疾病，基本上都和长期喝酒有关。

其一，胃溃疡是喝酒喝出来的。酒精中乙醇直接损伤胃黏膜，胃黏膜损伤后就不能抵挡胃酸侵蚀，从而引起溃疡。这时我才知道，过去喝完酒后，感觉胃部有烧灼痛，原来都是酒精造成的。医生还告诉我，喝大酒不但可引起胃溃疡，还会导致食管炎、胃炎、十二指肠溃疡，甚至会转为咽喉癌、食管癌、胃癌和直肠癌。

医生同时给我介绍一个病例，患者长期大量吸烟，大量饮酒，最后导致咽喉癌，被迫把部分食管、咽喉切掉。从此不能说话，不能用鼻子呼吸，只能从脖子前面插管呼吸。也不能用嘴吃饭，只能从鼻孔插管进流食，没活几年就离世了。

其二，高血压是喝酒喝出来的。喝酒会引起交感神经兴奋，使心肌收缩能力变强，从而引起肾上腺素等收缩血管物质分泌增多，导致血压升高，心跳加快。这时我才明白，每次酒后，第二天早上起床时，都感到头晕脑涨，是血压升高导致的。医生还告诉我，喝酒不但会引起血压升高，还会引起血脂（甘油三酯）升高、血糖升高，加速动脉粥样硬化。如果患有高血压、糖尿病、冠心病，再喝大酒，就有可能导致心肌梗死或脑卒中。

医生又给我介绍一个病例，一名患者原本就患有高血压、动脉粥样硬化，但是他却不以为意。有一天晚上和朋友喝了一顿大酒，第二天早上起来上厕所倒在洗手间里，因脑出血不治身亡。

其三，酒精性脂肪肝是喝酒喝出来的。俗话说酒大伤肝，酒精中有大量乙醇，也是碳水化合物，是一种能量。大量喝酒增加肝脏脂肪，乙醇直接在肝脏中代谢，中间代谢产物里的乙醛毒性大、活性强，损害肝细胞。这时我才懂得，每次体检我不是酒精肝，就是脂肪肝，都是酒精造成的。医生告诉我，长期大量饮酒，初期会使甘油三酯升高，酒精性脂肪肝进而发展成酒精性肝炎和酒精性肝硬化，再发展就有可能转为肝癌。

这时，让我想起身边两位患上肝癌的人。有一位同事的丈夫，还有一位医生朋友的丈夫，酒瘾都特别大，甚至每顿不喝酒都不行。最后都因肝癌去世，一位 48 岁、一位 56 岁。

其四，肥胖症、高脂血症、肠息肉也都与喝酒有关。人在喝酒的时候，大鱼大肉、高油高盐高糖食物大量摄入，使体重增加，身体各项指标异常，为健康埋下祸根。我身边就有多人因喝酒无度，从而导致心肌梗死、脑卒中和各种癌症的发生，教训沉痛。

医生一番话，使我联想到身边因过量饮酒发生意外的一些人和事，又想到自己因为喝大酒而住院，让我痛定思痛，这才开始下决心改变自己。这也是我拜胡大一教授为师，开始学健康的原动力。

对喝酒的认识和改变，我经历了三个阶段。

第一阶段，严格限酒。自从戒酒后，我把喝酒应酬节省下来的大块时间，用来学习养生保健知识。世界卫生组织提出的"健康四大基石"和胡大一教授提出的"健康长寿三字经"中，对喝酒都有明确要求。"健康四大基石"中提出"戒烟限酒"，戒烟就是一支都不能吸，但限酒不是一口都不能喝，可以喝酒，但应限制数量。"健康长寿三字经"中提出喝酒"莫贪杯"，怎样理解莫贪杯呢？我当面请教了胡大一教授，他告诉我说："不要通过喝酒来追求健康，不会喝酒的就不要喝了，喜欢喝酒的要限量，男性每天喝白酒不超过 50 毫升，或者喝葡萄酒不超过 100 毫升，或者喝啤酒不超过一瓶（300 毫升），女性减半。"这样一席话让我心中有数了。

当时，我戒酒已两年，肥胖的身体也减到了标准体重。按照胡大一教授的要求，我给自己制定三条限酒原则。一是凡是捧场的酒席一般不参加，只是到场表示祝贺。二是凡是互相宴请的酒席一般不参加，打个电话表示感谢。三是凡是必须参加的聚会我从来不多喝酒，严格按照胡大一教授的指导意见，做到白酒不超过一两，或红酒不超过二两，或啤酒不超过一瓶。大家都知道我的饮酒习惯，因此都能理解，也不会强劝。

第二阶段，只喝干红葡萄酒。我严格限酒后，参加的酒局少了，喝酒的数量也有了节制，但又出现新的问题。当我喝白酒时，不少人误以为我又喝白酒了。当我再次端起啤酒杯时，有些人则认为我啤酒也可以喝了，每次只要喝上白酒或啤酒，都费尽不少口舌，打不少"酒官司"，有时弄得彼此十分尴尬。所以，我感到，白酒和啤酒我不能再喝了。

正当这时，我开始学习"地中海饮食模式"。"地中海饮食模式"泛指希腊、意大利、法国等处于地中海沿岸各国的饮食习惯。每餐以全谷物、蔬菜、水果、豆类和坚果为主，对当地的应季新鲜果蔬进行简单加工。用橄榄油作为主要食用油，用香草香料代替盐调味。每周至少吃两次鱼和海鲜等水产品，吃适量的禽蛋和发酵乳制品。每月最多吃两次红肉，尽量选用瘦肉，随餐饮用适量红酒，男性每天不超过 2 小杯，女性每天不超过 1 小杯。"地中海饮食模式"被证明可以降低心血管疾病、糖尿病、癌症等多种疾病的发病风险，被联合国教科文组织列为非物质文化遗产。

从此，每当参加酒宴时，我只喝点儿干红葡萄酒，每次不超过 100 毫升。喝前把 100 毫升酒倒入分酒器，实行总量控制。用喝白酒的小盅喝，别人敬酒时他喝一小杯白酒，我就喝一小盅红酒，我敬酒时就用一小盅红酒举杯，别人喝什么酒，喝多喝少都随意。用二两干红葡萄酒表达心意足够，不再随意添加。时间久了，老朋友都知道我的这个喝酒习惯。新朋友初次相交，也都尊重我的习惯。很多人还和我一起喝干红葡萄酒，拒绝了白酒、啤酒。

第三阶段，以水代酒。2018 年世界顶级医学期刊《柳叶刀》刊文指出："适量饮酒有益健康的说法根本不存在，而饮酒是全世界范围内导致青年男性（15～45 岁）死亡的头号凶手。根据调查，2016 年，喝酒直接导致全球 280 万人死亡，中国是全球饮酒致死最多的国家，每年有 70 万国人把命喝没了（65 万是男性）。饮酒没有安全值，只要喝了就对健康产生不良影响，因此最安全的饮酒量为 0，建议滴酒不沾。"

《柳叶刀》这个最新观点，是对我国千年"酒文化"的挑战。过去"大饮伤身，小酌怡情"已成了很多人喝酒的借口；当前"适量喝酒，有益健康。""红酒对心脑血管有好处，因为葡萄里面含有白藜芦醇软化血管。"也成了很多人劝酒的理由。然而《柳叶刀》用大量事实证明，酒精是导致口腔癌、咽喉癌、肝癌、胃癌、食管癌、膀胱癌、结直肠癌和女性乳腺癌的罪魁祸首，还会增加脑卒中、心力衰竭、致命性高血压和致命性主动脉瘤的发病风险。酗酒成性，还会导致人们自杀、自残等恶性事件。

回想起身边的同事、朋友、老乡、亲属，因喝酒导致的心肌梗死、脑卒中的不乏其例。

我有一位亲属经常喝大酒，30 多岁就喝出脑出血。我工作过的企业，先后有 7 位同事喝出心肌梗死。另外，在我的熟人当中，因喝酒导致肝癌和肠癌的也为数不少。我在部门工作时，连续三年，每年都有一位机关干部因肝癌、结肠癌去世，生前他们都是酒场上的"英雄"。因喝酒导致的交通事故更是屡见不鲜，我一个朋友的儿子，23 岁死于酒后交通事故；我一个朋友的弟弟，因喝酒过多，40 多岁时，被汽车压断了双腿，造成终身残疾……

在现实生活中，只要饮酒，有的人就可能被伤害，有的人也可能面临生命危险。

看到《柳叶刀》滴酒不沾有益健康的建议，回顾身边发生的因喝酒致病致残致死事件，使我对喝酒又有了全新认识。要想健康，滴酒不沾才是唯一正确的选择。因此，我从 2018 年开始，喝红酒也大幅度减量。一是能不喝酒的宴请，尽量一口不喝，敬酒碰杯时用白开水替代，喝水也同样怡情。二是必须喝的聚会，我就把一杯白开水倒点干红葡萄酒，叫"酒水"。我常和大家开玩笑说："所有的酒不都是酒精和水构成的吗？只不过我喝的酒水，酒精含量低了点而已。"随着社会文明的进步，现在酒宴上劝酒、拼酒的现象也不多见了，敬酒也是礼节性的。其实喝多喝少、喝什么，关键是在自己的把控，只要朋友心意诚，举杯喝水也尽欢。

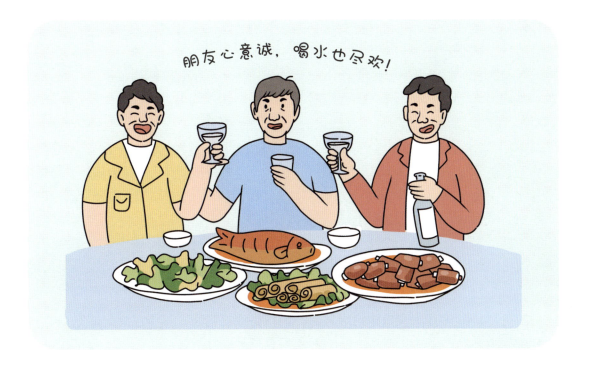

我喝酒喝了 30 多年。从不会喝酒，到喝小酒，渐变喝大酒，又经历了限制酒的数量，限制酒的品种，到基本不喝酒的全过程。30 多年的喝酒经历使我深深懂得，只要喝酒，就面临着危险，人这一生最好不喝酒。假如你现在喝酒成瘾，每天都离不开酒，假如你还经常喝大酒，以开怀畅饮为快乐，我劝你立即悬崖勒马。限制次数、限制酒量、限制品种，相信过一段时间，你就会戒掉酒瘾。

3.莫贪杯的偏见和误区

误区之一：感情深，一口闷

我有一位朋友，为人热忱重感情，经常拿出好酒招待老领导、老同事和老朋友。每到酒桌上，他首先连敬三杯，然后让你也干杯，如果你不干杯，他就抢过你的酒杯自己干掉，逼着大家必须跟上他的节奏。他喝酒还有一个特点，先喝白酒"垫底"，然后喝啤酒"盖帽"，最后再喝红酒"溜缝"，自己把这种喝法称作"三盅全会"。结果，经常与他一起喝酒的七八个年龄不大的酒友，其中一位患了心肌梗死，还有一位患了脑卒中，另外几位血脂、血压或血糖都异常，他本人也患了肝癌，不到 50 岁就去世了。

我还有一位同事，自己能喝酒，酒桌上也会劝酒。有一次为了让被请的人喝好，他给客人敬酒时，自己先干两杯，客人喝一杯。当客人给他敬酒时，客人干一杯，他自己连干三杯。客人不胜酒力，不知不觉喝多了，想要离开酒桌却挺不住了，滑到桌子底下晕过去了，大家急忙把他送回家，我的这位同事自己跟跟跄跄勉强地回到家里。第二天早晨上卫生间，突然感觉一侧肢体麻木，大小便失禁，口眼㖞斜流口水，言语含混不清，家人立即把他送到医院，确诊脑出血。

很多人喜欢大口喝酒，把干杯作为豪爽、热情、真诚的象征，是最高礼仪。只要到了酒桌上，动不动就劝大家"感情深，一口闷。""走一个，干一杯。"以此表达感情真挚。所以，每逢喝酒时，不仅自己主动喝，还要劝别人多喝，不醉不归。

现实生活中，亲朋好友聚会，主人盛情，客人高兴，互相敬酒，无可厚非。然而有些人却把"敬酒"变成"劝酒"，甚至"逼酒""拼酒"。有的人喜欢把酒场当战场，想方设法一决高低、分个上下，以劝别人多喝几杯为乐趣。总是认为：只要把酒喝好，才能把话唠透，才能表达真感情，才能成为好朋友。所以，一到酒桌上就花说柳说，什么"感情深，一口闷；感情浅，舔一舔。""酒情就是感情，速度就是态度。"然后就是没深没浅地劝，没完没了地干杯。把喝大酒当作交际手段，把干杯当作感情表达的唯一方式，失去了酒宴的初衷。最后，有的喝出满身疾病，有的喝丢了性命。

1988 年国际癌症研究机构已经宣布，酒精是致癌物质，其中乙醇是罪魁祸首。酒精度数越高，危险程度越高，喝酒的数量越多、速度越快危害越大。专家告诫，多喝一杯酒，就多一份患口腔癌、喉癌、食管癌、肝癌、结肠癌、直肠癌和乳腺癌的风险。

因此，上了酒桌能不喝的尽量不喝，愿意喝的自己酌情选择。只要礼节到了，话说到了，杯碰到了就可以了。另外，应提倡以茶代酒，以水代酒，以红酒代替白酒和啤酒。"只要感情有，喝啥都是酒。"切记"喝酒一口闷，伤身又伤心，患上多种病，有怨无处申。"

误区之二：多喝干红益健康

我认识的一位苏先生，听说红酒是用葡萄酿造的，多喝点儿有好处，可以美容养颜，帮助消化，促进睡眠，抗衰防老。干红葡萄酒中含白藜芦醇，具有防止细胞癌变的作用。所以，他把干红葡萄酒当啤酒喝，别人喝一盅白酒，他喝一杯干红，别人喝一杯啤酒，他也喝一杯干红，每次都能喝上两三瓶。干红葡萄酒虽然入口不辣，但是也含有酒精，后劲很大。每次他都喝得醉醺醺，回到家里倒头便睡，自以为是干红葡萄酒促进睡眠，有益于身体健康。后来出现了小脑萎缩，经医生诊断这与饮酒过量、酒精中毒有关。

还有一位陈先生，每次喝干红葡萄酒时，总觉味道苦涩喝不习惯，就加点雪碧，口味马上变得酸酸甜甜的，还有点淡淡的葡萄味。从此，他每次喝干红葡萄酒时，不是兑雪碧就是兑可乐、红牛等含糖的碳酸饮料，每次喝的量比喝啤酒还多，最后把血糖喝高了。

为什么上述的这两种喝法对身体不但无益，反而有害呢？这是因为，所有酒中都含有酒精。无论是白酒、啤酒还是葡萄酒，饮酒量越大、越快，吸收的酒精就越多，对身体的损害就越大。要想身体健康，最好别喝酒，如果实在想喝，就必须控制好量。新版《膳食指南》建议，无论男性还是女性，每天的酒精摄入量最好控制在 15 克以内，大约相当于 450 毫升啤酒、150 毫升葡萄酒、50 毫升低度白酒（38 度）、30 毫升高度白酒（52 度）的量。如果喝一瓶干红葡萄酒，就相当于喝半瓶低度白酒或喝五瓶啤酒。任何酒中的酒精，对人体健康都是无益处的，都会增加心脑血管疾病、肝脏损伤、痛风、结直肠癌、乳腺癌、胎儿酒精综合征（FAS）的发病风险。

干红葡萄酒加雪碧的喝法更不健康。干红葡萄酒已经进行了脱糖处理，脂肪含量较低，有的人喝不习惯，入口感到有些酸涩。雪碧等饮料中含有大量的糖分和能量，加到干红酒中饮用，其实与喝碳酸饮料没有什么区别。而且在碳酸饮料的作用下，不仅让小肠吸收酒精速度加快，而且酒精更容易通过血液系统进入脑内，加大对大脑的损伤程度，还会增加心脏病和糖尿病的患病风险。

喝干红葡萄酒绝不仅仅是喝酒，更多的是品酒。从观酒、醒酒、闻酒，最后到品酒，小口小口地品，每品一口，都使其独特的酒香布满整个口腔，然后用舌尖慢慢搅动，认真体会酒的味道。不仅有味觉享受，更能体现文明风度。因此，不要像喝白酒那样，一盅接着一盅地干，也不要像喝啤酒那样，一杯连着一杯地灌。更不能兑各种饮料，那就失去了喝干红葡萄酒的意义，到头来不是有益健康，而是危害健康。

误区之三：酒可以保护血管

我有一位邻居，患了 10 年糖尿病，而且血糖控制得很好。为儿子办婚礼时，他忙活好几天，降糖药也没有认真服用。婚礼当天他自以为血糖控制得很好，12 年都没事，敞开地喝一回吧！一桌子亲友被他喝倒了好几位，自己也意识不清了。家人都认为喝多了休息一会儿就好了，没想到婚宴结束送走亲友后，妻子回屋发现他躺在床上已没有了呼吸。乐极生悲，喜事办成了丧事。后经医生确认，他死于饮酒导致的低血糖发作。原因是吃完了降糖药后，没有及时进食空腹喝酒所致。

在日常生活中，有些高血压患者，一边吃着降压药，一边喝着酒；有些糖尿病患者，一边打着胰岛素，一边喝着酒；还有些心肌梗死、脑卒中患者，冠状动脉已放上了支架，还是小酒不断，偶尔还喝一顿大酒。他们说，"专家说了，少喝点酒有益健康。""酒促进血液循环，可以保护血管。""每天喝点小酒挺舒服，心情好了就健康。"这些说法也成了许多喝酒人贪杯的借口，他们这种掩耳盗铃、我行我素、随心所欲的做法，是非常危险的。胡大一教授多次指出："喝酒不仅不能保护血管，反而会带来更多的危害。"

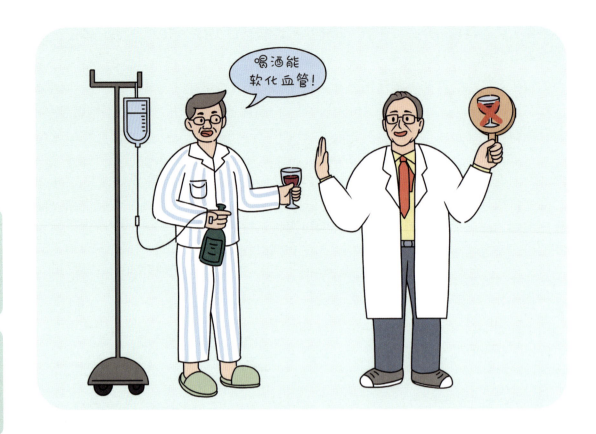

　　一是喝酒影响血压。 喝完酒之后，酒精使人的心跳加快、血管扩张，会带来血压短时间降低的情况，但降压持续时间很短。过了3～4小时之后，血管重新开始收缩，血管阻力加大，此时血压会短时间内迅速回升。酒喝得越多、越频，血压升高的越快。我就有过这样的经历，连续喝几天酒，血压立即升高。而高血压恰恰是诱发心肌梗死、脑卒中的危险因素。因此，医生经常告诫大家：高血压患者最好不要喝酒，特别是吃降压药过程中更不要喝酒。

　　二是喝酒影响血糖。 高血糖一方面是胰岛素分泌不足导致血糖代谢异常；另一方面胰岛素抵抗，肝脏、肌肉和脂肪组织对胰岛素作用的敏感性降低，使血管中的葡萄糖没有去处，则从尿中排出，从而引起糖尿。如果血糖高或糖尿病患者再大量饮酒，容易导致血糖波动，加重血糖代谢紊乱，加速各种并发症的进程。当空腹大量饮酒时，可发生严重的低血糖，而且不容易发现，非常危险。因此医生建议："血糖高和糖尿病患者，最好不要喝酒，特别是在空腹时更不要喝酒。"

　　三是喝酒严重影响心脑血管的健康。 长期饮酒会加速动脉粥样硬化。酒精能引起交感神经兴奋，使心脏输出血量增加，心率加快，增加心血管的负担。酒精还能间接引起肾上腺素等其他血管收缩物质的释放增加，引起血管不断收缩，血压升高。从而非常容易导致斑块破裂，栓子脱落，导致心肌梗死和脑卒中的发生。一次大量饮酒还可导致快而不规律的心律失常——心房颤动。由于节假日，人们常饮酒欢乐，因此把这种情况下引发的心房颤动称"假日心脏综合征"。长期大量饮酒还可导致心脏扩大，心力衰竭，医学上称"酒精性心肌病"。

过去 10 年里，我认识的人当中，每年都有因过量喝酒导致心肌梗死和脑卒中事件的发生。所以，酒不但不保护血管，而且还会伤害血管，教训是沉痛的。

因此，患有高血压、糖尿病、冠心病、心肌梗死、脑卒中等疾病患者，最好不喝酒，更不能长期、大量饮酒，以免给自己造成更大伤害。

误区之四：喝酒脸白不易醉

我有好几个朋友，每次喝酒都是脸不变色，而且越喝脸越白。大家都说他们能喝，喝不醉。所以，这些人一到酒桌上，经常是推杯换盏，尽情豪饮。其本人也认为能喝酒是一种资本，主动出击，来者不拒，体现了男儿的"英雄本色"。然而事实却告诉了我们，经常喝醉的、喝上瘾的、喝出病的，还真就是这些有酒量的"小白脸儿"。

我还有两位朋友，每次喝一点儿酒都"上脸"，不但脸红，脖子、手掌也红。本人就会借机拒绝别人的劝酒："对不起，我喝酒过敏，浑身起红点，没有这个口福，还请谅解。"同席人一看这个状况，也就不好再劝，所以每到酒桌上，谁都不让他们多喝酒。长此以往，酒局自然就参加少了，喝酒也没瘾了，很少患上与酒有关的疾病。

常喝酒的人们普遍认为，喝酒脸不变色的人都有量，能喝酒，喝酒脸红的人基本都不能喝酒。所以在酒局饭桌上，前者总会被人多劝几杯，后者一般都会让他们少喝一点儿。

为什么有的人喝酒脸发白，有的人喝酒脸发红呢？很多人都认为是酒精（乙醇）导致的。其实不然，这是乙醛引起的。人喝酒以后，酒精（乙醇）首先经人体中的乙醇脱氢酶催化，变成乙醛；接着在人体乙醛脱氢酶的作用下又变成乙酸；乙酸在人体代谢过程中转化为二氧化碳和水。二氧化碳通过呼吸排出体外，水通过小便、汗液等排出体外。

如果喝酒脸色发红，是身体里有丰富的乙醇脱氢酶，当酒精（乙醇）进入人体后迅速将乙醇转为乙醛，乙醛具有扩张血管的作用，会使脸部毛细血管迅速扩张，引起脸色泛红、皮肤潮红、局部起红点等症状，这是一种皮肤解毒。

如果喝酒脸色发白，是身体里缺少乙醇脱氢酶和乙醛脱氢酶，乙醇不能马上转为乙醛，乙醛也不能及时转为乙酸，乙醛只能在肝脏里代谢，叫作肝解毒。这时，为了给肝脏提供血液，脸上的血液供应不上就会导致脸色变白。

喝酒脸白的人大家都认为他能喝酒，自己也觉得有酒量，所以，喝酒的朋友多、机会多。最后导致频繁喝酒，喝酒成瘾，甚至对酒精产生了依赖性，且不知这里潜藏着极大的危险。喝酒脸白的人每次喝酒时，乙醛都未及时转化为乙酸，乙醛长时间在肝脏中停留，慢慢地就形成了酒精肝、脂肪肝。这时如果自己还不警觉，继续喝下去，酒精就会破坏人体的防御系统，降低人体免疫功能，就会使肝脏发生病变或癌变。钟南山院士说过："喝醉一场酒，等于患一次肝炎。"也有人形容，喝一顿大酒，就相当于在肝脏上划了一刀。经常喝大酒，肝脏上肯定是伤痕累累，对身体的伤害不言而喻。喝酒不但伤肝脏，对口腔、食管、胃肠、心脑血管等器官都伤害极大。因此，喝酒脸红的人不多喝就对了，喝酒脸白的人更应少喝或不喝。《柳叶刀》说得非常明白，只要喝酒就没有安全值，最安全的饮酒量为零。

误区之五：醉酒催吐抠嗓子

在酒桌上喝酒喝醉了怎么办？有人的"秘诀"是离开酒桌，找个没人的地方，偷偷地抠嗓子眼儿，把酒和食物一起吐出来，吐完后感觉好受了，看上去像没事儿一样，还可以继续喝。

我身边就有这样的朋友，经常为了面子，酒桌上放量地喝，喝多了出去吐，吐完回到酒桌上接着喝，并且经常这样做。从表面上看，这样做能迅速解决醉酒问题，不丢面子，看似"千杯不醉"。

专家郑重指出，这种事干不得，对身体非常有害，甚至会危及生命。酒精对胃本身就有刺激作用，喝酒后使胃部肌肉剧烈收缩，把胃里的食物挤向小肠。如果再人为地强迫胃内的酒和食物逆行倒流喷出来，可能导致十二指肠的酒或其他食物进入胰管和胆管，严重时会造成胰管堵塞，导致急性胰腺炎，医学上叫作"出血坏死性胰腺炎"，该病存活率非常低。导致急性胰腺炎的最重要原因是饮酒过量，如果再加上抠嗓子呕吐，会加重病症，甚至导致死亡。催吐抠嗓子还可能引发食管贲门破裂综合征、反流性食管炎。另外，呕吐物容易吸入气道造成吸入性肺炎，甚至完全堵塞气道引发窒息。

想想看，大量饮酒又酒后催吐，会造成十分严重的后果，绝对不可为之！所以，为了生命和健康，饮酒要有节制。你给别人敬酒时，对方喝多喝少都要尊重人家的意愿；当别人向你劝酒时，你也要量力而行，不要好强逞能。一旦自己喝多了，或是别人醉倒了，要及时去医院就诊，切勿自行抠嗓子眼儿催吐，以免对身体造成更大的伤害。

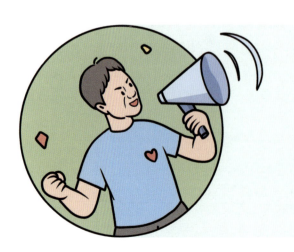

我总结：

莫贪杯 也尽欢，
怡情何须酒杯端，
劝酒如同劝得病，
伤心伤脑又伤肝。

七 睡眠足，精神满

人们都熟知三国中的诸葛亮。他 27 岁初出茅庐辅佐刘备建立蜀汉政权，54 岁去世，"星落秋风五丈原"，不能不说是早亡。究其原因，就是诸葛亮鞠躬尽瘁，为了北伐中原，他六出祁山，宵衣旰食、夙夜匪懈，长期睡眠不足而累死了。假如他一生都在卧龙岗里"草堂春睡足，帘外日迟迟"，或许百岁而终。

睡眠作为生命必需的过程，是恢复体力、蓄养精力、增强免疫力、机体康复四个环节的重要保障。北京协和医院神经内科原主任、国家卫生部首席健康教育专家李舜伟教授指出："充足睡眠是对一个人的精力、体力、智力、身体免疫力和大脑记忆力的自动维护、自我保养。人在睡眠期间，胃肠道及其有关脏器，继续制造与合成人体所需的能量物质，以养精蓄锐，确保人体正常活动。另外，睡眠时体温、心率、血压都会有所下降，呼吸及部分内分泌减少，使人体基础代谢率降低，从而使体力得以恢复。大脑在睡眠状态下耗氧量大大减少，有利于脑细胞修复和能量储存，能够保护大脑、提高脑力、恢复精力，从而提高人的记忆力、注意力，增强工作及劳动能力，提高效率。睡眠还能对侵入人体的各种抗原物质产生抗体，并通过免疫反应而将其消除，增强机体的抵抗力。睡眠还可以加快人体各组织器官自动维修、自我保养、自我充电，有利于疾病的康复。"所以，充足的睡眠，对人体的健康至关重要。

中国工程院院士、卫生部原副部长王陇德认为，世界卫生组织提出的健康四大基石"合理膳食，适量运动，戒烟限酒，心理平衡"还应加上"充足睡眠"4个字，因为睡眠对健康的作用也非常重要，但却常被人们忽视。胡大一教授指出："没有好的睡眠，就没有好的健康，也难有好的生活质量。因此，不能忽视睡眠问题。"

科学研究发现，正常成年人，连续缺乏睡眠 3 昼夜，就会出现坐立不安、情绪波动、记忆力和判断力下降，甚至出现一些错觉和幻觉。如果长期熬夜睡眠不足，会增加患老年痴呆、心脏功能紊乱，甚至猝死的风险。因为，睡眠是人类的基本需求，对于人的健康和生命的重要性不亚于饮食与运动。

第一章

第二章

第三章

第四章

1. 养成睡眠好习惯

地球自转一周需要一昼夜的时间，即 24 小时。一般来说，人一天的生命活动，大约一半在白昼，一半在黑夜。通常要在没有光照的夜间睡眠，在有光照的白天活动。因此，前人总结："日出而作，日落而息。"并告诉人们要顺其自然，作息跟着太阳走，即太阳出来后开始一天的劳作，太阳落下后开始夜晚的休息。这是人类生活劳作不可违背的基本规律，也是人类进化上万年形成的生命节律。

早睡早起有规律。俗话说："一年之计在于春，一日之计在于晨。"我从小养成了每天早睡早起的习惯，这样就使我白天的时间被拉长了，不是时间在追赶我，而是我在指挥着时间。每天晚上9点前必须睡觉，早上5点前一定起床，起床后看书学习、走步健身、做点家务，再谋划一天的工作和生活。几十年如一日高度自律的作息制度，让我终身受益。

我早起做的第一件事，是大体规划一下一天所要做的事情。这个时间段头脑特别清晰，心神也最为宁静。一般情况下在没有起床之前的几分钟里，头脑中大体上过滤一下当天重点要做的事情，规划好一天的行程。这样就可以做到心中有数、忙而不乱。

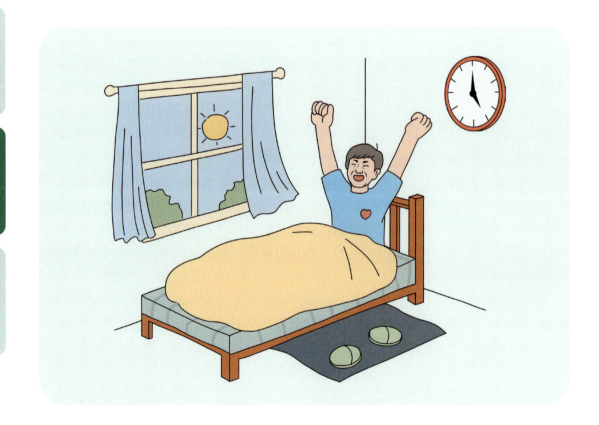

我早起做的第二件事，是利用半小时以上的时间学习。比如，刚参加工作时，利用早晨学习演讲和写作，自学基础知识；后来上夜大、读刊大、学函大，我都利用早晨自学专业知识；从54岁开始学习使用电脑，学习养生保健知识，60多岁开始写这本健康书，都是利用这段时间。这也让我在实践中懂得了"书山有路勤为径，

左侧标签栏：第一章 第二章 第三章 第四章

学海无涯苦作舟"的道理。

我早起做的第三件事，是利用半小时以上的时间劳动或运动。记得小的时候，家里生活拮据，我每天早早起床，经常去拾煤核儿、捡畜粪、挖野菜；参加工作后，每天早晨到户外玩玩篮球，在家里做点家务，后来，每天早晨起来走路一小时；退休后，每天的走路健身都是从早晨开始的，累计日行万步路。我深深理解"生命在于运动"的意义。

就身体而言，晚上睡足 7～8 小时是充电，白天工作 8 小时是用电。一夜充足的睡眠，电充足了，早晨起来精力旺盛，思维敏捷，尽管清晨短短的一个半小时，但是效率却特别高。就像鲁迅先生在三味书屋的课桌上刻下了一个"早"字，是在勉励自己。

只有早睡才能早起。晚上不睡、早上不起，是现在许多年轻人的通病。就我的体会而言，能常年做到早睡早起，可使自己拥有超强的自律能力，而自律则是通向成功的捷径之一。如果一个人作息时间能自律，每一天的工作和学习能自律，做什么事情都能自律时，就没有什么事情做不成的。

午睡如同"加油站"。我除了从小养成早睡早起的作息习惯以外，父母还给我养成了午睡的习惯。记得小时候，每天吃完午饭，父母就督促我说："该午睡了，上炕眯一会儿，要不下午就迷糊了。"从小我就知道，午间睡一会儿有好处。因此，在我青少年阶段，多数中午时间都能睡上一小会儿，哪怕是十分钟，就心满意足，一下午都有精神。

中年以后，午睡对我来说更显得重要了。每天午饭后，不管睡眠时间长短，午睡后的下午就精力充沛。如果因工作、出差等因素不能午睡，我就采取一些临时的补救措施。有时在椅子上眯一会儿，有时在车上打个盹儿，也能保证下午的精气神儿。如果偶尔没睡，下午就无精打采，甚至反应迟钝。真是有"中午不睡，下午崩溃"的感觉。

进入老年，我一般情况下都回到家里午睡。因为环境熟悉，心里安稳，睡得踏实。我的午睡和晚上睡觉都是一样的，要把门窗关好，把窗帘拉上，外衣脱掉，把被子盖上，且保证室内安静。

一般情况下，每天吃完午饭后，在室内站一会儿，或慢步溜达一会儿，大约 10 分钟，让胃里的食物消化一下。即餐后 30 分钟左右再午睡，每天睡 30 分钟左右。如果前一天晚上睡眠不足 7 小时，第二天午间时间又允许，午睡的时间就会稍微长一点儿，但一般也不超过 1 小时。如果睡得时间太长，可能会影响夜间睡眠。

我为什么无论走到哪里，都必须坚持午睡呢？我的体会是，坚持午睡最直接的好处，就是缓解一上午忙碌之后的疲劳，同时为下午充电。人到中年，不管你是从事体力劳动还是脑力劳动，都会感到疲倦。午饭和午睡就像加油充电一样，使你的体力、精力及时得到补充，使你的心情更舒畅、精力更旺盛，使下午的工作效率极大提高。

李舜伟教授指出：每日午后小睡 10 分钟可以清除困乏，其效果比夜间多睡 2 小时好得多，还可以降低血压；每天午睡 30 分钟，可使体内激素分泌更趋平衡，使冠心病发病率减少 30%；老年人如果能午睡较长时间，如 45 分钟，可以提高记忆力。中医界提倡睡"子午觉"，"子"是指夜间 11 时至凌晨 1 时，"午"则是上午 11 时至下午 1 时，保证每天子时和午时深睡眠状态，更有益身体健康。

在不同时间、地点和环境中，午睡应注意以下几个方面：

一是选择环境。不要在树荫下、草地上、水泥地面上、走廊里、屋檐下午睡。因为入睡后体温下降、肌肉松弛、毛细血管扩张、毛孔张大，极容易着凉、受风、关节发炎。

二是注意保温。如果不能脱衣而睡，应准备一件外衣或者一床薄被盖在身上。不要开窗对流通风，不要用风扇、空调直吹降温，以免感冒。

三是不要伏在桌子上或坐在沙发上、椅子上睡觉。这样容易造成氧气吸入不足，头部血流量减少而出现"脑贫血"，避免因为伏案造成压迫眼球、手腿麻木、头晕、眼花、耳鸣、视物模糊。

四是饭后不能立即入睡。如饭后马上睡觉，会影响血液进入胃肠系统，妨碍食物消化，导致胃肠功能紊乱，不利于营养吸收和利用。一般情况下饭后 30 分钟再睡，午睡时间不宜过长，最好不超过 1 小时。

2. 作息规律莫扰乱

随着年龄增长，兴趣爱好增多、工作岗位变化和社交活动增加，我多年养成的睡眠作息习惯，因繁忙的工作、业余文化娱乐活动太多而多次遇到严峻挑战。

在日常工作和生活中，偶尔熬一次夜，问题还不大，第二天多睡一会儿就可以弥补过来。如果连续几天或一周内睡眠严重不足，大脑和身体器官得不到休息，精神和身体的损伤就立刻显现出来。常常出现精神恍惚、反应迟钝、眼圈发黑、脸色暗淡无光、感冒连续不断……到了这个时候，我自然意识到了睡眠不足的严重性，然后马上调整修正，最后回归到"日出而作，日落而息"的作息制度上来。

娱乐过度侵占睡眠。我在企业电工班工作时，业余时间比较多，经常有人张罗玩扑克，"打升级""炸红十""斗地主"等。开始时一般利用中午休息时间，后来玩上了瘾，经常下班后也要玩一会儿。有一次周末，连续玩了两个晚上，都是后半夜跟跟跄跄回到家里。一照镜子，脸色难看得就像得了一场大病，眼圈发黑，脸色发黄，手指头也像瘦了一圈，有点晨昏颠倒的感觉。还有一次，我又连续玩了两个晚上，第二天上白班时还是我当班。在蹬电线杆处理用电事故时，从8米高的电线杆上滑落下来，幸亏有安全带保护，险些发生重大的人身伤亡事故。这时我才意识到熬夜不仅危害自己的身体健康，而且还可能危及人身安全。

从那以后，凡是影响睡眠的一切娱乐活动，我一律不参加，包括玩扑克、下象棋、打麻将、现场看篮球赛、唱歌跳舞等。然而我发现，现在有一些中老年人，经常熬夜打麻将，有的不到后半夜不罢休。熬夜不仅影响睡眠，久坐对腰椎间盘、颈椎、膝关节的危害也极大，应当引以为戒。

追剧过长影响睡眠。有一段时间，我爱上了看电视连续剧，只要是我喜欢的连续剧一追到底。有一部连续剧，每周一、周二、周三晚上8点开播，看到10点结束。后来调整了播出时间，改到每周四、周五、周六晚上10点开播，到12点结束，我成了"追剧族"，疯狂追剧，连续看了三天。结果，不但血压升高，老慢支、老鼻炎又犯了，身体感到疲惫，记忆力差，甚至失眠。这时我才认识到，为了追电视连续剧贪黑熬夜不值得，必须悬崖勒马。

从此以后，凡是熬夜看电视、看手机、看电脑的事一律不做，如有国际上重大体育赛事，国内各种联欢晚会，超过晚上9点或10点的，宁可看重播。现在有一些年轻人经常熬夜玩手机、打游戏，有一些老年人经常熬夜用手机听评书、看小说，不仅严重影响睡眠，对视力损害也极大。

工作过量挤占睡眠。我到中年以后，有一阵子工作特别繁忙，每天日程安排得满满的。比如凌晨4点钟动身赶最早的飞机到北京出差，晚上坐最晚的飞机回来。每天只能睡4～5小时，多数还睡在交通工具上，当时自认为身体好、精力足、会安排，甚至激励同事向我学习这种"五加二""白加黑"的工作精神。

还有一次，我凌晨乘飞机去北京洽谈一个项目，谈完之后已是晚上8点多钟，又乘飞机到深圳，第二天到这个项目工厂考察，第三天晚上又回到长春参加一个博览会。三天几乎没睡多少觉，头晕脑涨、恶心呕吐、血压升至170毫米汞柱，老慢支、老鼻炎又犯了，咳嗽不止、吐黄痰、鼻子流黄脓。这就是睡眠不足给自己带来的严重危害，有苦难言。

静下心来仔细想一想，觉得干工作需要有点拼命精神，这是毫无疑问的。但不能忽视健康问题，因为健康的身体才是工作的基石。列宁曾指出："不会休息的人，就不会工作。"毛泽东主席也说过："睡眠和休息丧失了时间，却取得了明天工作的精力。"所以我们要学会如何工作和休息。

从此以后，无论是去外地出差还是在单位工作，在规划好工作日程的同时，也要规划好晚上睡觉的时间。无论在哪里，我每天晚上9点前必须睡觉，早晨5点前一定起床。

第一章

第二章

第三章

第四章

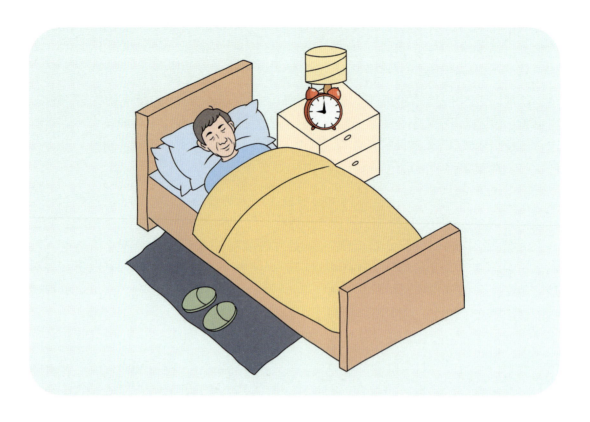

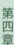

近年来，尽管在生活与工作中走了一些弯路，最后还是回归到早睡早起的作息制度上来，无论什么情况，都能自觉遵守。所有的工作、学习、交友、娱乐还是出差、旅游等，都必须服从既定的睡眠时间，退休之后也没有随意改变过。规律的作息可以让我体内的生物钟稳定工作，到了准备睡觉的时间，有困意后自然入睡，到了早晨起床的时间自然醒，这就是现代人纷纷羡慕的睡到自然醒吧。

3. 充足睡眠并不难

睡眠是人类必需的一种生理状态，更是健康养生的第一要务，因此，人人都应该养成良好的睡眠习惯。如何做到工作和社会活动不影响睡眠，饮食、运动有助于睡眠，生活安排有利于睡眠，这对充足睡眠很重要。实践证明，只要细心、注意、巧安排，轻松睡个好觉并不是一件难事。

目前，影响睡眠主要有两个原因：一个是生活节奏快，工作和生活压力大，导致有些人想睡却睡不着；另一个是社会交际面不断扩大，业余文化生活更加丰富，睡前玩手机、打游戏、看电视，导致许多人能睡却不肯睡。面对诸多影响睡眠的新情况、新问题，我们必须采取积极有效的办法应对。我主要从以下六个方面来把握。

（1）守好昼夜节律，确保有效睡眠。昼夜节律是指生命活动以 24 小时为周期的规律性变动。"日出而作，日落而息"这种符合节律的生活，就是我严格执行 8 小时睡眠制度的基础。我每天晚上 9 点前必须入睡，清晨 5 点前准时起床。午间饭后半小时午睡，睡足 30 分钟左右。每天晚上确保 7 ～ 8 小时睡眠，这样，自己第二天才能有充沛的精力和体力。

规划每天活动时，一定同时规划睡眠时间。任何事情都不能随意侵占晚上和中午的睡眠时间。如果遇到特殊情况，如紧急会议、重点工作、外地出差等需要熬夜时，尽量缩短熬夜时间或不连续熬夜，尽可能在第二天把被侵占的睡眠时间补回来。如果中午睡眠时间被侵占了，也尽量找个时间，打个盹补上。我把握的原则是睡眠时间不可短少，睡眠作息制度不要轻易打乱。一旦长时间打乱人体生物钟，就很难调整过来，也很难有好的睡眠质量。

不仅自己要养成良好的睡眠作息习惯，还要让家人养成早睡早起的习惯。家中有儿童时，每天睡眠时间尽量保持在 10 ～ 12 小时，一般为晚上 8 点到清晨 6 点。成年人每天睡眠时间尽量保持在 7 ～ 9 小时，一般为晚上 10 点到清晨 6 点。家中有老人的，每天睡眠时间尽量保持在 7 ～ 8 小时，一般为晚上 9 点到清晨 5 点。尽管家庭成员的工作性质和生活习惯不尽相同，个体上也存在着差异，但应尽量控制在这个范围内。

（2）管好饮食、运动，以免影响睡眠。"早上吃好，中午吃饱，晚上吃少。"这个观点很多人都知道，但是很少有人做到。特别是晚餐，吃得太晚、太饱、太油腻，又缺少餐后运动，不可避免出现失眠、多梦、易醒、身心疲惫等现象。我就有过多次这样的经历，如果晚餐吃多一点儿或外出就餐，就会影响睡眠，早晨醒来感觉口干舌燥、浑身乏力、血压波动、非常难受。

因此，我在家中一般是 6 点前结束晚餐，每餐只吃到七分饱，基本不吃肉食，不吃高油、高盐、高糖食物，不喝酒。如果外出就餐，尽量做到早吃、少吃、吃素、不喝酒，如果一旦喝酒，干红葡萄酒也不超过二两，争取 8 点前回到家。

每天晚餐 30 分钟之后，一定到室外散步。古人云："饭后百步走，活到九十九。"饭后散步，有助于食物消化和身体新陈代谢，能促进血液循环，提高心肺功能，使大脑的供血、供氧量增加，还可以使人精神愉悦，心情放松，疲劳感消失，有助于提高睡眠质量。一般情况下，晚饭后走 2000 步左右。

（3）控好利尿食物，防止扰乱睡眠。成人在正常饮食情况下，晚上起夜次数为 0 ～ 1 次。如果偶尔饮水较多或食用较多的利尿食物，晚上起夜次数就会增加到 2 ～ 3 次，这就会干扰睡眠。

凡是利尿快的食物，如西瓜、咖啡、浓茶、啤酒、椰子水等，一般都在上午食用或饮用，数量上也要限制，吃西瓜两三小块，一个椰子水喝一半，咖啡不超过一杯，基本不喝浓茶和啤酒。每天喝 8 杯半白开水也有讲究，正常情况下，早晚各喝一杯水，上午下午各喝三杯水，如果起夜次数超过1次，我先减少下午喝水杯数，增加上午喝水数量；同时，晚餐少喝汤，少喝稀粥，睡前少喝点水，半夜起夜时再补半杯水。总之，一旦起夜次数多了，一定要查明原因，适当调整饮食结构，特别要控制好利尿食物的摄入时间和摄入量，防止扰乱睡眠。

（4）营造舒适环境，享受优质睡眠。睡眠质量除了受生理、心理、生物节律等人体自身因素影响外，还会受到睡眠环境的影响。对睡眠过程中凡是眼睛可能看见的、耳朵可能听见的、鼻子可能闻到的、身体可能感受到的，我都在睡觉之前处理好。

首先关好门窗，拉上窗帘，防止室外噪声、光线进入卧室。然后把电灯、电视、电脑关掉，把手机调到飞行模式或静音状态，防止室内亮光和电话铃声的干扰。北方冬季要注意调节室内温度和湿度。调整好床、被、褥、枕头等寝具的舒适度，尽量适应自己的睡眠习惯。所有这些，都是让睡眠环境舒适一些，让身心得到更好的休息，以便享受最优质的睡眠。

（5）睡前打开心结，心静自然入眠。中医认为："先睡心，后睡身。"睡前精神放松，情绪安定，心静自然入眠。如果睡前心神不宁，欲望不止，胡思乱想，就很难入睡。所以，保持身心安静的前提是要打开自己的心结。

首先，要清空头脑里工作上的琐事。有些人经常抱怨工作辛苦睡不好觉，其实累你的不是工作本身，而是你的工作方法。这就好比马拉松运动员，第二天要参赛了，头一天晚上还在不停地训练，比赛时肯定拿不到理想的成绩。因此，我重点把握两条，一是每项工作有计划，不欠账，当日事当日毕，该工作时努力完成，该休息时放空心情。二是不要把白天不愉快的事、不开心的事带回家里，带到睡眠中来。"兵来将挡，水来土掩。"灵活应对各种复杂问题，尽量减少对睡眠的影响。

其次，要铲除思想里的诸多杂念。不做损人利己、见利忘义、损公肥私的事，不做违章、违纪、违法的事，所有的家庭矛盾、同事纷争、朋友隔阂，应从自身上找原因。任何人的一生都不可能一帆风顺，都有可能出现失误，做任何事情都要把握自己的尺度，出现各种矛盾和纠纷要及时化解。想得太多心就累，觉就少，肯定也睡不好。

最后，要抛开生老病死的困扰。生老病死是自然规律，任何人都无法回避。既然如此，就要勇敢面对。正确对待人生，正确对待生老病死，这是人生的最高境界。如果你总是在想，今天有病了怎么办？明天老了怎么办？将来死了怎么办？你就会永远不开心、不高兴。所以，每天睡觉之前，清空大脑，铲除杂念，抛开一切困扰，只想睡觉这一件事，这样才能天天睡好觉。

（6）有助于睡眠的六个方法

①白天多晒太阳。每天坚持在阳光下行走20分钟左右，让身体接受阳光照射。这样不仅直接帮助人体获得维生素D，促进钙的吸收、增强骨密度、防止骨质疏松，更重要的是可以促进睡眠。

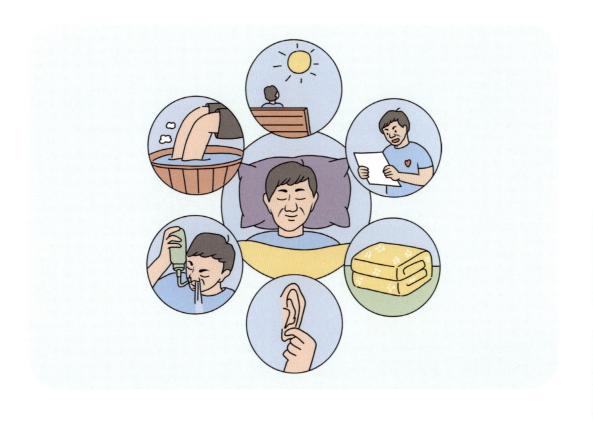

　　李舜伟教授指出："白天晒太阳可抑制人体褪黑素的产生，人处于兴奋状态，积极准备工作和学习；夜间褪黑素分泌增加，准备睡眠。褪黑素是调整人体生物钟的关键激素，它将人体调整到夜间睡眠模式，从而到准备就寝时，就会自然产生困意，使人快速入眠。这正符合于'日出而作，日落而息'的自然规律和生活规律。"

　　②坚持热水泡脚。每天晚上睡觉前，我用40℃左右的温水泡脚，每次20分钟左右，水深要超过脚踝。在泡脚过程中就开始发困，这是为什么呢？睡眠专家认为：用热水泡脚时，可以发现脚的表皮变红，热水泡脚加速了脚部的血液循环，使身体中的更多血液流向下肢的末梢血管，并使大脑的血流量相对减少，使人产生困意。另外热水泡脚可对大脑皮层产生抑制作用，使人感到头部舒适轻松，泡完脚后躺到床上就会很快入眠。

　　③清理口腔、鼻腔。每天晚上用35℃左右的温水漱口、刷牙，并采用"水平颤动浮刷法"，刷牙时间3分钟，把口腔中的牙菌斑、食物残留清除掉。然后用常温自来水洗脸和冲洗鼻腔，如果鼻腔有堵塞现象，先按摩鼻通穴和迎香穴各100次，再用凉水反复冲洗鼻腔至少5次，把鼻腔清洗干净。这样既能保持口腔卫生、呼吸通畅，又有助于睡眠。

　　④盖上合适被子。我在美国《睡眠研究杂志》上看到一项研究："换一条厚被子，会帮助身体增加褪黑素释放，进而提高睡眠质量。"原来，盖稍微重一点的被子，全身产生压力，可诱导身体释放褪黑素，缩短入睡时间，从而改善睡眠质量。被子

的重量也不是一成不变的，我春、秋季一般都盖棉被，被子的重量为 3.7 千克左右。冬季盖厚一点的，再加盖一条毛毯。夏季盖薄一点的，是厚棉被重量的一半左右。每次睡觉盖上合适的被子，睡得更快更香。

⑤捻耳垂马上入睡。晚上睡觉时，偶尔不能马上入睡，我就采用捻揉耳垂的方法。双手拇指和食指分别捏住双侧耳垂，轻轻地来回捻揉，使之产生酸胀的感觉，一般捻揉 100 次左右，有时再干洗脸 50 次左右，持续时间约 2 分钟。在捻揉过程中就会产生困意，停止后就会马上入睡。

⑥背讲稿轻松入睡。每当起夜次数增加到 2 次以上，再起夜不能马上入睡时，我就开始背健康讲座稿，背着背着就轻松入睡。建议大家可以背诵自己熟悉、感兴趣的内容，给大脑建立"睡前仪式"，久而久之就形成条件反射，让大脑神经提前进入自然放松状态，起到有效促进睡眠的作用。

总之，睡觉是人的一种生理本能，和吃饭喝水一样，是一个自然而然的过程，不必担心能不能睡着。只要遵守规律的睡眠作息制度，养成健康的饮食、饮水、运动等习惯，保持一种心平气和的心态，就一定能够睡好觉。一旦睡不着，或睡不好，花上几分钟时间，查找一下影响睡眠的主要原因，同时，适当参考运用六个有助于睡眠的方法，每天睡个好觉就不难了。

4. 睡眠足的偏见和误区

误区之一：平时睡眠少，双休一起补

我有一位小同事，喜欢上网，平时不到凌晨 1 点钟不睡觉。每逢周五就过起了"快乐周末"，约上一些朋友，要么胡吃海喝，要么轻歌曼舞，经常通宵达旦、乐此不疲。我问过他："你平时睡眠这么少，白天上班不迷糊吗？"他很坚定地说："我平时少睡点、晚睡点没关系，到了双休日一起补。"后来听他的朋友对我说，这个人整天精神恍惚、萎靡不振、丢三落四的，不仅工作吊儿郎当，身体状况也越来越差。

随着互联网时代的到来，人们的生活方式发生了翻天覆地的变化，很多中青年朋友不到后半夜不睡觉。有的忙于学习，有的忙于工作，更多的人忙于聚会、上网、泡吧、看电视、玩手机……熬夜几乎成了现代都市人的新常态。有些人睡眠不足 5 小时，早晨起床后来不及吃早餐就去上班，到午餐和晚餐时又是大鱼大肉。尤其到了双休日，有的一睡就是一上午，还有的一睡就是一小天，一日三餐全都放到了晚上一块儿大吃一顿。一边是睡眠不定时，一边是吃饭不及时，长时间下去，健康状态必定每况愈下。

《黄帝内经》说："早卧早起，与鸡俱兴。"意思就是人们的起居规律要与鸡的起居时间一致。晚上9点入睡，早上5点起床，是符合我们所认为的早睡早起的概念。而最佳深度睡眠时间为晚上10点到清晨2点，这个时间段最有利于人体精力、体力、身体免疫力的自动修复、自我保养，能使人达到精力充沛、情绪高昂、思维敏捷的状态。

研究表明，偶尔贪一次黑，错过最佳睡眠时间，第二天及时补充还能补回来。如果天天都贪黑，等到双休日一起补，根本补不回来。连续睡眠不足对大脑细胞的伤害，即使经过几天的正常睡眠，也无法得到修复。这种现象意味着对大脑造成的损伤是永久的。

另外，人体的生物钟大约以24小时为一周期。平时睡眠少，已打乱了人体生物钟，到了双休日再补觉，又要多睡，本来已被打乱的生物钟又乱上加乱。生物钟的紊乱会使入睡越来越晚，越来越难。而有一些人还容易患上"周日失眠症"，平时睡眠少不想睡，到了双休日想睡又睡不着，两眼放光，思绪混乱，极力入睡却无能为力。这种现象就是生物钟被打乱的后果，只有规律作息才会使人体生物钟逐渐恢复正常。

所以，无论你多大年龄，从事什么职业，都要养成规律的睡眠习惯，"日出而作，日落而息"，千万不要想少睡就少睡，想多睡就多睡，睡多睡少都是病。如果持续下去，会导致人的精力不集中，体力和智力均会下降，性欲和记忆力也会减退。反映在身体上最明显的就是脱发、黑眼圈、面色灰暗。长期下去，就会造成神经衰弱、兴趣丧失、情绪失控。最后会使人变笨、变丑、变傻。

误区之二：每天少睡点，人生就延长

我身边有许多成功的企业家朋友，他们每天都有干不完的工作、谈不完的生意。起早贪黑，事必躬亲，总觉得时间不够用。每天睡眠不足5小时，还以此为荣。他们常说，"少睡是为了多活""每天少睡点，人的生命就延长"。

大家知道，一个人正常的睡眠时间需7～8小时。如果长期睡眠不足，有的6小时，有的甚至是4～5小时，最终导致人的眼圈发黑、头痛、脱发、反应迟钝、思考能力下降、警觉力与判断力削弱、免疫功能失调，更会增加患心脑血管疾病和各种癌症的风险。还有些人为了强迫性不睡觉，大量喝浓茶、浓咖啡、吸烟、喝酒或是喝某些饮料，借以提神，结果是雪上加霜，后果难以想象。近年来，商业界、演艺界、医疗界成功人士英年早逝的现象不胜枚举，死亡原因大多与生活方式不健康有关，比如吸烟、喝酒、熬夜、精神压力过大。这种情况，与其说是比拼少睡眠，还不如说是在拼多得病，是在拼命，用重病和短命去还"欠债"。

睡眠没有规律，就是生活方式不健康。长期睡眠不足，心理压力过大，如果饮食上再缺少蔬菜和水果，缺少运动，抵抗力就会逐步降低，癌症、心脑血管疾病、精神系统疾病、阿尔茨海默病等疾病，早晚会找上门来。

所以，"每天少睡点，人的生命就延长"是错误观念。一个睡眠都不好的人，

第一章

第二章

第三章

第四章

工作不会好，生活不会好，心情不会好，健康也不会好。

误区之三：中午不犯困，不用睡午觉

我有一位亲属，在机关工作。本来晚上睡眠就不好，不是多梦就是失眠。在单位一到午休，她就主动找同事玩玩扑克、打打乒乓球，从来没有午睡的习惯。退休后时间充足了，中午也想睡午觉，但每次躺在床上就是睡不着。随着年龄的增长，不但中午睡不着，晚上的觉也越来越少。每天昏昏沉沉、反应逐渐迟钝、记忆力严重减退，最后，不得不用药物治疗。

很多上班族无暇午休，午休通常被繁忙的工作、学习、应酬或文体活动所取代。还有一部分人，一旦感到疲劳，就用咖啡、浓茶和各种功能饮料来提神。他们中很多人认为，自己中午不犯困，不用睡午觉。且不知中医学自古以来就十分重视人的"子午觉"，这也是重要的养生之道。

有一句话这样说："中午不睡，下午崩溃。"午睡是身体健康、精力充沛的重要保障。经过一上午高强度的工作，如果中午不休息一下，下午的工作效率很容易"打折"。短暂的午睡是人体的一次充电，能使大脑和身体的各个系统都得到放松和休息。可以减轻压力，消除疲劳，增强免疫细胞活性，提高免疫力，增强记忆力，有利于降低血压，舒缓心脑血管，让人身心愉悦，提高下午的工作效率。特别是中小学生，如果从小就养成午睡的好习惯，必将终身受益。

专家指出：大中小学生、脑力劳动者、上班族、体弱多病者和老年人，都应养成午睡的习惯。理想的午睡方式是，午饭后轻微活动 10 ~ 20 分钟，如站立一会儿或散散步，促进食物的消化和吸收，午饭半小时后躺平入睡，一般睡 30 分钟左右。如果午睡习惯不规律，很容易打乱生物钟，影响到晚间的睡眠。

误区之四：睡眠总不好，并非思虑多

有一些朋友睡眠始终不好，只要一躺在床上就开始胡思乱想，入睡困难，睡着了也处在浅睡眠状态，有一点动静立刻被惊醒，醒后又无法再入睡。造成这种状态的原因有许多，如疾病、环境、行为、压力等。但很多人却忽略了睡前思虑这一心理因素。他们认为，每天睡眠不好，与睡前思虑过多无关。

凡是养成良好作息习惯、睡眠好的人，从不为睡眠担忧。每到睡觉的时候，都会自然感到困倦、乏累。只要躺在床上，不一会儿就会很自然地入睡。而睡眠不好的人，每到睡觉之前总是在想"今天我能睡着吗？""睡不着怎么办？""明天我能按时起床吗？""白天都睡了一觉，晚上怕是睡不着了。""明天我要起大早，今晚应该早点儿睡。"睡前的想法五花八门，其结果是：越想睡越睡不着，越害怕睡不着就越睡不着。这是很多经常失眠的人都有过的经历。

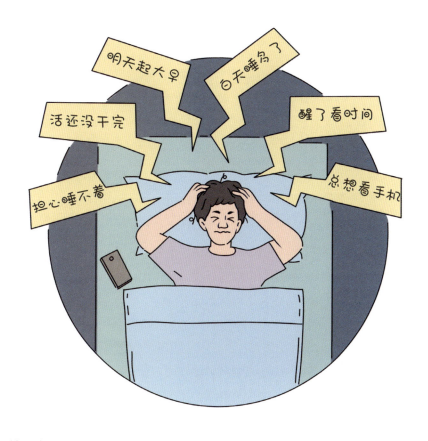

睡眠总不好的人，往往都是思虑过多，应该从自身找找原因。可以参考我有助于睡眠的六个方法，只要到了睡觉时间，就会自然发困，自然入眠，睡眠就不会成为精神负担。所有这些，还需每个人在实践中不断摸索。

误区之五：睡前喝点酒，可以促睡眠

我有一个朋友，因为工作压力很大，睡不着觉，经常喝点红酒帮助睡眠。一年后，喝半斤八两也不起作用了，又开始转喝白酒。多年下来，每天晚上都要喝半斤白酒，居然成了瘾。睡眠质量好坏且不说，两年前患了脑血栓，医生诊断与喝酒有关。所以，"喝酒促进睡眠"这个观点是有害的。用喝酒帮助睡眠，不可能睡好觉，大量饮酒，而且还会引发其他疾病。

我自己就有过这样的经历，每次中午少喝点酒，确实入睡较快。因为午睡时间短，醒来后并没有什么异样的感觉。但是晚上喝多酒则不然，半夜时醒来，再入睡反而睡得浅，经常稀里糊涂，睡眠质量大大降低。而且啤酒喝多了多次起夜，白酒喝多了烧胃，红酒喝多了也口干舌燥，这些都会影响睡眠。

而有的人喜欢在睡前喝点酒，酒后就昏昏沉沉地进入梦乡。他们认为，睡觉前喝点酒促进睡眠。还有不少失眠者，把喝酒当作治疗失眠的手段，每天晚上都要喝。

其实这是一种误区。滥用酒精，对健康有害，会损伤记忆力，影响情绪稳定，增加肝脏代谢负担，还有可能导致酒精成瘾。而且会破坏睡眠，增加胃肠疾病、心脑血管疾病和各种癌症发病的风险。

那为什么喝酒之后，有的人会感觉到对睡眠有帮助呢？这是因为酒精的最初反应是诱导睡眠，让人昏昏欲睡，表面上对睡眠有帮助，实际上却干扰了睡眠。到了下半夜，酒精作用逐渐消失后，就会口渴、失眠、多梦，整体睡眠质量下降。所以，睡前饮酒不但不能促进睡眠，反而会使睡眠质量变得更差。

在喝酒可以促睡眠的误导下，很多人喝出酒瘾，喝出了酒精依赖症。特别是有心脑血管疾病，同时患有失眠症的人再喝大酒，会使血压不断升高，导致脑部血管破裂、脑出血。还会引起冠状动脉痉挛、心绞痛、心肌梗死、脑梗死等，甚至还会导致各种癌症。

误区之六：睡觉打呼噜，不是大问题

我一个朋友的妻子，年龄不大，身体肥胖且患有高血压、冠心病。睡觉时呼噜声一会儿高，一会儿低，中间有一小段没有声音（发生暂停，可持续超过 10 秒），随后发出一种怪声，夜间常常被憋醒。有一天她喝了点儿酒，鼾声更大，暂停的时间更长。朋友事后跟我说，夜里听见她呼噜停了，也不喘气了，等来到身边一看才发现，身体都凉了。因窒息而死，年仅 46 岁。当然这是比较极端的例子，但是我们应该警惕、重视打呼噜的问题。

打鼾，俗称打呼噜，医学上称之为睡眠呼吸暂停综合征。这种疾病会引起身体很多系统、器官出现病变。但很多人则认为：打呼噜是睡得香的标志，不用治。

引起打呼噜的原因有很多，如身体肥胖、慢性鼻炎、扁桃体肥大、咽部松弛、咽腔和呼吸道狭窄等，但肥胖是导致打呼噜的重要原因，一般减肥后打呼噜的症状会明显减轻。我身高是 1.74 米，体重超过 88 千克后鼾声不断，体重达到 94 千克后，每天晚上鼾声如雷。当体重减到 68 千克后，鼾声基本消失了。

专家指出，由于打呼噜使睡眠呼吸反复暂停，人体的呼吸通道堵塞了，氧气进不去，二氧化碳出不来。这就造成大脑严重缺氧，形成低氧血症。很多人血压控制不好可能与此相关，因为长期处于低氧状态，可能诱发各类严重心脑血管疾病，如脑血栓、心肌梗死、心绞痛等，甚至会使呼吸永久停止，导致猝死。

经常打呼噜应怎么办呢？

一是必须减肥。肥胖时，脖子会变粗，咽部脂肪增多，从而导致气道变窄，更易出现呼吸暂停。根据我的经验，如果身体肥胖应减到标准体重，即身高（厘米）减去 105，剩下的体重就是标准体重。我的身高是 174 厘米，减去 105，标准体重应是 69 千克。体重减下来了，鼾声自然就消失了。

二是清淡饮食。少吃大鱼大肉和高油、高糖食物，并且做到食不过量。加强体育锻炼，每天累计步行一万步。这是最有效的预防打呼噜的方法。

三是戒除烟酒嗜好。吸烟能使呼吸道不畅的症状加重，睡前大量饮酒也会加重夜间呼吸紊乱及低氧血症。

四是采取侧卧位睡眠姿势。这种卧姿可以避免在睡眠时，舌、软腭、悬雍垂松弛后坠，加重上气道堵塞。

打呼噜虽然是一种十分常见的疾病，但其危害不可小视。它不仅给睡眠质量造成影响，还容易导致其他各种疾病发生。因此，要积极预防和治疗。千万不要认为打呼噜不是病，时间久了可能真的会要命。

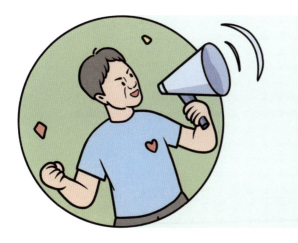

我总结：
睡眠足，精神满，
早睡早起守时间。
午休小睡是充电，
精力充沛避疾患。

八　别过累，会休闲

我们生活在一个充满希望和竞争的时代。很多人为了事业、为了家庭、为了生活，工作起来废寝忘食，应酬起来不分昼夜。心理压力过大、劳动时间过长、熬夜过度、体力透支，身体被亚健康和慢性疲劳综合征困扰着。主要表现为：1. 早晨不愿起床，晚上迟迟不睡；2. 整天食欲不振，经常腹胀便秘；3. 对新事物不感兴趣，不愿意与人交流；4. 注意力难以集中，瞬间忘记熟人和眼前事；5. 白天懒动喜欢躺卧，情绪烦躁易怒，脖子僵硬发麻；6. 腰酸背痛、性欲减退、月经不调；7. 提笔忘字、说话前言不搭后语；8. 感冒迟迟不愈，入睡后噩梦不断等。

针对以上身体发出的不健康信号，不妨对号入座来个比对：

若有以上列举的 2 至 3 项属于轻度疲劳；

· 3 至 5 项属于中度疲劳；

· 5 至 7 项属于重度疲劳；

· 若 8 项俱全几乎可以肯定，身体已与某种疾病结缘了，应尽快到医院做全面检查和治疗。日积月累的过度劳累，必然酿成疾病。

54 岁那年，我曾经对号入座比对过，发现自己不仅符合这 8 种情况，甚至有更多的症状。于是，到医院全面检查之后确诊：患有高血压、高脂血症、高尿酸血症、脂肪肝、动脉粥样硬化、睡眠呼吸暂停综合征等多种心血管疾病，冠状动脉已堵到 60%。

1. 过劳必生累，累久必生病

过去，我对自己的不良习惯不以为意，诸如肥胖不爱走步，不愿与别人交谈，回家愿意往沙发上一躺，而且时常感到腰酸背痛、脖子发硬、情绪烦躁、坐立不安、经常失眠多梦、鼾声如雷、感冒接连不断等。每天都感到疲惫不堪，睡觉也不觉得解乏，明显感觉是身体哪个部位出了问题。就如那句俗语："光听辘辘把响，不见井在何处。"通过向胡大一教授学健康，追根溯源后我才弄清楚，这些都是过劳生累所致。

胡大一教授指出："'五加二''白加黑'工作模式不可取。目前很多医生的工作状态就是这样。'五加二'是指五天工作日加上两天周末，'白加黑'则是说白天加黑夜。很多医生由于工作超负荷，熬夜、睡眠不足、过度劳累，透支健康，导致一些人英年早逝。"

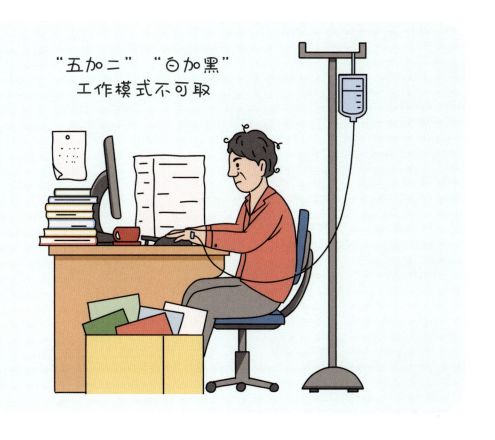

钟南山院士提出："长期疲劳过度的人是在追逐死亡。""目前，人们工作生活压力不断增加，尤其是 40 岁左右的白领人群，很多人自以为精力充沛、年轻，不顾自己身体拼命工作，透支健康。甚至不少人是'40 岁前以命搏钱，40 岁后以钱买命'。"

我回想自己当年的状况，和以上两位专家说的别无两样。每一次过度疲劳，都会给自己的身体和心理造成不同程度的伤害。好在我及时发现了问题，立即进行修正，这才没有造成更严重的后果。下面就是我曾经遇到的几个问题，希望能给大家一些警示。

一是用眼疲劳过度，差一点儿患上视频终端综合征，又称"屏幕终端综合征"。有一段时间，我经常用平板电脑看文章、查资料，每次都不知不觉持续一两个小时，然后感到眼睛干涩、酸胀。有一年春节，连续多天看平板电脑，早晚用手机给朋友发祝福信息，除夕晚上又接着看春节联欢会。大年初一早上起床后，感觉眼睛刺痛、视物模糊、畏光流泪，不得不到医院检查。值班医生说我患上了干眼症，也叫"屏幕眼"，是因为我长时间聚精会神、目不转睛地看屏幕所致。由于注意力高度集中，眨眼频率会降低，泪液在眼表的分布存留时间就会减少，从而导致眼睛干涩、刺痛、流泪、畏光等症状。如果"屏幕眼"再继续下去，就有可能患上"视频终端综合征"，由目前的这些症状，发展到视力下降、视物模糊、眼胀眼痛、眼眶痛、头痛、恶心、记忆力减退、失眠多梦、腰酸背痛、白内障等重症。

医生的话令我震惊，这让我想起了一位同事，就是由于长时间看电脑、玩手机游戏用眼过度，最后导致严重的"视频终端综合征"，不敢再看电子屏幕，严重影响了生活质量。

吃一堑，长一智。从此，我特别注意眼睛保健，在任何时候都保证不过累。看电脑或看手机电子屏幕时，我按照专家要求，牢记"20＋20＋20"原则，即近距离用眼20分钟，眺望20英尺（约6米）外的物体，如草地、树木、楼房、汽车等至少20秒，以此简单快速地让眼睛放松。近距离用眼达到两个20分钟后，再休息10分钟，多眨眼，或远眺或闭目休息，保持连续用眼不超过2小时。工作前调整好室内的湿度，开启照明灯，不在黑暗中观看电子屏幕。调整好屏幕亮度、对比度，以及合适的大小字体，佩戴一副合适的老花镜。由于日常采取了积极的保健措施，再没有产生过眼睛过度疲劳症状。

二是久坐时间过长，差一点儿导致腰椎间盘突出症。由于工作性质决定，久坐成了我的家常便饭。有时开会或者工作一坐就是一整天，有时出差乘车也是一坐半天甚至一天，偶尔回到家里休息，看电视也是一坐一两个小时，经常出现腰酸背痛、颈肩肌肉僵硬的症状。

有一次连续出差5天乘坐飞机、高铁和汽车，回到单位又连续参加两天会议，回到家后也没有休息，打了近1小时的工作电话。由于长时间保持久坐姿势，突然一起身，腰部疼痛难忍，我马上又坐回沙发上，腰一点儿也不敢动了。之后赶紧到骨科医院做了检查，医生告诉我，是腰部肌肉严重损伤，腰椎间盘目前没有突出出来，多亏当时动作不大，没有造成更大伤害，就医也及时，如果今后再不注意，就有可能患上腰椎间盘突出症。

医生的提醒让我想起几个朋友和亲属，都是因为工作久坐，长时间"葛优躺"看电视，长时间看手机等，导致患上腰椎间盘突出症。有的腰部持续性疼痛，有的腿部持续性钝痛，有的走路出现间歇性跛行。其中一对夫妻因为久坐不动，结果两人都患上了腰椎间盘突出症，家务重活累活一个都干不了，严重影响了正常生活。

不吃一堑，不长一智。从此我特别注意对腰椎间盘的保护。首先，减少久坐时间。无论坐飞机、乘汽车、参加会议、看电视、用手机，甚至下棋看书，每隔1小时起来动一动、走一走，避免腰椎间盘长期承受压力过大，造成腰椎损伤。其次，减少腰部过度负荷和长时间弯腰动作。负重，腰椎间盘压力就增大；长时间弯腰，椎骨对腰椎间盘前方的压力明显增加，时间长了腰椎间盘就容易变形，髓核也容易从后面突出。所以我尽量不拎重物，避免突然用力过猛，防止腰椎间盘瞬间被挤出或膨出。最后，注意腰部保暖，早春、秋冬季节风寒侵袭会导致局部气血瘀滞，容易发生腰椎疾患。因此穿衣不可过薄。另外做好腰部保健。每天晚上睡觉前，做平板支撑80秒钟，锻炼腰椎周围的肌肉，保护腰椎。

三是步行运动过量，差一点儿造成膝关节滑膜炎。由于减肥心切，刚开始"日行万步路"的时候，总嫌自己走得慢、走得少。起初每天早上走半小时，走不到几天就增加到1小时。开始每分钟走90步左右，时间不长就增加到每分钟走120步。当时左脚外侧的肌肉有一些酸痛，后来右膝关节也有一点疼痛。自以为这不算什么，认为疲劳期过去就好了。后来听了专家讲座，说间歇式运动法减肥效果更好，即慢走10分钟，再快走1～2分钟，由每分钟的120步快走到140～160步。由于我突然走得快走得急，右膝关节疼痛，膝部皮肤也肿胀起来，上下楼梯一步台阶都不敢迈。我又到骨科医院去检查，医生说由于走路太多、太快、太急，造成了膝关节发炎，如果再继续下去，就很有可能发展到膝关节滑膜炎，到那时候就不容易康复了。

医生的警告让我想起了两位同事和亲属患上膝关节滑膜炎的过程。同事因为在办公室工作，由于久坐又不爱运动，导致身体肥胖。50多岁时经常下乡工作，路走得多，所以两个膝关节时常作痛。上车时屁股先坐到副驾驶座位上，然后用手扳着右腿才能上去。上下楼梯时横着走，两步一个台阶挪着脚步上下楼，否则就疼痛难忍，最后确诊膝关节滑膜炎。另一位亲属是汽车修理工，年轻时经常蹲着、跪着修车，导致膝关节疼痛。退休后听说走路运动好，就坚持"日行万步路"，而且每天都连续快走1小时以上，膝关节疼痛时他仍然坚持，走着走着，两条腿疼得不敢回弯了，有时候要靠人扶着回家，到医院一检查，确诊为膝关节滑膜炎。

吸取了他们的教训之后，我特别注意对膝关节的保护。首先，每天的"日行万步路"循序渐进，适可而止，由慢到快，由少到多。不再狂走、暴走或猛跑。其次，走步时，只要膝关节、踝关节、髋关节以及腰部有一处不适，就马上慢下来或停下来休息，这说明不适处缺少锻炼，这里最容易受伤。再次，到了60岁以后，上下楼梯、登山、跑步时我都特别注意对各个关节的保护，平时注意膝关节的保温保暖。由于我日常注重保护膝关节，现在每天都走12000步左右，不仅膝关节没有受到伤害，过去的左脚踝和右膝关节疼痛的症状也消失了。实践验证了"运动是良医，运动又是良药。"只有在运动中循序渐进、持之以恒、适可而止，才能充分发挥运动的良医、良药作用。

四是做俯卧撑过猛，结果导致肩周炎。有一阵子，为了增加上肢肌肉力量，我选择做空中俯卧撑。有一天，我和徒步群友们一起到健身器材上做拉伸运动，在140厘米高的"腰背按摩器"上做空中俯卧撑。当时我是初学，却充满信心。器材的高度也适合我，做俯卧撑也省力。大家帮我查数，当数到30个的时候，左肩突然钻心似的疼痛，胳膊立刻就抬不起来了。回到家里连衣服都脱不下来，当碰到或牵拉左肩时，就会引起撕裂样疼痛。到医院一检查，医生说是肩周炎。主要原因是我平时上肢运动量小，肩关节活动也少，突然剧烈运动，用力过猛造成的。

按照医生的意见，我停止做俯卧撑，轻易不提拉重物，小幅度做肩关节内旋、外旋及绕环动作，静养了3个月也没见好转。后来在一位老医生的指导下，用受伤的胳膊伸直，侧身贴墙的方法来康复。开始时手也伸不直，身也贴不紧，每次只能贴墙 10 秒钟。后来逐渐增加到半分钟、1 分钟、2 分钟，最大限度延长时间，每天贴墙的次数也从 2～3 次，增加到 7～8 次。20 天后逐渐好转，贴了不到两个月，肩周炎奇迹般地痊愈了。实践告诉我肩周炎养不好，依靠运动能治愈。

这次空中俯卧撑用力过猛导致肩周炎，又给我上了一堂健康教育课，做任何事情都要有度。凡事皆有度，失度必失误，一旦过度就会给自己造成伤害。看电子屏幕过度，眼睛受伤害；久坐过度，腰椎间盘受到伤害；走路过度，膝关节受到伤害等。好在我及时认识到了，并进行了修正，才避免了更大的损伤。

清朝诗人钱德苍有一首打油诗《不知足》："终日奔波只为饥，方才一饱又思衣。衣食两般皆具足，又想娇容美貌妻。娶得美妻生下子，恨无田地少根基。买得田园多广阔，出入无船少马骑。槽头拴了骡和马，叹无官职被人欺。县丞主簿还嫌小，又要朝中挂紫衣。作了皇帝求仙术，更想跨鹤登天梯。若要世人心里足，除非南柯一梦分。"把人的贪婪本性刻画得入木三分，发人深省。

不是吗？我在求知欲、事业欲、创新欲、交友欲等方面，就一度很贪婪。在求知欲方面，上夜大、读刊大，起早贪黑学习，每天忙得焦头烂额；在事业欲方面，宁可身受苦，不让脸受热，事事追求完美；在创新欲方面，珍惜岗位，殚精竭虑地钻研，干什么工作都争取与别人不一样；在交友欲方面，结识新朋友，不忘老朋友，有一个人一件事不满意，我都会心存自责，寝食难安。结果，美好的理想实现了，却给自己的身心健康带来了隐患。

事实告诉了我，作为一位患有高血压、高脂血症、动脉粥样硬化等基础性疾病的我，如果再不注意劳逸结合，欲望无度，身体和心理长期处于过度疲劳状态，一旦发展到心肌梗死、脑梗死或脑出血，一切都无法挽回了。

2. 健康到猝死，距离仅五步

当年，正当我处于工作过度劳累、心理过度劳累的困境时，我身边熟悉的人连续发生五起"过劳死"事件。再加上我自身的经历和教训，耳边敲响了健康的警钟。

有一位老同事的儿子，贷款买了一台大货车到省城跑运输。为了尽快挣钱还贷娶媳妇，他既当老板又当司机，每个环节都亲力亲为。起五更爬半夜，饭也吃不好，觉也睡不稳，天天疲于奔命。经营不到 7 年，挣到了一些钱，却突发心肌梗死，年仅 26 岁。此后不久，我的另一位个体户朋友，经营着一家装潢商店，还兼营一家供水设备厂。白天业务繁忙、事必躬亲，晚上客户、朋友应接不暇。最后在酒桌上突发心肌梗死，年仅 49 岁。还有一位企业高管，工作经常是"五加二""白加黑"。不但每天工作到深夜，休息日很少休息，身体逐渐肥胖，血压血脂不断升高，但他仍然满不在乎。一天早晨起床去卫生间，突发心肌梗死，年仅 48 岁。那一年，我们单位两位年富力强的中层干部相继心脏病猝死，一位 48 岁、一位 51 岁。大家说他俩是工作狂，累死的。

不到两年时间，我熟悉的五位中青年人先后猝死，让我悲痛，更令我震惊。为什么会发生猝死呢？我请教了胡大一教授，他告诉我说："其实从健康到猝死，距离仅五步。"

第一步，死于对健康的"无知"。缺乏预防知识，缺乏对健康的忧患意识，这在"白骨精"（白领、骨干、精英）人群中尤为突出。他们白天忙于工作，晚上忙于应酬，很少有人把自己的健康放在心上。

第二步，死于不健康的生活方式。如大量饮酒、吸烟，缺少运动，生活不规律、熬夜、精神紧张、压力增大、饮食不健康等。生活方式不健康是导致猝死的元凶。

第三步，死于心血管疾病。由于长期生活方式不健康，必然导致身体肥胖、高血压、高脂血症、糖尿病，促进人体动脉粥样硬化形成。动脉粥样硬化被称作"沉默杀手"，突然发作往往让人猝不及防。

第四步，死于长期过度劳累。工作时间过长，劳动强度过大，应酬次数过频，作息时间不规律，再加上紧张、焦虑、抑郁等精神因素，他们长时间处于精疲力竭的状态。此时冠状动脉中的斑块，就如同皮薄馅大的饺子一样，极易破裂、脱落，没有症状，也没有先兆，却能突然给人致命一击。

第五步，死于"瓜熟蒂落"。当这些人的血压、血脂、血糖和动脉粥样硬化发展到一定程度，突然遇到精神紧张、心理压力大、大量饮酒、经常熬夜、冷暖温差过大、大便用力过猛等诱发因素，促使血压突然升高，动脉斑块一旦破裂、脱落，就会形成血栓，流到哪里就堵到哪里，堵塞脑动脉，导致脑梗死；堵塞冠状动脉，导致心肌梗死；堵塞下肢血管，就会导致腿脚坏死；堵塞肺部血管，易引发肺栓塞……

通过向胡大一教授学习和请教，我明白了从健康到猝死的五步中，我已经走到了第四步。患有高血压、高脂血症、动脉粥样硬化，冠状动脉已经堵了 60%。在这种情况下，我仍然没有意识到问题的严重性，还在"五加二""白加黑"地拼命工作。这已经到了生死攸关的地步，想想十分可怕。

认识到了问题的严重性以后，我立刻做了三个方面的研究分析。一是对自己的身体状态进行研究分析，我已走到了第四步，每步是怎样想的，又是怎样做的。二是对身边的心血管疾病患者群进行研究分析，看看他们有哪些经历和教训。三是对身边猝死的人的同事、朋友、亲属中开展调研分析，看看他们工作和生活的轨迹与猝死的原因是什么。通过"五步"人群的调研总结，不仅为自己，也是为了更多的人预防猝死，改变不良生活方式和工作习惯。

第一步，对健康"无知"人群的调研。我在走访调查时发现，很多"白骨精"人士中，他们有渊博的社会知识，有精深的专业知识，很多人还有一技之长，但就是缺少养生保健知识，是"健康盲"。我问过很多心脑血管病患者"什么是健康？"都说"身体没病就是健康"，绝大多数人对世界卫生组织规范的健康定义"健康包括身体健康、心理健康和社会适应三部分"一无所知。我又问过一些人，"世界卫生组织提出的健康四大基石听说过吗？""没听说过"，回答得很干脆。我又拿出"膳食宝塔"给一些人看，绝大多数人从来没看过或者根本一无所知。

在走访和调查时还发现，绝大多数人缺乏基本的生活常识，如擤鼻涕、抠耳朵、刷牙、漱口、洗手、泡脚等，方法不正确。他们和我当年一样，对所有养生保健知识一窍不通，所有的生活习惯，都是效仿前辈、效仿他人。不懂、不学，也不信，人人自我感觉良好，个个怕被别人改变。

第二步，对不良生活方式人群的调研。我在走访调查时发现，所有的"白骨精"人群中，基本上都是工作条件优越，家庭生活富足，社会交往广泛。由于缺乏养生保健知识，傻吃、胡喝、瞎抽、茶睡、懒动，成了某些人的共同特点。有些人把住宾馆、吃饭店、坐小车、乘电梯，当成工作与生活中的必然，去恣意享受而毫不在意；有些人把抽烟、喝酒、聚会、熬夜，当作一种必需的社会交际方式而放纵无度；还有一些人把通宵达旦打麻将、去歌厅嗨歌、玩电子游戏，当成幸福快乐去追求而乐此不疲……

在走访和调查时还发现，绝大多数人不仅"吃喝拉撒睡"生命五要素的方式不健康，方法也不正确，很多人的活法与我当年一样，把这些不健康的生活方式当成人生的追求。不健康的生活方式必然导致慢性病，所以胡大一教授说："生活方式不健康是导致猝死的源头。"

第三步，对患有生活方式病人群的调研。我在走访调查时发现，凡是生活方式不健康的人，最后都会导致身体肥胖，血压、血脂、血糖、尿酸异常，动脉开始粥样硬化。甚至有些人不愿参加体检，总认为自己年纪轻轻，身体没病不用体检；有些人害怕体检，怕检查出疾病，因此找人替检，掩耳盗铃。还有一些人，把体检当成工作任务，参加检查就算完成了任务，各项指标异常不异常，既不明白，也不在乎。互相一看，体形你胖我也胖。互相一问，血压血脂血糖，你高我也高。于是认为自己没问题，继续这种不健康的生活方式。

日常生活里很多人认为，人吃五谷杂粮哪有不生病的？到了一定的年龄，身体胖一点儿，各项指标高一点儿是正常。很多人的行为和我当年一样，吃肉无节制、喝酒不计量、吸烟无度、熬夜无数，不愿意运动，对此还没有引起警觉。现在为什么心肌梗死、脑梗死、脑出血的患者多？关键是患上心脑血管等基础疾病的人太多，这都和不良的生活方式有直接关联。所以胡大一教授说，动脉粥样硬化是"沉默杀手"。

第四步，对长期过度劳累人群的调研。我在走访调研时发现，社会竞争激烈，工作生活节奏加快，生存压力变大，致使很多"白骨精"阶层，工作时间长、劳动强度大、社会应酬多、心理压力重、生活无规律，"五加二""白加黑"成了这些人工作和生活的常态。正像《黄帝内经》中所说的，"久视伤血、久卧伤气、久坐伤肉、久立伤骨、久行伤筋。"长期过度劳累，必然造成人体器官的损伤。

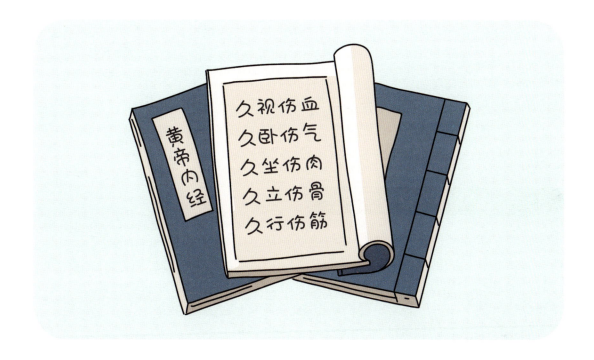

前文我讲过自己的经历。生活中，由于长时间用眼过劳，眼球充血；长时间久坐过劳，伤及腰椎间盘肌肉；平时运动量少，突然快走，伤及膝关节；做俯卧撑突然用力过猛，伤及肩关节等。这些都被古代医学称为"过劳伤"，即由于过度劳累而引起的内伤或对人体器官造成的损伤。由于工作时间长，劳动强度大，心理压力大，再加上生活方式不健康、生活不规律，结果患了肥胖症、高血压、高脂血症、高尿酸血症、脂肪肝、动脉粥样硬化，冠状动脉已经堵到60%，这些被现代医学称为"过劳病"。如果患上这些心脑血管疾病，再继续过度劳累，必然使病情不断恶化，把自己推向危险的边缘。

根据我自身的教训和其他案例，使我彻底明白，现在猝死的人这么多，而且越来越年轻化，关键是在日常工作和生活中，长期处于过度疲劳的人太多了。所以胡大一教授说："动脉粥样斑块的形成，就像用久了的'自来水管'，长年累月地冲刷使水管的内面破损，砂石杂质越积越多，最后使水管内侧狭窄。血管形成斑块，斑块又像皮薄馅大的饺子，很容易破裂、脱落。"

第五步，对猝死人群诱发因素的调研。当人的血管中动脉粥样斑块积累到一定程度时，就如同一个"炸药包"安装在冠状动脉内，如果这时遇到诱发因素，如压力过大、情绪激动，大量吸烟或被动吸烟，肥胖且暴饮暴食，运动过量或剧烈运动，连续熬夜睡眠不足，体感温差过大，便秘且用力过猛，吃得太咸太甜，大量饮酒、喝咖啡、纵欲过度等，就如同点燃了引爆装置，人体血管中的血压迅速升高，"炸药包"立刻爆炸。血管中斑块破裂、脱落，一旦堵塞了主动脉，心脏供血就会停止，心脏的跳动也就停止了。

国家心血管中心统计，我国每年死于心脏猝死的人数高达 55 万人以上，平均每天有上千人，猝死现象越发严重，而且呈现年轻化趋势。不少风华正茂的青壮年人，突然间暴病而亡，不能不叫人扼腕叹息。

所有猝死者大都具有三个特点：一是身体发胖；二是患有高血压和动脉粥样硬化；三是生活方式不健康，长期过度劳累。所以这就验证了胡大一教授的话："他们死于'无知'，死于不健康的生活方式，死于长期过度劳累。"

3. 生活有规律，劳逸要结合

通过不断的学习和实践，使我对生活规律、工作节奏、劳逸结合有了一个全新的认识。例如人的生命活动主要有五种方式，即视、卧、坐、立、行。这五种方式有静有动、有劳有逸，在活动中既不能过静过逸，也不能过动过劳。否则就会让身体的某个部位和器官出现不适与损伤，乃至患上诸多疾病，甚至导致猝死。所以必须把这些血的教训当作警钟长鸣，时时提醒自己，注重规律生活，不犯常识性的错误。

怎样做才是生活有规律？规律是不以人的意志为转移的客观存在，是自然法则。生活规律顾名思义：该吃饭、该睡觉、该运动的时间不能随便占用；该上班、该工作、该劳动的时间不能随便延长；该娱乐、该休闲、该度假的时间更不能随便挤占。身体的休息不仅仅是体力的恢复，更重要的是精神心理的放松。

生活有规律是人体保健的基本要求。人有规律的、周期性的生理活动称为生物钟。生物钟需要稳定性和规律性，如果被打破，就会导致人的精神和体能受到损伤。因此，安排好自己每一天的起居、饮食、运动、休闲和娱乐，规划好自己每一天的工作、学习、社交、家务，对于健康快乐人生都有特殊的意义。

虽然世界卫生组织提出的"健康四大基石"，王陇德院士提出应加上"充足睡眠"，在我看来还应该加上"生活规律"，即"合理膳食、适量运动、戒烟限酒、心理平衡、充足睡眠、生活规律"，并且这是身体健康非常重要的一块基石。如果一个人长期生活不规律，不会休息和休闲，必然导致过度劳累，最后损伤身心健康。

（1）生活有规律

让自己的身体健康有保障，养成良好的生活方式和生活规律，我体会起码要做到以下几点：

一是睡眠形成规律。睡眠是生命的基本需要，如同空气、食物和水一样重要。一个人因每天工作和生活中所导致的身心疲劳，主要靠充足睡眠来恢复。我每天基本做到晚上9点前睡觉，早上5点前起床。保证每天7～8小时的睡眠，午睡30分钟左右。晚上的宴会尽量少参加，人多的酒局尽量不参加，一旦参加不要超过晚上8点，不能让各种应酬影响到睡眠。每天早睡早起的睡眠规律一般不会被打乱。

二是三餐形成规律。合理膳食是健康的基础，坚持一日三餐定时定量的饮食习惯是人所必需的。早餐吃好，7点前用餐；午餐吃饱，12点前用餐；晚餐吃少，6点前用餐。每天吃好三顿饭，有规律的饮食，既可以保持身体正常新陈代谢的状态，又可以缓解身体疲劳状态，主观上也能防止饥一顿饱一顿所导致的身体倦怠和精神不振。

三是运动形成规律。生命在于运动，这是简单的常识，但是做到坚持运动，持之以恒并非易事。我每天坚持有规律的四项运动，即每天户外集中快走6000步；睡前室内做平板支撑80秒钟；早晨起床前做"自我保健五宜"；晚餐后隔两天做一次上斜俯卧撑，并且定时、定量。其他的活动都不能随意侵占这四项运动时间，养成每天规律运动习惯，以防止身体臃肿、心肺功能减退、全身肌肉萎缩而导致体力下降和身体疲倦。

除了有规律的三餐、运动、睡眠以外，我在其他日常生活中的所有活动，也都形成了规律。如每天早晨起床后叠被褥、上厕所后定期量体重、喝一杯白开水、自学半小时、走步前用凉水冲洗鼻腔和洗脸、走完步后回家拖地等。又如上下午每隔一个半小时左右喝一杯白开水，两餐之间吃水果、坚果，晚6点钟后看《健康之路》，7点钟看《新闻联播》。睡前热水泡脚20分钟，再喝一杯温白开水等，每一个生活细节都是有规律的。

我认为有规律的生活，不仅是一种生活方式，也是一种积极的生活态度，一种自我管理能力，一种奋发向上的力量，更是一种奋斗、自律的人生。

（2）工作休息两不误

养成良好的工作习惯，把握好工作节奏，不仅能提高工作效率，更有利于身心健康。

工作安排有节奏。每一项工作都离不开计划、组织、指挥、协调、控制等全过程管理，其中规划和计划一定提前安排好，以免打乱仗。首先，年度、季度做成几件事要有规划。其次，每个月、每一周要完成几项任务要有计划，特别是每周从周一到周五具体做什么，要思路清晰，任务明确。最后，具体工作要狠抓落实，并按照工作性质和轻、重、缓、急，确定哪项在先，哪项在后。轻松应对，有张有弛。凡是需要团队配合的工作，一定做到事事有人管，人人有专责，责任有期限，让所有工作落地有声。大家都感到忙时有价值，闲时有滋味，张弛有节奏，健康有保障。

工作出差有节奏。我每次出差都尽量执行日常的生活作息制度，重点把握三个方面。一是规划整个出差行程的同时，规划好三餐、睡眠、运动和休息时间，尽量争取按时吃饭、按时睡觉、按时运动。二是尽量避免晚上赶路、出差"连轴转"的现象。三是有一些聚会、宴请，也要尽量安排在工作餐中，尽量不打乱生活规律。

工作交流有节奏。为了减少工作中的无效交流，我坚持沟通、协调中的三条原则。一是能用文件、报告、通知、电话、短信沟通的事，一般不见面，更不用开会，这样往往更有效率。二是到外地参会、办事，不外出就餐，更不参加宴请，这样缩短很多在外停留时间。三是同事间沟通，朋友间来往，老乡间交流，尽量从简。如微信留言、视频通话，赶上饭时尽量吃工作餐，既不耽误交流也不会导致身心疲惫。

有节律地工作，有效率地工作，不仅是一种工作习惯，也是一种严谨细致的工作态度，是一种科学的工作方法，更是一种哲学和智慧的人生。

（3）劳逸要结合

人们常说"身体是革命的本钱"，身体更是生命的本钱。没有一个好身体，生活不可能有好质量，工作也不可能有高效率，更不可能长寿。法国小说家巴尔扎克说过："有规律的生活，是健康和长寿的秘诀。"淡泊名利、动静相济、劳逸结合，这是人健康的保障。为此，我在养成良好的生活规律和工作节律的前提下，基本上做到了劳逸相结合：脑力劳动与体力劳动相结合，工作与休息相结合，休闲和娱乐相结合。

脑力劳动与体力劳动相结合。在岗期间，每天开会、沟通、协调、学习、写作、应酬等，这些都属于脑力劳动。专家说："体力劳动要花力气，身体需要消耗相当多的氧气和能量。脑力劳动虽然看不出吃力，实际上机体消耗不亚于体力劳动，同样需要消耗大量氧气和能量。"事实正是如此，脑力劳动过分紧张或持续时间过长，氧气和能量供不应求，常常出现思维混乱，反应迟钝、注意力不集中、记忆力下降，工作效率低，最后导致脑疲劳、身疲惫。

为了防止出现身心疲倦的现象，我每天在紧张的工作之余，都要适当从事一些身体运动或体力劳动，以缓解脑力劳动所带来的紧张和压力。

碎片时间走走路。开会时间长了，茶歇喝杯水，走几圈；看电脑写材料时间长了，歇一会儿吃点水果，到室外转一转，眼睛往远处看一看；长时间坐在办公室里，起来走几层楼梯，让全身血液迅速流动起来。

工作之余多运动。两场会议间歇时间，起来伸伸胳膊，踢踢腿，扭扭腰，让全身动起来，以此消除身体疲劳；接待客人空闲时间，在原地跑跑步，空手跳跳绳，适当做几个拉伸运动，让身体出点儿汗，以此缓解压力；完成一项工作后，回到办公室举举哑铃，拉拉弹力带，空手跳跳绳让身体松弛，让精神放松。

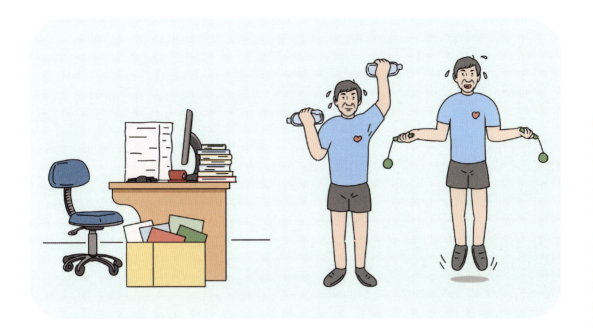

第一章

第二章

第三章

第四章

　　挤点时间去劳动。上班时早一点儿到办公室，浇浇花、扫扫地、擦擦桌椅。回到家里也把家务活儿担起来，把简单劳动反复做。拖地一遍不够就拖两遍、三遍，把客厅当成运动场，每拖一遍地，步数排行榜中又增加500步。

　　在紧张繁忙的脑力劳动过程中，把适当的身体运动、体力劳动结合起来，可以调节情绪，缓解压力，舒展身心，可谓一举多得。

　　工作与休息相结合。既要会工作，也要会休息。所谓会休息，就是业余时间能够找点简单轻松愉悦的事儿来做，而不是躺下看手机或是睡懒觉。

　　一是在家养几盆花，种几盆蔬菜。经常给它们浇浇水、施施肥、通通风，观赏鲜花盛开，品尝果实美味，也蛮有情趣。有条件养点儿观赏鱼，经常观察它们的游动习性，也很开心。

　　二是每天早晨起床后自学半小时。正所谓活到老学到老，不断提升自我修养和能力。每天晚上看看知识性、趣味性的电视节目，从中了解时事，学习知识，开阔视野。

　　三是多交一些朋友。在朋友圈中发布一些健康信息。如在步数排行榜中为走完一万步的朋友点个赞；经常与同事、朋友、老乡电话中交流，微信中沟通；在朋友圈中发布一些问候、祝福、祝贺、赞美和养生保健信息等。开心的事一起分享，快乐时光一起拥有。

四是晚饭后同家人、左邻右舍一起，在小区院内，附近广场和公园里散散步、观观景、聊聊天等。

休闲与娱乐相结合。结束一周忙碌的工作，利用双休日、节假日从事一些休闲和娱乐活动，放松心情，缓解疲劳。

休息时间一般侧重于休闲，从生活中寻找乐趣。和家人一起买菜、逛商店；约几个朋友到公园走步、赏花、观景，更是休闲的好选择；有时约几个亲友到湖边、河边、鱼塘看垂钓，买点鱼，在大自然中享受生活乐趣，更是其乐融融；有时约邻居到果园、瓜园、蔬菜基地或附近旅游景点，去爬山、观光、采摘点瓜果蔬菜等，让生活充满阳光，在休闲中得到了最好的休息。

娱乐一般要侧重于趣味好玩，从玩中寻找快乐。有时与家人一起看看电视，坐下来研究一下如何烹饪美食，再赛赛厨艺；有时与邻居们打打篮球、下下棋、玩玩扑克；有时约几个亲友家庭出去唱几首歌、跳一场交际舞等，将自己从烦冗的工作事务中解脱出来，放松一下。

休闲娱乐是结交朋友的最好时机，在交际中体验亲情和友情。可以约几个情投意合的"莫逆之交"，一起去旅游；或者约几个感情深厚的"忘年之交"一起喝个茶；或者与幼年时期的"总角之交"通个电话，视频聊天；或者约几个亲密坦诚的"君子之交"一起欣赏戏剧歌舞，泡泡温泉，吃顿便餐等。要尽量远离"酒肉之交"的所谓朋友，少一些外出就餐和没必要的应酬，特别是那些无止无休又很无聊的酒局，它会使你的身心更加疲惫。

总而言之，无论从事什么职业，无论在哪里生活，生活要有规律，劳逸也要结合。因为，只有身心健康才是快乐人生的基本保障。

4.别过累的偏见和误区

误区之一：工作太紧张，放松玩麻将

有一位朋友，上班时间忙得不可开交，十分疲惫。经朋友的引荐，每到双休日就玩麻将。刚开始玩时，还有时间约束。可是到后来上了瘾，就毫无节制，有时玩一天加半宿，偶尔还玩上两天加两个半宿。四个人玩麻将，三个人吸烟。饿了就叫外卖，或买一些熟食应付了事。有一天，他玩着玩着突然感到胸闷呼吸困难、胸部疼痛、四肢无力，人也近乎瘫倒了。大家马上叫来"120"救护车把他送到了医院，诊断结果是突发性心肌梗死，经一番抢救才脱离了危险。

还有一位朋友，每天业务非常繁忙，在电脑旁一坐就是七八个小时。脖子经常僵硬疼痛，时不时按摩一会儿缓解一下。他的唯一爱好就是打麻将，每到双休日都有固定的地点和"麻友"，玩起麻将来饭也顾不得吃，觉也顾不得睡，更别谈运动了。他认为，玩麻将就是休息，也是运动，还能放松心情，愉悦精神。因此，多年坚持，很少间断。有一天，他正全神贯注地玩着，突然眼前一黑，昏厥过去。在场的人都吓坏了，赶紧送他到医院，一检查是颈椎病发作了。医生告诉他，颈椎病高发多在"低头族"的人群里。这个病因主要是长时间低着头，保持一个姿势，比如长时间盯着电脑，或坐着不动打麻将，颈椎的生理曲度受到损伤和改变，这两点恰恰他都具备。

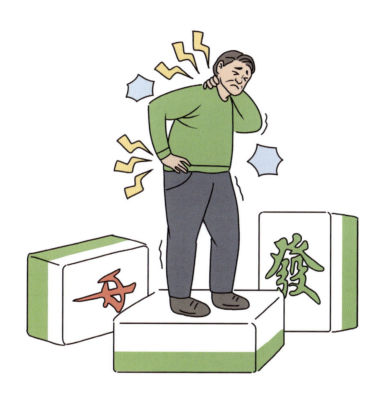

第一章

第二章

第三章

第四章

　　当下，人们的生活节奏越来越快，尤其是上班族，工作压力大，每天都在繁忙紧张的氛围中度过。好不容易盼到双休日，就找几位老友玩麻将放松一下。可是玩着玩着就上了瘾，经常一坐就是十来个小时，比上班时间还长。有些人认为玩麻将是最好的休息，心情愉悦、锻炼大脑、结交朋友，因此越玩越恋、越玩越上瘾。有的人把玩麻将当成了消磨时间的唯一方法，退休后一天也不闲着。

　　专家认为，很多上班族平时工作很累，如果双休日再长时间玩麻将更是累上加累，问题就出现在久坐不动上。人长时间坐着不活动，血流减缓，体内代谢减慢，关节活动减少，腰椎、颈椎负担过重，臀部肌肉受压迫，精神紧张，脑神经疲劳。如果本人再患有基础性疾病，如高血压、糖尿病、冠心病、腰椎或颈椎损伤，再加上室内烟雾缭绕、长时间熬夜、牌势转换带来的紧张压力等因素，就会增加心脑血管疾病的发病风险，更容易引起腰椎间盘突出、颈椎关节移位、前列腺增生和尿失禁等疾病。

为了缓解工作紧张压力，应从以下两个方面来调解。

一是要学会忙里偷闲。俄罗斯总统普京日理万机，仍然抽时间打冰球、练柔道和骑马。英国首相丘吉尔，即使在战事最紧张时的周末，还坚持游泳，在大选白热化时期，他仍坚持钓鱼，刚走下演讲台就去画画。他们肩负重任，工作繁忙，但始终坚持忙里偷闲，既不耽搁工作，又锻炼了身体，还愉悦了心情。

胡大一教授也给我们作出了榜样。他在繁忙的工作和会议期间，经常忙里偷闲，挤出时间去走步，和大家一起交流。可见，会工作很重要，工作中忙里偷闲会休息更为重要。

二是要学会利用业余时间休闲。以各种"玩"的方式来求得身心调节和放松，消除体力的疲劳和精神上的压力。玩的方式包括：走步、跳舞、下棋、演奏乐器、访亲会友、逛街、聚会、观光、旅游、钓鱼、到果蔬园采摘等，缓解压力、陶冶情操。如果短时间玩一玩麻将也是可以的，权当娱乐，换换脑筋，但不能迷恋，不能久坐。

总之，在工作中要学会缓解劳累，在休息中不要制造劳累，久坐必生累，累久必生病。

误区之二：有活抓紧干，躺着是休息

有一天，我和四位朋友一起聊健康。通过聊天才知道，他们四人中三位患有腰椎间盘突出症。一位是单位打字员，每天坐在电脑前，一坐就是半天，累了就在沙发上躺一会儿。第二位是机关干部，每天办公、开会，一坐就是一整天。回到家，做饭、洗衣、搞卫生一口气干完，累了就到床上躺一会儿，躺着成了她的休息方式。第三位是民企老总，工作紧张忙碌。业余时间去走步，一走就是一两个小时，回家之后，或歪着看手机，或躺着看电视，有时一看也是一两个小时。这三个人都有一个共同的习惯——愿意躺着，他们又都患上了同一种慢性病——腰椎间盘突出症。

有些人总喜欢白天躺着，自认为："站着不如坐着，坐着不如躺着。"因此，当工作过累、家务活过重、运动量过大，甚至在饭后，他们的第一反应就是"去躺一会儿吧""直直腰，平平胃"。他们认为，躺着是最好的休息。

胡大一教授指出，经常躺着不动，首先会导致消化能力降低。躺着的时候，胃肠道的蠕动会减慢，久而久之，消化器官退化，胃肠道疾病就会产生。其次会导致身体血液循环减慢，人体基础代谢速度下降，会使食物内所含有的热量直接转换成脂肪，从而导致身体肥胖，诱发三高和心脑血管疾病。三是容易导致腰肌劳损，腰椎长时间保持一个姿势，或腰背部骨骼长时间处于弯曲状态，特别是"葛优躺"，看电视、看手机，更容易导致腰椎间盘突出症。胡大一教授认为："如果走路一次走得又快又多，累了一躺就是 1～2 小时，等于白走了。"

中医认为，久坐伤肉，久卧伤气，上班族是久坐的代表，爱躺着的人是久卧的典型。这类人群有一个共同特点，脾胃不好，肌肉关节损伤，更容易引发腰椎、颈椎疾病。所以，上班族要科学安排工作、学习、运动以及做家务的时间和强度，都不要时间过长、过累。感到劳累时，要适当休息。学会忙里偷闲，看看报刊，喝杯茶，打个电话与同事聊聊天，利用碎片时间走走步。饭后更不要躺着，吃完饭后主动刷刷碗、洗洗手、漱漱口，借机活动活动。站在窗前观观景，站着看看电视，适当扭扭腰，伸伸胳膊，做一些拉伸运动等。切记《黄帝内经》中所说："久视伤血，久卧伤气，久坐伤肉，久立伤骨，久行伤筋。"凡事讲究适度。

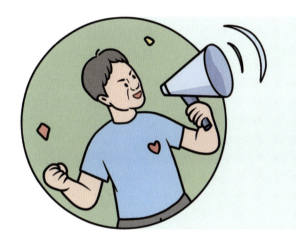

我总结：

别过累，会休闲，

轻松愉悦每一天，

工作休息两不误，

凡事有度不极端。

第一章

第二章

第三章

第四章

九 乐助人，存善念

　　小时候，父亲给我讲过"盲人提灯笼"的故事，至今记忆犹新。说的是一位盲人，夜里提着灯笼行走在漆黑的小路上。看到的人们都很不理解，笑他是"瞎子点灯——白费蜡"。更有好奇的人上前问他，你打灯笼不是"多此一举"吗？盲人却笑呵呵地回答说："我提灯笼不是为了给自己照路，而是为了让别人看见光亮，彼此才不会误撞。你看，我的灯笼为别人带来了方便，别人也常常热情帮助我，搀扶我安全走过一个个沟沟坎坎。我心里想着别人，也帮助了自己。所以，晚上出门时我总是提着一盏灯笼。"父亲在讲完这个故事后又对我说："人生在世，要让自己一辈子平平安安，就应有盲人走夜路提灯笼的精神。遇事多为别人着想，其实也是为自己着想。与人方便，就是与己方便。"

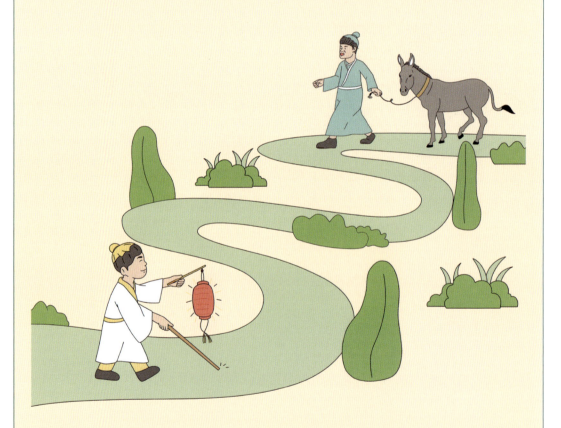

　　随着年龄的增长，这些遥远的记忆不但没有模糊，反而更加清晰。这个故事也深深扎根在心里，它伴随我的人生，激励着我，约束着我。父亲是想告诉我用大爱之心做事，用感恩之心做人，所以帮助别人就是成长自己、快乐自己、成就自己，这也是我几十年做人做事所恪守的原则。

1. 少小助人，成长自己

每个人从小到大，都要经历许许多多的事情，都有自己的故事。有些随着时光流逝，会渐渐地淡忘了，但有些似乎平常的事情，却能永久留在记忆中，甚至影响你的一生。

我小学二年级盛夏的一天，在放学路上，突然电闪雷鸣、浓云密布，雨点随之噼里啪啦地砸了下来。正像老人们所说："六月天，孩子脸——说变就变。"我没有带任何雨具，就顶着书包往家跑。跑着跑着，突然看见路旁的空地上码着一大垛正在晾晒的土坯，坯垛旁还有几张席子，这是为防雨准备的。我来不及多想，赶忙跑过去，拿起席子把土坯垛苫了起来，刚苫好了土坯垛，倾盆大雨从天而降。雨没有淋到土坯，我却被浇成了"落汤鸡"。当时虽然冷得浑身发抖，可心里却热乎乎的。我不知道土坯是谁家的，但我知道这一垛土坯如果被大雨一浇就会变成一摊烂泥，所有辛苦劳动付出都白费了。我的举手之劳为不相识的人避免了损失，心里真的很高兴。能默默无闻当上一回好人，帮助了别人真的很有成就感。

小学三年级时，班里来了新同学小军。因他曾患过小儿麻痹症，所以走起路来一瘸一拐的。一个冬天，正下着大雪，他在我前面走着走着突然滑倒了，我赶紧跑过去把他扶起来，一直搀着他走到学校。这时我就想，天气不好时他需要有人帮助。从此，不论刮风、下雨或大雪天，我都去找他一块上学，一起回家。每当我看见他那微笑的面孔和感激的目光时，我心里总是甜丝丝的。后来他当了学习委员，教了我很多好的学习方法，我们俩也成了最要好的同学。

小学四年级的一天，班主任老师向全班同学们说："我们班取暖的引柴就要烧没了，取暖期还有一周时间，哪位同学家里有豆根，明天拿来一筐，以解燃眉之急。"老师话音刚落，我举手说："老师！我家有，是去年秋天我自己拔的。""谢谢胡亚民同学，明天拿来一筐就够了。"

第二天早上，我挎了一大筐豆根，满头大汗走进教室，同学们都投以赞许的目光。小小豆根引燃了铁炉中的煤炭，暖融融的教室里充满了温馨的气氛，它温暖了老师和全班同学的手脚，更加温暖了我自己的心灵。

少年时代，受雷锋、张思德、白求恩精神的熏陶和影响，我把做好人好事儿当成平日里的追求，虽然都是生活中的小事儿，有些别人并不知道，甚至自己做完也都忘记了，但它让我感到生活很充实，充满了乐趣，也促进我学习不断进步。

1965年，我要参加小学升初中考试，那时的考试和现在高考一样，竞争非常激烈，招生学校会根据分数从高到低录取新生。那天我走进考场翻开语文考卷时，作文的题目竟然是《这不是一件小事》。就在那一刻，以往我做过的那些小事一件件地浮现在眼前。当时我在想，这些在常人眼里是微不足道的，最普通、最平淡的小事，对我来说件件都是充满爱心、助人为乐的大事。雷锋同志"把有限的生命，投入到无限的为人民服务之中去。"不就是从这些小事做起的吗？白求恩大夫不远万里来到中国，"表现在他对工作的极端的负责任，对同志对人民的极端的热忱。""一个人的能力有大小，但只要有这点精神，就是一个高尚的人，一个纯粹的人，一个有道德的人，一个脱离了低级趣味的人，一个有益于人民的人。"我要听毛主席的话，向雷锋、白求恩学习，做一个毫不利己，专门利人的人。想到这里，我就把我做过的三件小事，连同这些想法，完整地写在试卷作文里。

正是这篇《这不是一件小事》的作文获得高分，我以优异的成绩考入了农安县第六中学，继续了我的求学之路。当接到入学通知书时，我仿佛成熟了许多。

至今，回想起少年时做过的一件件小事，那是我向英雄学习的信念与实践，它几乎影响了我的一生，是我"帮助别人，成长自己"这个信念的起点。

2. 生活助人，快乐自己

青少年时，我住在小镇上，后来下乡当"知青"，又到工厂当技术工人，就是这段时间学了三门技术：用旋网打鱼、修理自行车、电气维修。整个学习过程中，得到邻居、师傅和同事们的热心帮助，使我熟练掌握了这些专业技术，有了更多为他人服务的能力。就这三件事，回想起来，让我永远沉浸在幸福和快乐之中。

第一门技术，学会用旋网打鱼。我家住的小镇位于松辽平原北部的伊通河与饮马河的交汇处，两河在这里汇合流入松花江，人称"九河下梢"。20世纪60年代，这里水草丰盛，保留着原生态。只要有水的地方就有鱼，什么鲢鱼、鲤鱼、鲫鱼、鲇鱼、川丁子鱼、白漂子鱼、泥鳅鱼、老头鱼等，随处可见。

我家的一个邻居姓郭，男人以打鱼为生，家里有5个孩子，生活十分困难。郭家的大儿子叫郭强子，十来岁的孩子夏天仍一丝不挂，光溜溜地满大街跑，裤子没得穿，也就不知道什么是尊严了。有一天，他到我家来玩儿，我看见他不穿衣服很不顺眼，就找了一件我穿过的短裤给他穿上，大小正合适。"送给你了，你就穿着吧。"郭强子夏天第一次穿上短裤，高兴得连蹦带跳，一个劲儿地叫好。不久天凉了，我又送给他一条旧长裤。郭大叔看到也非常感激，再打鱼时就主动带着我和郭强子。每次去河套时我都帮他背着渔网，拿着鱼篓子，也成了他的好帮手。

郭大叔很会打鱼，每次下河撒网都不空手，打多了就送给我一小盆。在那个年代平常人家能吃到一顿鱼、一顿肉真像过年一样。我高高兴兴拿回家里，母亲也很会炖鱼，每次我都吃不够。我一生爱吃鱼也就是从那时开始的。如今都难忘小时候那个带着酱香的河鱼味道，仔细想来，这是对乡情与亲情的眷恋。

跟着郭大叔捕了几次鱼后，我发现捕鱼不但自己有鱼吃，而且还有很多乐趣，如果自己有一张网，那该多好呀！于是我就请郭大叔帮我织一张网。郭大叔没有拒绝，他说："你现在年龄还小，先用我家那个扒网子试试，如果你能甩动旋网了，我再教你织网做网。"说完就把他家那个扒网子交给了我。我拿到手里一看真的很简单，两个半圆的细木梁固定到一起，像一个张开的河蚌，两道梁上安装一个长木杆做手柄，上梁的半圈起到支撑作用，下梁的半圈上连接一片有底兜的网，网口上固定了一条薄木板。只要挥出长杆带动这个扒网向前往水里一抛，然后迅速拽出水面，就能把鱼捞上来。当天下午我就和郭强子拿着扒网子去捕鱼了。站在河边，郭强子给我当指导，现场示范，第一网下去就捕到了三条小鱼，这让我兴奋不已。郭强子告诉我，有水草的地方鱼更多。于是我找到长满水草的水边一试果然如此，最多一扒网能捞上来十几条小鱼，有时还能捞到一条巴掌大的鲫鱼。我高兴极了，恨不得马上就有一张这样属于自己的网，回来我就央求郭大叔。

郭大叔带我买回网线，又给了我两个织网的梭子，手把手教我如何织网，不到十天一个新的扒网子就做成了。从此，我就自己去捕鱼，每次至少都能捕到二三斤。有时捕多了，母亲就会让我把炖好的鱼给左邻右舍送去一盘半碗的，与大家一起分享。送鱼给谁家都高兴，吃了鱼的大人孩子再见到我时表情都不一样了。帮助别人，真是快乐自己。

时间久了，郭大叔用旋网打鱼对我的吸引力更强了，那是扒网不可比的。旋网捕鱼又多又大，我就求郭大叔教我织旋网。在他的指导下，我用两个月时间把网织好了，郭大叔就帮我在鱼网上拴网坠、系网兜，然后就教我如何撒网。从地面上演练到水面上实践，我很快就学会了撒网捕鱼。从那以后，到了春季，只要江河开化了，我就提着旋网去江河沟汊捕鱼，少则三四斤、多则十几斤。记得一年夏天，连续多天的大雨下得沟满壕平，雨后我带郭强子去捕鱼。涨水后河里的鱼顶水游到沟汊里，待沟汊里的水撒了，鱼都沉淀下来，我一旋网下去，就能打上来二三斤。后来，捕到的鱼自己拿不动了，是郭强子帮我抬到家里的。鱼多了自己也吃不了就送给邻居、同学和亲友。就凭这件事，让我和家人受到了邻里亲友和同学们的拥戴。家里一旦有点儿什么活计，他们都来抢着帮忙，别人家做了好吃的也时常送给我家。这就应验那句老话："你敬我一尺，我敬你一丈。""你对我好一回，我对你好十次。"

第二门技术，学会修理自行车。我做"知青"时，每天都要骑着一辆旧自行车，往返生产队和田间地头。旧自行车经常掉链子，链子一掉，我就找根木棍把链子挑上去继续骑。有时候车轮胎被扎破了，我就买回一瓶胶水、一把锉刀，找几块旧内胎，模仿着修车师傅的方法，自己补上。车圈不平了，我就买一个平车圈的辐条扳手，自己来校正。一来二去，我成了修理自行车的行家里手。很多集体户同学和农村老乡的自行车坏了就来找我。有一次，生产队长要去大队开会，骑上自行车没走多远，发现车胎没气了，他急忙找我，我二话没说，拿出修车工具，很快把自行车修好了。生产队长跨上自行车还说，你小伙子真不错。看着他飞快远去，我心里也很高兴。从此，我会修理自行车的名声传开了。不仅在集体户、生产队里给大家修理自行车，直到参加工作以后很长一段时间里，我都是同事们的义务修理工，有求必应。我的住处成了自行车修理部，还时不时走出去上门服务。义务修理虽然牺牲了许多时间，多了不少麻烦，但是帮助了别人，自己心里也很快乐。那一段时间我走到哪儿，都是最受欢迎的人。

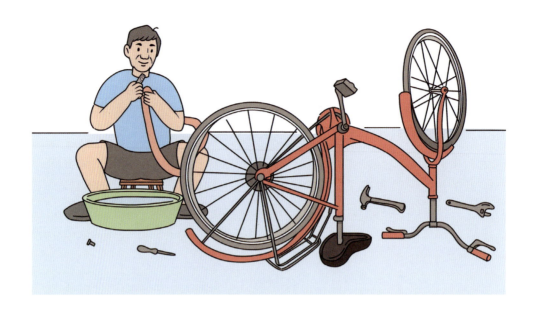

第三门技术，学会电气维修。进城参加工作后，我被分配到电工班，又学了一门电工专业技术。为了早日独当一面，我贪黑起早，刻苦钻研，时间不长不仅技术熟练了，还担任了电工班长，负责企业所有电气设备的安装和维修工作。

我结婚后在县城安家。20世纪70年代，城镇居民的住宅多数是自建的砖瓦房，家家还都有个小仓房。各家安装电表、电气线路、插头插座和灯具，都是自己找人帮忙。一旦电气设施出现故障，也都要自己找人维修。所以电工就成了最受人尊重的工种之一。因为我乐于助人，从不拒绝别人的请求，大家也都愿意找我帮忙。

有一天，我刚要下班，一名装卸工人找到我，说他家电表刀闸中午冒出一股青烟，电灯不亮了，做饭的鼓风机也不转了，让我帮他看看。下班后我们就一起到了他家，检查后发现是短路造成的。我逐一检查家用电器没有问题，又爬到天棚里也没发现问题，最后检查到仓房才发现，是进户线被大风摇在一起造成了短路。故障点找到了，简单处理后一合闸，灯亮了，孩子可以写作业了，鼓风机转了，锅灶上也可以做饭菜了。一家人非常高兴，千恩万谢。我虽然晚了半小时回到家，但是给同事的家庭生活带来了方便，心情非常愉快。

还有一天，机械维修班长找我，他家新盖了三间仓房还没有电灯，让我帮帮忙。我当即给他写了一个材料单，然后利用星期日上午的时间，帮他安装好了仓房里的线路和灯具，我累得满头大汗。为了感谢我，他特意为我准备了一桌酒菜，我借故推辞了。帮人所需而不要回报，这样做心里没负担，感觉也很舒畅。就这一件事，让我俩成了最好的朋友，工作上互相支持，生活中互相关照，直至我离开企业还保持联系。

由于我学到了一门电工专业技术，又愿意帮助别人，因此找我的人也就越来越多。不仅电气线路、设备有故障找我，家用电器出现故障也来找我，如收音机、电视机、洗衣机、电冰箱等出了毛病，都是我的活儿。为了满足大家的需求，我还专门到当时的县广播局维修中心拜师学艺，在技术上提高自己，一时间我就成了万能师傅。有人问我，你帮别人修那么多东西也不挣钱，图个啥呀？我也问自己，到底图个什么呢？其实就是图一个做人的价值。能多掌握一门技术，就多了一种服务的本领，多了一种奉献爱心的能力，也就多了一分快乐。

回想起我青少年时那些助人为乐的往事，真是帮助了别人，快乐了自己，赠人玫瑰，手有余香。它培养了我后来对本职工作勤勤恳恳，不辞辛劳的品质，更让我从中悟出了许多道理。

一是助人为乐，不仅要有爱心，更重要的是掌握服务他人的本领。我学会了修理自行车、维修家用电器，当别人有这些需求时，就自然而然地想到了我，我就有机会、有能力去帮助别人。

二是你帮助别人一次，别人会帮助你一生。我送给了发小郭强子短裤和长裤，他只穿了一年，而他爸爸郭大叔帮我织网，教会我打鱼让我受用了大半辈子。我掌握了撒网技术，直到退休后还经常用旋网去打鱼。有了这个爱好，结交很多养鱼的朋友，享受捕鱼中的快乐，品尝鲜鱼的美味。

三是经常帮助别人，自然就学会了如何与人沟通，如何了解别人的需求。学会了换位思考，人脉自然就好。我在集体户时，大家推选我当户长。当工人时，大家推选我当班长，此后又逐步走上企业领导岗位，使我为人民服务的平台越来越大，这就是帮助别人，快乐自己、成熟自己的结果。

3. 工作助人，成就自己

人到中年，我先在企业工作，后来又到政府部门工作。每当同事们遇到困难或挑战时，我经常伸出援手，帮助他们，这使我心里感到特别幸福。而当我在工作中遇到这样或那样的困难和问题时，也都能得到领导和同事们的帮助，使我渡过一道又一道难关。实践证明：帮助别人不仅成长自己、快乐自己，更重要的是成就了自己。

有三件事至今我都时常想起。

最难忘的一件事，是我在企业工作时，帮助别人写演讲稿。

有一年，县里举办"安全在我心中"演讲大赛，开始在全县各系统和大企业中组织预赛，每个赛区推选出前三名参加县里决赛。我们单位有一名选手在系统预赛中取得第三名，有资格参加县里决赛。但是，当她接到通知时表示不想参加决赛了，因为她对自己的演讲稿没有信心。

当时我想，如果她不去参加总决赛，不仅是她个人的损失，更是我们单位的损失。无论如何，在这个关键的时刻我都应当帮她一把。于是，利用一个晚上，为她重新写了一篇演讲稿。她看后无比兴奋，很快就将稿子背得滚瓜烂熟，然后胸有成竹地走上了总决赛的演讲台。正是这篇演讲稿让她荣获大赛总冠军。演讲者感到无上光荣，无比自豪。那一刻，我也感到很有成就感。我不仅助人为乐，而且还帮助她走向成功。

"各位领导、朋友们，大家好！当我走上今天这个讲台，一个声音仿佛在呐喊，活着的人们啊！千万要注意安全！"

"那是一九八三年冬季的一天，刺骨寒风夹杂着鹅毛大雪，漫天席卷。雪刚刚停下来，我们单位机修班的工友们，就迫不及待地开始组装塔式吊车。十几个人用圆木杠抬着塔身，在口号声中，缓缓地向前移动。由于雪天路滑，塔身突然失去平衡，压着木杠瞬间向右边倒下去。所有抬木杠的人都是用右肩，当塔身向右边倾斜时，木杠自然从右肩上脱离。可是唯有小杨用左肩抬着木杠，那一瞬间他无法躲闪，圆木杠贴着小杨的脖子向右死死压了下去，就在小杨和塔身同时倒地的那一刻，他的头部正好砸在地面上的另一个钢梁上。顿时，鲜血染红了雪地。高挑英俊的小杨当场牺牲，年仅21岁。"

"一九八四年春天的一天，大风刮得电线呜呜作响。我们单位小韩起个大早，赶着大马车到晒粮场上去倒粮。路经粮库院内铁路专用线的道口时，由于库房前的粮垛挡住了视线，大风声淹没了火车头的轰鸣声，当他赶着马车，哼着小调行至铁路道口中央时，火车头反推着二十多节车厢呼啸而来，火车厢正好撞到大马车中间，车马被一起掀翻，在铁轨上被推行三十多米才停了下来。马被当场撞死，小韩的右腿被火车车轮齐刷刷地从大腿根处轧断，22岁的小韩从此失去了右腿。"

"朋友们，牢记安全吧！人的生命只有一次，请你不要为违章蛮干买单，不要为疏忽大意买单，更不要成为漠视安全的牺牲品。为了自己，为了家人，要时刻绷紧安全这根弦，算好安全这本账，念好安全这个经，安全，永远在我心中。"

最快乐的一件事，是我在部门工作时，帮助别人创作节目。

有一年，县里举办"歌唱家乡，振兴黄龙"文艺汇演。有人找到我，让我帮助创作一个节目，虽然这不是我的份内工作，但是盛情难却，我抱着试试看的心理答应了。

写什么内容呢？我首先想到文艺汇演的主题是"歌唱家乡，振兴黄龙"，又联想到家乡的乡镇地名和有名的特产，突然来了灵感。创作一首"家乡地名与特产"的歌词，谱上一支好听的曲子，再加上现代舞伴舞，一定受人欢迎。我把想法与组织者沟通之后，他们非常赞同，一个劲儿表示感谢。于是我用一天时间，把全县各乡镇的名字重新核实一遍，把历史上和现在最出名的特产核查一遍。又利用一个晚上，把全县乡镇的地名与特产串联起来，完整的歌词就形成了。

第一章
第二章
第三章
第四章

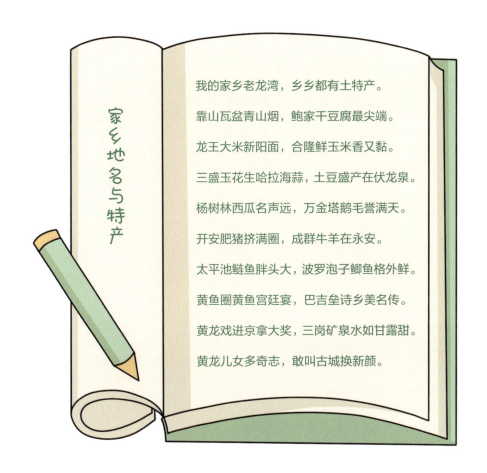

家乡地名与特产

我的家乡老龙湾，乡乡都有土特产。

靠山瓦盆青山烟，鲍家干豆腐最尖端。

龙王大米新阳面，合隆鲜玉米香又黏。

三盛玉花生哈拉海蒜，土豆盛产在伏龙泉。

杨树林西瓜名声远，万金塔鹅毛誉满天。

开安肥猪挤满圈，成群牛羊在永安。

太平池鲢鱼胖头大，波罗泡子鲫鱼格外鲜。

黄鱼圈黄鱼宫廷宴，巴吉垒诗乡美名传。

黄龙戏进京拿大奖，三岗矿泉水如甘露甜。

黄龙儿女多奇志，敢叫古城换新颜。

　　这首歌词被选用，被编成歌伴舞。当报幕员报出节目"家乡地名与特产"时，立即引起在场千余名观众的极大兴趣。表演开始，演员英姿飒爽走上舞台。观众们听到熟悉的地名和特产，欣赏着激情奔放的现代舞，顿时群情激昂，欢声雷动、喝彩声此起彼伏，把整场演出推向了高潮。演出后，该节目被组委会评为最佳创作奖、最佳表演奖，荣获第四届"歌唱家乡，振兴黄龙"全县文艺汇演第一名，他们单位也荣获最佳组织奖。

　　最幸福的一件事，是我在县计划生育局工作时，帮助结扎手术后遗症患者恢复健康。

　　当时我在走访调研过程中了解到，有些施行输卵管结扎手术后的妇女存在后遗症，如刀口感染、术后愈合不良、局部有出血、腹腔内黏连、输卵管积水以及慢性腹痛等。根据病情我组织安排她们分别到省、市、县三级医院进行治疗，由县、乡两级计生技术人员陪护，单位负责治疗费、伙食费、差旅费和误工补助。对那些生产、生活确有困难的家庭，我积极主动协调相关单位进行帮助解决。

　　后遗症患者周某确诊为腹腔内粘连，送到省级医院做了微创手术，5 天后出院，不到一个月就恢复了健康。后遗症患者姜某确诊为术后神经官能症，原因是对手

第一章

第二章

第三章

第四章

术不理解、思想顾虑太多引起的慢性腹痛，病痛折磨她 5 年之久。我帮助她找到市医院心理医生进行疏导，医生告诉她，她的慢性腹痛不是实病，是心理问题。只要心理放松，转移注意力就会逐渐自愈。之后，我又亲自协调乡、村两级政府帮助她家修建猪舍，发展养猪，解决了她的生活困难及其后顾之忧。于是，姜某放下心理包袱，所有的症状逐渐消失。由于采取了积极有效的治疗方法，不到半年，全县的结扎手术后遗症患者全部康复。我为她们提供的一点点帮助，从此改变了她们的生活质量，提高了生活水平，也因此改善了党群、干群关系，这也让我的心里感到无比欣慰。

在此期间，我曾随中国代表团到联合国人口基金会、美国福特基金会，介绍过计划生育优质服务的经验和做法，我们单位被国家人口计生委、国家人社部评为全国计划生育工作先进集体，我们县的计划生育工作成为全国唯一的免检县。我本人被吉林省委、省人民政府授予"吉林省劳动模范"称号。工作中助人，也成就了自己。

4. 老来助人，健康自己

我退休后，有幸加入了胡大一教授带领的"心肺预防与康复"团队，在推动中国心肺预防和康复工作中，被授予"健康达人"称号。后来又进入吉林省健康协会和吉林省健康管理学会，从事慢性病预防与健康管理工作，被推选为副会长。同时还受县里委托，帮助农安同乡会老乡做联络和协调工作。进入老年以后，我之所以乐于从事这项工作，就是因为胡大一教授和他的母亲胡佩兰医生的动人事迹，时时刻刻感染和激励着我。

胡大一教授退休后继续从事健康公益事业，用善行义举回报社会公众。他无论走到哪里都热心为他人服务。他给人看病有三部曲：一看心脏病，二查心理疾病，三问生活方式病。他的"双心"门诊每年都为成千上万名患者解除病痛。看的是病，救的是心，开的是药，给的是情。胡大一教授又是我国著名的医学教育家，他提出的"健康口诀""慢病健康五大处方"和"健康长寿三字经"，正在走进千家万户，改变着无数人的生活方式。胡大一教授医者仁心、为人友善、助人为乐、无私奉献的人格魅力，永远鼓舞着我要做一个对别人有用的人。

胡佩兰医生是胡大一教授的母亲，2013 年度"感动中国十大人物"之一。作为知名的妇产科医生，老人 98 岁高龄时，每周仍出诊 6 天。她给患者开的药很少超过 100 元，还经常给生活困难的患者垫付医疗费。为希望工程捐款 7 万多元，建了 50 多个希望书屋。她经常对别人说："活着总得对别人有用。"这句话成为我后半生的座右铭。

以胡大一教授和胡佩兰医生为榜样，我把所从事的社会公益事业当成新的工作岗位，把所参与的社会服务平台当作人生的新舞台，多行善事、发挥余热、力所能及地去帮助更多的人。

首先，做一个对家乡、对老乡有用的人。我热心为家乡、为老乡提供服务。例如，家乡的农业发展、乡村振兴、环境保护、招商引资、脱贫攻坚等方面需要智囊团，我就联络在北京工作的老乡，把三位院士、四位专家请回农安县，帮助家乡献策助力。又如，清华大学组织一次"县委书记共话乡村振兴研讨会"，邀请国家发展改革委、农业农村部、工信部专家，全国大型农业产业化龙头企业，以及主流新闻媒体和城乡融合发展典型县（市、区）委书记参加，这是一次难得的学习和沟通机会。我去找清华大学原校长沟通，邀请家乡的县委书记参加，并在会上发言，又参加多场发展战略研讨会，让更多人了解我的家乡，这对家乡的全面发展有着特殊的意义。再如，新冠疫情初期，家乡防疫物资紧张，我积极联络农安企业家老乡，捐赠防疫口罩5000多只、84消毒液5吨多、人民币40余万元。总之，只要家乡有需求，我都会全力以赴提供信息、对接项目，搭建家乡与老乡的互动平台。谁不爱自己的祖国？谁不爱自己的家乡？帮助家乡每做成一件事，能为家乡发展尽一分力，我都会感到无上荣光。

我还经常利用健康协会和健康管理学会这两个平台，力所能及地为家乡人提供健康服务。近年来，我以《我的健康我做主——跟随胡大一教授学健康》为题，在吉林大学第二医院心血管病中心刘斌主任、首都医科大学附属北京安贞医院介入诊疗科黄连军主任两位老乡的带领下，先后在家乡的政府部门、企事业单位、医院、乡镇、社区，组织健康讲座20余场，受邀在省、市各单位、部门，组织健康讲座50余场。仅在全省电力系统一次视频健康讲座，就有上万名职工参加。每次健康讲座，现场都要印发一些宣传品，与听众面对面互动，建立健康微信群，通过这些不同形式，帮助更多人学习了解养生保健知识，推广健康生活方式。我总感觉多帮一个人，自己就多一分幸福与快乐。

其次，做一个对同事、对朋友有用的人。我通过学习胡大一教授提出的"慢性病健康五大处方"，即药物处方、营养处方、运动处方、精神心理/睡眠处方、戒烟限酒处方，帮助患病的老同志、新老朋友找医生对症治疗，同时帮助他们改变不健康的生活方式。

帮助老同志、新老朋友找医院、找医生，落实药物处方。很多人缺乏医学常识，有病不知道看哪个科，更不知道哪个医院的哪个科水平高，我就利用自己掌握的信息帮大家推荐。一位老同志找我，说她常年肚子痛，而且越发严重，腰都不敢直，让我帮她推荐医院。我推荐她到吉林大学中日联谊医院普通外科，检查确诊为阑尾炎，最后遵从医生意见，实施了切除术。术中发现患者以前做过卵巢囊肿切除术，盆腔内有粘连，平时经常肚子痛，就是它引起的。这次如果不做阑尾切除术，将来一定会有大问题。

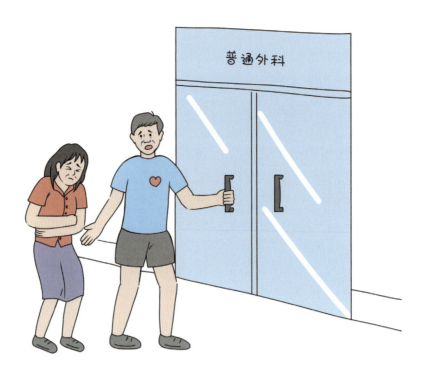

　　还有一位老朋友，自己感觉心脏不舒服，看了好几家医院、好多医生都不见效，曾产生不想活下去的想法。我知道后，为他推荐胡大一教授。经过胡大一教授诊断，斩钉截铁地告诉患者："你心脏没有病，是心理疾病，是你长期担心害怕和焦虑造成的。回去后，调整一下心态，充足睡眠，多参加一些运动，过几天自然就好了。"真灵，过了一周后，折磨他好几年的"心脏病"，没用药物治疗，胡教授几句"话疗"就痊愈了。

　　从此，很多老同志、新老朋友都愿意找我，不是帮助他们介绍一家好医院，就是找一位好医生，每次我都尽量帮助他们实现心愿。

　　帮助老同志、新老朋友改变不健康生活方式方面，我帮助落实营养、运动、精神心理 / 睡眠、戒烟限酒处方，尽量为每一个人提供个性化服务。

　　我的交际圈中，有很多身体肥胖、高血压、糖尿病、冠心病患者，有的已发展到心肌梗死，甚至是脑出血。我除了力所能及帮他们推荐医生治疗，还用我的亲身经历警醒他们，尽量帮助他们改变不健康的生活方式。例如，有一位老同志，患脑梗死一年多了，在一次家庭聚会时，我发现他仍喝大酒、吃肥肉，平常不运动，经常躺着、歪着看电视、玩手机。我告诉他们夫妻："你之所以患脑梗死就是因为生活方式不好，如果单纯靠吃药，不改变生活方式，可能脑血管再次堵塞。专家说，一梗轻、二梗重，三梗四梗就要命。到了那时，再好的医院，再好的医生也无法挽救你的生命。""那该咋办呢？"夫妻俩迷茫地看着我。我很严肃地告诉他们，从现在开始，必须认真做好 4 件事。第一件事就是减肥，少吃肉、少去饭店，因为肥胖会导致血脂升高，加速动脉粥样硬化。第二件事就是戒烟戒酒，虽然已经戒烟了，但是要防备二手烟的侵害。如果想喝酒，每周仅一次，白酒不超过 50 毫升。因为烟酒可引起血压升高、血脂升高和血糖升高。第三件事就是坚持走路，日行万步路。运动是良药，运动可促进全身从头到脚的血液循环，防止血脂在血管壁上堆积，防止血栓形成。第四件事就是不能熬夜，更不能着急上火、生气，心态不好可导致斑块破裂，形成血栓，堵到脑血管就是脑梗死，堵到冠状动脉就是心肌梗死，堵到肺血管里就是肺栓塞。

从那以后，我们每个月至少交流一次。仅用一年时间，他们不健康的生活方式全部改变。8年过去了，脑梗死不但没复发，而且身体和精神状态已恢复到病前水平。我鼓励他们"再坚持20年，生活习惯好了，至少能活到90岁。"胡大一教授说："90岁活不过，那是你的错。错就错在没有养成好的生活方式。"

我的朋友圈中，有些人患有腰椎间盘突出症。每当我问到他们为什么会得这种病时，多数人都说是年轻时干重活累的，也有人说是当兵或开车时受凉引起的，我也曾深信不疑。有一天我夫人也查出腰椎间盘突出症，回想起她的生活经历和习惯时，我才恍然大悟。我夫人退休前，在单位做财务工作，经常久坐，在家看电视也经常久坐。发病那天是在家里搞卫生，又大弯腰洗衣服，在搬动洗衣机过程中导致腰椎间盘突出发作。

她患病后，我找了几家医院，有的说静养，有的说手术。在我拿不定主意时，我先后征求了吉林大学中日联谊医院副院长、吉林大学普通外科疾病诊疗中心主任房学东教授和中国人民解放军309医院全军骨科中心副主任、脊柱外科主任李宏伟教授的意见，两位教授告诉我，这种情况不用手术，静养一段时间后，腰不痛了，下肢不麻了，也不酸胀了，还可以适量活动。李宏伟教授强调指出："腰椎间盘突出症，在治疗和康复过程中注意七个方面：第一，躺在普通床上就可以，翻身时注意别扭腰。第二，疼痛期过去之后就可以恢复正常生活，做任何用腰部动作时要有心理准备。特别是做家务、跳广场舞和提重物时，不要过力、过劳、过累。第三，一定减少久坐时间，坐车、看电视、打牌等久坐时，每隔一小时或半小时起来动一动。第四，如果身体肥胖一定要减肥，因为肥胖会加大腰椎间盘的压力负荷，使腰椎负担过重。第五，睡前在瑜伽垫上做平板支撑，一般坚持60～80秒钟，锻炼腰腹部肌肉。第六，如果长时间坐车或坐飞机时，最好戴上护腰带，以保证腰部的稳定。第七，坚持走步运动，循序渐进，适可而止。"夫人按照医生的指导意见，坚持一年后，身体基本恢复正常。

从此，我经常建议已患上腰椎间盘突出症的老同志、新老朋友做好康复工作，预防复发。随时提醒经常打麻将的、久坐看电视的、长期打电脑的、玩手机的、开车的老同志和新老朋友，一定减少久坐时间，减少久坐次数，预防腰椎间盘突出症的发生。

最后，做一个对亲属、对近邻有用的人。我退休后，更深刻体会到与亲戚常走动、与邻居常互动，对健康有重要意义。

与近邻经常互动。我每天都到菜市场，经常和商户们主动沟通，一回生，两回熟，三回四回交朋友。互相认可后就加上微信，他卖东西方便，我买也方便。有一位老乡卖鱼，每天早早到市场，各种鲜鱼活蹦乱跳，供大家挑选。我在松花江边长大，认识松花江鱼。我每次买鱼他都帮我挑选，买了几次鱼就成了好朋友。我经常带领左邻右舍去买他的鱼，他很感激。我又主张建立一个"松花江活鱼买卖群"，大家互通信息，任意选购。有一天早晨5点多钟我到了市场，正在卖鱼的他突然头晕，眼睛冒金星，就问我什么原因。我告诉他最好抽出时间尽快去医院检查一下，估计是由于连续熬夜，休息不好造成的。他每天从长春赶到松花江边取鱼，自己开车来回往返100多千米，还要在市场上卖鱼。长期下去非常危险，不仅身体受不了，开车也有危险，决不能拿命去换钱。我建议他以后最好是隔一天去一次，让夫人也学会开车，两人轮换休息、睡觉。他按照我的建议，及时到医院检查身体，也改变了工作方式。第二年春季我又在市场见到他时，发现他整个人的精气神都不一样了，对我也非常感激。

日常生活中，我结识了很多市场个体经商户，有卖鸡养鸭的，有种菜扣大棚的，有经营大米养稻田蟹的，有种西瓜、甜瓜和草莓的，还有加工黏豆包、鲜黏玉米和土豆粉条的等，经常与他们交往和互动，扩大了我的交际圈，学到了许多新知识，采购到很多新鲜食材，搭建了邻里之间采购、销售、郊游的平台，也增加了沟通交流的话题，这些对于老年人的身心健康都大有益处。

与亲属经常走动。为了亲属间沟通交流方便，我建立了几个不同的微信群。定期在群中发布一些养生保健知识，供大家学习借鉴。还经常有针对性地指导他们减肥、戒烟、日行万步路、生活规律、不熬夜等。一些直系亲属年节时聚一聚，我就送点土特产给他们。近亲属互相串门走动，就带点儿水果表示一点儿心意。还有一些居住在同一个城市的亲属，我也经常召集他们在一起打牌、游公园、逛商店。有时还组织亲属一起到野外郊游。有一天，我召集几家一起到我结识的农民朋友的果园里，采摘品尝杏子和樱桃，到大棚里采摘香瓜和草莓，又到果园中的水库用旋网打鱼。打鱼第一网就捕到20多条鲫鱼，撒了几网之后，捕获了各种鱼20多斤，每人带回家一份。大家从来没有这种体验，也很少吃到亲自捕到的野生活鱼，人人都感到特别兴奋，又拍照，又发朋友圈，都非常感谢我。

日常生活中，我与亲属们经常走动。俗话说："人亲人亲，不走不亲，越走越亲，常走常亲。"经常走动，增进彼此之间的了解，增加了永远割不断的亲情，生活中互相帮助，精神上互相依靠，抱团养老，共同健康，共同快乐。

与左邻右舍经常在一起运动。上班的时候，由于工作忙，早出晚归，邻居之间都不认识。退休后，只要知道是左邻右舍，同一栋楼、同一小区居住，我就主动搭话，慢慢地认识的人越来越多。根据我的特长，又结识了一些走友、鱼友、茶友和诗友。每天早上和晚上都要到附近的公园走步，邻居们在一起有说有笑；双休日有时与茶友一起喝喝茶，谈天说地；有时与诗友聊聊写作，诵诗一首；与鱼友偶尔一起出去打鱼、钓鱼，回来一起品尝。我在与邻居相处过程中，力所能及地帮助别人，如帮助邻居换个灯、换个锁、换个水龙头；带领邻居日行万步路，做俯卧撑和平板支撑；告诉他们每天吃好三顿饭，清淡饮食，食物多样化，到菜市场多选购深颜色的蔬菜；提供与交流一些购物信息、旅游信息、医疗信息。

退休后的生活中，多与左邻右舍沟通和交流更有利于健康快乐。在我的住宅小区里，见人有话说，走步有陪伴，生活中遇事有帮手，有困难能助力，近邻和对门都成为我不可多得的好朋友。

5. 乐助人的偏见和误区

误区之一：多一事不如少一事

我在企业工作时，有一位同事，谁求他做什么事，他都想方设法推脱。有一天，同班组的工友感冒发热，身体虚弱，连走路都困难，想让他用自行车带着去医院看看，他就谎称自己有事，溜之大吉。还有一次单位出板报，下午上班前必须挂到画廊里。宣传员中午不休息赶任务，没有时间到职工食堂吃饭，就求他吃完午饭后，给自己带回来一点儿吃的，他很是不愿意，就编了一个瞎话拒绝了。这个人总是认为"多一事不如少一事"，尽量不给自己找麻烦。

在机关工作时，也有一位同事，凡是别人求到他的时候，总是支吾搪塞。有一次，新来的大学生写了一篇文章，请他过目，给润色一下，他说："天下文章一大抄，糨糊加剪刀，你多找一些材料，前后一连接就成了，还用得着我吗？你自己弄就行了。"他的家就在火车站附近，有一次，办公室里的三位同志要出差，让他上班时顺便帮忙买三张火车票，他就是没答应。这个人一贯认为，"事不关己高高挂起""多一事不如少一事"，不给自己添麻烦。

有些人把"多一事不如少一事"当作口头禅。不但经常说，而且也这样做，甚至教育子女也不要多管闲事。他们认为，只要和自己的利益没关系，就尽量少管事，少揽事，免得惹来麻烦和风险。

这些人为什么不愿意帮助别人做些力所能及的事呢？后来我单独与他们交谈时才知道他们的思维有误区。我用自行车带着病人去医院摔着怎么办？我给别人带饭不可口怎么办？我帮别人改的稿子出了问题怎么办？我帮人买火车票座位选不好怎么办？给人家帮忙不一定是好事，办好了人家不一定领情，办不好还会惹人家不高兴，所以还不如一开始就不办或拒绝，多一事不如少一事。

其实，存在"多一事不如少一事"想法的人，归根结底是缺少同情心和担当意识。他们既没有爱心也没有能力，存在"心理恐慌"，自然遇事就会"退避三舍"。假如整个社会以这些人为主体，是非常可怕的。对国家、社会、同事、朋友有益的事，没人主动去做，热心去帮，我们的社会就会缺乏温暖，充斥着冷漠。就抗击新冠疫情来说，如果没有无数的党员干部、医护人员、社区工作者和志愿者的努力担当和无私奉献，14亿多中国人民怎么能够团结一心，众志成城战胜疫情？

当然对于多一事，也要看看它是什么事？如果对社会和他人不利的事，不但不能去做，更不能去帮。比如，去林中捕鸟、到河里炸鱼、走私、传销、公款私用、借钱赌博等，不但不能帮，不能参与去做，还需出面阻止。

要想做好"多一事"，应该从以下三个方面把握自己。

第一，争取做一个对别人有用的人。"多一事"，自己应具备帮助别人的能力。身体好的人可以帮助体质差的人干些体力活，做一些急需帮忙的眼前事儿；有专业技术的人可以帮助别人完成一些技术活，做一些别人想干但不会干的事儿；会琴棋书画、吹拉弹唱的人可以帮助别人培养兴趣；有人脉的人可以帮助别人传递信息、搭建关系、介绍朋友等。人与人之间的友爱互助是社会和谐的基本元素，我们应该向2013年"感动中国"十大人物之一，胡大一教授的母亲胡佩兰医生学习。她作为一名妇产科医生，98岁还坚持在工作岗位上，为患者多做事、做好事。她从不让患者枉花医药费，对那些有困难的患者，还帮助交医药费。她的善举赢得了很多人的尊敬和爱戴。胡佩兰医生常说："活着，就要做一个对别人有用的人，这样你才能做更多事情。"

第二，争取做一个善良、有爱心的人。有歌曲唱道："只要人人献出一点爱，世界将变成美好的人间。"当你遇到应该帮助的人、应该帮助的事，该出手时就出手，要从小事做起，从现在做起。比如车上让个座、路边扶起一位老人、热情回答问路人、上前为拎东西的业主打开小区的大门等。善良是人最高的道德标准，为人善良，充满爱心，既可以为别人带来快乐，也能为自己带来心安。我们应该向2021年"七一勋章"获得者"最美乡村教师"张桂梅学习，她用一颗善良友爱的心，帮助学生学习知识、锻炼身体、料理生活。她拖着病体，努力为孩子们多做事、做好事，使2000多名学生走出大山，用知识和爱心改变了孩子们的命运，为国家培育了人才。

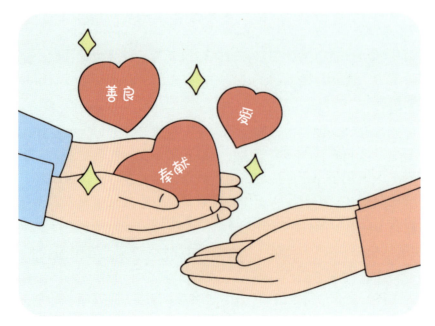

第三，争取做一个无私奉献的人。把爱心传出去，把幸福带

回家，这就是"多一事"的理由。不要抱怨人性的功利和拜金，也不要抱怨人情的冷漠和信任危机。只要人人从我做起，从我们身边的事做起，"用生命感动生命，以行动带动行动"，世界必然变得更加美好。我们应向雷锋同志学习，"学习他热爱党、热爱祖国、热爱社会主义的崇高理想和坚定信念；学习他服务人民、助人为乐的奉献精神。"

误区之二：哥们义气两肋插刀

常言道："多个朋友多条路。"漫长的人生旅途中，不断结识一些朋友十分必要。在交往中互相支持、互相帮助，可以给人生发展多一些机会，增加一些乐趣。然而，有些人把"为哥们两肋插刀"当成人生的信条，搞什么歃血为盟、磕头拜把子、结义铁哥们儿等，就非常不可取。生活中常常见到这样一些人，把喝酒聚会、海誓山盟、壮胆造势视为最快乐、最风光的事情。他们凭借无原则的付出，维系着铁哥们儿的所谓友情，最终不仅伤害到自己，也可能走向犯罪。

有一位邻居小伙子，结交了许多社会上的铁哥们儿。一天凌晨1点多，突然接到"大哥"李某的电话，说他被人欺负了。原来李某半夜喝完酒，把车开到了绕城公路上，因为超车和另一位司机发生了争执。为了教训对方，李某就联络他的两个"小兄弟"速来"增援"。到了现场后，二人不问青红皂白，上去就是一顿拳打脚踢，打断了对方的两条肋骨。后来李某因酒后驾车，组织寻衅滋事罪被判处有期徒刑3年。我邻居的小伙子和另外一位小兄弟以寻衅滋事罪，致人重伤罪被判处有期徒刑2年。两肋插刀的哥们儿义气致使三个人进了监狱。

还有一位同事的儿子，在歌厅里与服务员发生争执，便纠集王某、张某、李某等三人，带着砍刀从乡镇赶到县城歌厅，先是追砍服务人员，造成两人重伤。后来又砸歌厅，寻衅滋事。结果为哥们儿两肋插刀的兄弟四人，分别被判处有期徒刑1年、8个月、6个月、4个月，并分别处罚金5万元、3万元、2万元、1万元。

在日常生活中，两肋插刀的江湖义气让很多青年人好奇、效仿、痴迷，当问到他们何为两肋插刀，大都一无所知。原来两肋插刀是由秦琼"两肋庄走岔道"的传说演变而来。

民间传说，唐朝将领秦琼，因官司被发配到幽州。作为一个孝子，他想路过家门时看看母亲，当走到一个叫两肋庄的地方，遇到了岔路口，一条路通向老家，另一条路通向结拜兄弟单雄信的居所。秦琼虽然盼望回家探母，但又觉得路过兄弟门前不去拜访是不义，于是掉转马头，直奔单雄信居所。秦琼的这个举动被称为"两肋庄岔道"。后来说书艺人把"两肋岔道"以谐音演化成了两肋插刀，来颂扬秦琼的侠肝义胆。

在现实生活中，两肋插刀的江湖义气误导了很多人，也曾把很多人推进了犯罪的深渊。对两肋插刀的理解和把握，我们应该注意以下三个方面。

一是两肋插刀是交朋好友的一种说法，或者说是一种笼络人心的手段。两肋插刀由"两肋岔道"演化而来，而有些人利用它，在朋友圈中笼络人心、凝聚人气、为我所用。他们效仿"桃园结义""磕头弟兄""结拜干亲"，以此来证明人际关系牢靠，有事互相帮忙，肯为友付出，不惜两肋插刀。然而仔细观察，这些所谓的朋友圈、兄弟圈，喝上酒就说，酒后就散；有些所谓的磕头圈，有用时就说，没用了就散；有些所谓的"干爹"圈"干妈"圈，用得着时就说，用不着时就散。我有一位老乡，是一位知名的民营企业家，当企业兴盛时期，有一帮小弟兄围在身边转，干儿子、干闺女为数不少。当企业衰败时，所有的人都离他远去，树倒猢狲散。

二是相信两肋插刀的人，一般都是年少无知者。有一个年轻老板的交际圈，他用两肋插刀的说法，纠集了一帮小兄弟，经常用吃喝玩乐笼络人心。工程拆迁中发生纠纷，派三个兄弟半夜去打砸抢被拆迁户，结果被刑事拘留。还有一个年轻民营企业老板，与租房商户发生纠纷，召集几个两肋插刀的小兄弟私设公堂、刑讯逼供三天不让租户回家。最后因私设公堂罪三兄弟被判刑。调查中发现，所谓这些"小兄弟"，基本上都是年轻人，文化水平很低，没有正当职业，平时无所事事，靠老板的一点儿恩惠和施舍谋生。"拿人家手短，吃人家嘴短。"老板一旦遇有麻烦，他们只能挺身而出去两肋插刀，最后以牺牲自己的自由和前途告终。当他们醒悟了，一切悔之晚矣。

三是好朋友、好哥们儿办事也必须有道德和法律底线。即使在一起扛过枪、一起同过窗、一起经过商、一起同过行的所谓铁哥们儿，也决不能突破道德和法律底线。如帮助别人污染环境、毁林开荒、欺行霸市、巧取豪夺、围标串标、敲诈勒索、打仗斗殴、寻衅滋事、私设公堂、恶意诽谤、公款私用、营私舞弊、行贿受贿、谋取私利等。不该办的事情坚决不能帮，不该拿的东西坚决不能要，不该去的地方坚决不能去。君子之交淡如水，为政之道清似茶，只有将朋友圈纯洁化，人际关系简单化，才能行稳致远。如果突破道德和法律的底线，就会给你的身心健康、家庭幸福和事业发展带来无法弥补的损失。

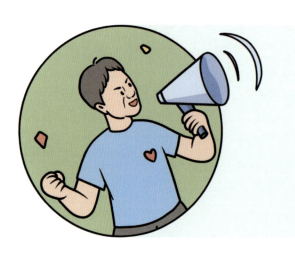

我总结：
乐助人 存善念，
仁慈博爱多奉献，
赠人玫瑰手留香，
大爱无疆情无限。

心灵美，德在先

人的健康不仅是身体上的健康，还体现在精神和心理上的健康，包括思想意识、道德情操、精神意志和智慧才能等。精神世界的健康，也就是心灵美，集中体现了当今社会文明对每一个人的要求，具体反映在行为美、语言美等方面。中华传统美德"仁义礼智信"，现代文明中的"五讲四美三热爱"和社会主义核心价值观，都属于心灵美的核心内容，也属于心理健康的范畴。

儒家将仁、义、礼、智、信五种品行称为五德，医家则将金、木、水、火、土之五行视为五德。根据中医五行学说，仁德对应肝、义德对应肺、礼德对应心、智德对应肾、信德对应脾。五德品格欠缺的人，五脏就容易产生疾病。一般来说，即不仁之人，易得肝病；不义之人，易得肺病；无礼之人，易得心病；无智之人，易得肾病；无信之人，易得脾胃之病。

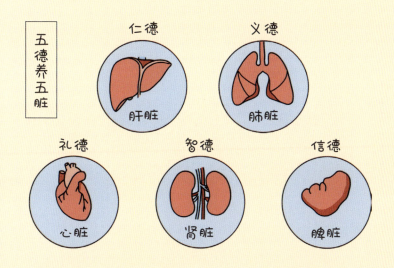

关于"五德滋养五脏"的学说，从古至今都有专家学者研究论述。古代有张三丰"五德养五脏"之说、现代有北京中医药大学李良松教授"五德养性益五脏"认知、南方医科大学中医药学院曲宏达教授认为："五德指引人的行为，行为引发各种情绪，情绪失衡影响人的五脏健康。健康有赖于德，德失有损健康。"

胡大一教授认为："五德修养是五脏养生保健的基础，美德是心灵的健康剂，养德又是养生的保健方。一个心灵美的人，一定会远离烦恼和忧虑，一定会有更多快乐和健康。"

第一章

第二章

第三章

第四章

1. 仁德——己所不欲，勿施于人，宽容待人不动怒

孔子说："能行五者于天下，为仁矣。"这五者包括恭、宽、信、敏、惠，意思是说对人恭敬，就不会遭人侮慢；待人宽厚，就可得到众人拥护；为人诚实，就可得到信任；做人勤奋，就可获得成功；能给人以恩惠，就足以领导人、使用人。孔子又说："己所不欲，勿施于人。"意思说自己不喜欢做的事，不要强加到别人身上，是一个人仁德的具体体现。

仁德修养高的人，待人真诚实在、处事宽容大度。一见面会给人一种慈爱、善良、温和、厚道的感觉，在与人交往中善于换位思考，为对方着想。

仁德品格缺失的人，会给人一种冷酷、急躁、自私、易怒的感觉。只要别人说的话不符合自己的心思就动怒，别人做的事情看不惯就生气。在人际关系上，常常为自己着想，唯我独尊，唯利是图。

我们小区有一位业主，他每天在楼下小区内遛狗时，让狗随处排便，从不清理。其他业主出来散步时，经常在甬道上踩到狗的粪便，既恶心又无奈，本来很好的心情被破坏了。大家心里都谴责遛狗者缺少起码的社会公德心，大多数人不好意思当面斥责他。但有人忍不住向物业反映，可是狗的主人却我行我素，置若罔闻。后来，邻居们见面都不愿理他，他自己也有所察觉。于是经常生闷气，甚至把气撒在狗身上，常常把狗打得嗷嗷叫。

一个夏天，这个人在小区杏树上摘杏子。别人站在椅子上摘，他却爬到树上，够不着就把树枝折断。物业管理人员前来制止，他却说："杏树是大家的，我摘点怎么了？就算我把树枝折断，明年还会长出来，就你们多管闲事！那好，杏子我不要了。"说着把筐里的杏子倒了一地，自己气得浑身发抖。遛狗时被人举报，摘杏子时被人制止，他觉得是大家欺负他。从此以后大门不出，二门不迈，后来患上抑郁症，还突发脑梗死，听医生说这和他长期生闷气有很大关系。

我有一位老乡，夫妇二人退休在家，生活条件很好，家里还雇了保姆。男主人感觉从日常纷繁的家务中解脱了出来，可以去做自己感兴趣的事情，很是开心。可女主人总是气不顺，总觉得保姆在浪费她的东西，什么做菜油大了，洗菜水用多了，一次擦手抽了5张纸巾，一顿吃了三碗多饭等。这些鸡毛蒜皮的小事儿，让女主人每天不停地嘀咕，导致男主人也烦躁不安，家里弥漫着不和谐的气氛。不到一个月，因为吵架，换了三次保姆，但是女主人思想上的问题没有解决，这种情况仍没有改变。一年后，女主人因失眠、糖尿病伴视网膜病变入院，中医诊断是肝肾阴虚、气滞血瘀。丈夫也患上了高血压、脑梗死和帕金森综合征，中医诊断是肝阳上亢。医生询问了个人生活史后，认为他们长期因家庭琐事生闷气，与疾病产生有密切关系。

中医认为：仁德品格不足的人，在性格上既不能宽容别人，又不能正确对待自己。往往是对别人的过错揪住不放，对自己的过错毫无察觉。明明自己做错了事，还理

直气壮地百般狡辩，埋怨别人，自己生气，最后导致疾病缠身。

所以，我在日常生活中不断积累小善，以提高自我仁德的修养。主要从以下三个方面进行提高。

首先，自己不喜欢的事情，不要强加给别人。我家小区没有地下停车场，所有私家车都停在院内道路一侧停车位上。有一天早上我去上班，一辆车就停在我车的另一侧，正好挡住我的车。拨打车上留下的电话号码却无人接听，保安按楼层敲门也没找到人。因时间关系，我只好打车上班。察人省己，以后我无论到哪里停车，都要环顾一下是否妨碍他人。车库门前不停车，影响其他车辆出行的位置不停车，没有画停车线的位置不停车。如果着急临时停车，也一定要把电话号码放在车内风挡玻璃前，方便他人联系。正所谓"己所不欲，勿施于人。"我开车10多年来，从来没有因为停车问题与人发生不愉快的事情。

其次，想让别人怎样对待你，你就应该怎样去对待别人。有一天，邻居家把一大袋厨余垃圾放在楼门口。因着急上班，我一不小心把垃圾袋踩翻了，连汤带菜洒了一地，也溅我一身，我心里当然不高兴。可是转念一想，自己家有时也这样。从那以后，我就提醒家人不再往室外门口放垃圾，有了垃圾直接从室内拿走，防止在楼道里散发异味。所有硬纸箱、鞋架、鞋和其他杂物一律不放在楼道里，以免影响其他业主通行，影响整体环境。一旦发生火灾或其他突发事件，确保楼道通畅，有利于人员疏散。过了一段时间，邻居家看我家门口什么杂物都没有了，他家也不再放了。有很多这样的生活细节，邻里之间都是心照不宣、相互影响。

最后，想让别人做到的事，自己应首先做到。我们走步群约定每天早上6点集合，有事提前请假，十几位成员都能自觉遵守时间，天天如此。我每天从家里出发，到集中地点一般需走12分钟。有一天，我临时有事晚走了8分钟。为了不让大家等我，我打车赶到集合地点，时间还提前了1分钟。

还有一个星期日，我在单位值班，几个朋友来看我，大家聊了一会儿，其中一位朋友提议，咱们在一起玩玩扑克，娱乐一会儿。我说："单位有规定，任何时间都不准在单位打麻将、玩扑克，我不能带头违反规定。"朋友们都非常理解。

在日常工作和生活中，需要约束自己的地方比比皆是，如公共场所不能大声喧哗；开车时礼让行人；遵守上下班时间、有事请假；团结同事、不拉帮结派；背地里不要随便议论他人……

我认为，仁德的核心要义是宽容包容，主要体现在与别人相处的细节中，人与人之间融洽和谐的关键就是一事当前不能只想着自己，要设身处地多为别人着想。著名企业家冯仑先生说过一句话："你睡不着了，前半夜想着自己，后半夜也要想想别人。"多站在别人的角度来考虑问题，注重对方的心理感受，对方才能将心比心，这也是经商的成功之道。常想着别人，学会换位思考，这是为人处世的底线，也是健康快乐的修行基础。

第一章

第二章

第三章

第四章

曲宏达教授认为：仁为肝脏之德，肝主疏泄情志和气机。仁德不足的人，常自己生气，怒而伤肝，肝气郁结。容易造成气滞甚至血瘀，症状表现为头晕眼花和胸闷腹胀。

从现代医学角度看，愤怒情绪易导致心理应激障碍，通过脑肠轴影响肠道功能，肠道菌群失衡和生物钟紊乱，从而影响神经免疫内分泌功能和机体代谢水平，导致心脑血管病、精神疾患和肿瘤等。

2. 义德——重义轻利，恪守正义，助人为乐不伤怀

孔子在《论语·里仁》中说："君子喻于义，小人喻于利。"意思是君子懂得的是道义，小人懂得的是利益。义和利是人生道路上绕不开的话题，在义和利发生矛盾时如何取舍，反映一个人的品德、觉悟和人生态度。

义德修养高的人，重义轻利，恪守正义，以助人为乐为本，帮助别人，不求回报。乐于助人的人，内心充实愉悦，有成就感。这样的人生，内心乐观而不悲凉，也不会患得患失，心神不定。

义德品格缺失的人，重利轻义，凡事利字当头，在利益面前，往往会扯下伪装，不择手段，什么亲情、友情和良心全然不顾。

我刚参加工作时，就遇到这样两个人。一位是机动科的钳工班长，我们俩在工作中接触很多。有一天，他匆匆忙忙找到我，说爱人在上班的路上被汽车撞了，急需上医院，向我借 20 元钱看病，明天就还。当时我刚好发了 22 元钱工资，顺手都递给了他。第二天下班时，他非要带我一起到他家去取钱。我想，去就去吧，顺便看看受伤的嫂子。到了之后我才明白，他的老父亲刚从农村来，他专门置办了一桌酒菜，一来为了感谢我急人所难，二来也是想让我陪老人喝几杯。当时，我一下子被他重情重义和孝敬老人的举动所感动，当即表示 22 元钱不要还了，就算给嫂子看病了，请老父亲吃饭了，可是他坚决不肯，趁我不注意把钱塞进我兜里。

但是，我们机动科的另一位车工，处事却与他截然不同。有一天，他急急忙忙向我借 30 元钱，说是母亲住院急用，一周内还给我，我马上借给了他。没想到，半年过去了，每次见面时，他好像忘记这回事一样。当时我是一级工，30 元钱是我一个多月的工资。后来听工友们说，这个人借谁的钱都不还，全机动科新来的人他几乎借遍了，要也不给。不但借钱不还，对自己的父母也不孝。有一天，他父亲到单位找他，向他要养老钱，他也不给，老父亲还在单位大闹一场，全分厂的人都知道，后来没人再理他。

同样一件事，两种不同做法，说明了一个道理，重义轻利者多助，重利轻义者寡助，钳工班长不但身体健康，后来还被选为机动科科长，人缘非常好。那位车工 30 多岁才勉强成家，父母和同事谁都不与他来往，最后成了孤家寡人，生病也没人照顾。

这两个人的所作所为对我一生影响很大。

如今，一位人民教师的故事，更是深深地感动了我。2021年"七一勋章"获得者、"最美乡村教师"张桂梅，多年如一日，独自一人拖着患病的身体，帮助近2000名学生走出大山、走进大学。不少学生参加工作后依然想着老师，念着母校，都想把自己的工资捐出来，用以报答母校和恩师，可张桂梅却坚辞不受。

现在，张桂梅老师身患骨瘤、肺纤维化、小脑萎缩等20多种疾病，但她仍坚守在岗位上。她每天拿着小喇叭喊学生们起床、跑步、吃饭、上课、休息、睡觉，带领孩子们唱歌，亲自给学生们上思政课……没有任何功利目的，默默用自己的行动，帮助一个个贫家子弟走出大山，给孩子们树立了人生的榜样。

这么重的病情，没有规范的治疗，却活出了令医生惊讶的状态，这与她作为人民教师全身心把自己奉献给教育事业、奉献给山里儿童的义举有密切关系。

这些先进人物的事迹，时时刻刻激励着我，在人际交往过程中，要做一个有情有义的人、乐于助人的人、有正义感和正能量的人。

（1）做人要有情有义，活出自己的"人情味儿"

参加工作时，我浑身充满干劲，对他人特别热情，愿意帮助别人。有一天，我在食堂排队打饭，过来一位很面熟的人，说今天忘带粮票了，让我借给他四两粮票。我说不用了，我就给您买四两饭一个菜吧！他非常感动。过了几天，我去一个分厂办事，就在我找不到办公室时，碰巧遇见了他，他热情地领着我去了分厂办公室，又引荐了我要找的那位科长，原来他就在这个办公室工作，事情办得非常顺利。当时我心情特别愉快，真的是"赠人玫瑰，手有余香"。

还有一个星期日，在单身宿舍里我遇见一位同事的父母，他们从县里来看望儿子。我热情地接待了二老，并马上与同事联系，那天正好他在单位加班，我答应先陪着二老。在聊天时得知，他们第一次来到长春第一汽车制造厂。我告诉二老："你儿子今天加班。下午我陪你们到厂区内参观，看看解放牌汽车是怎样生产出来的。""太好了，

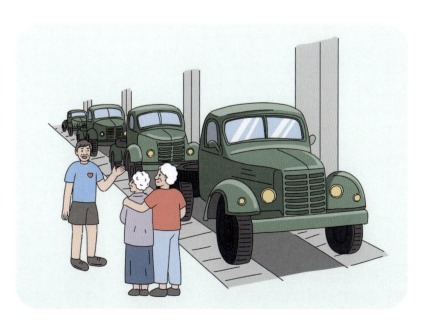

我们这次来就想去厂里参观一下。"于是，我陪着他们先到厂区里转一转，口渴了，我又跑回我们车间，从工人们喝的大瓶汽水中，倒出一暖壶汽水给他们解渴。最后到总装生产线，自始至终参观了汽车组装的全过程。当一辆辆崭新的汽车开出生产线时，两位老人异常兴奋，一个劲儿地鼓掌。参观后回到宿舍正好到了下班时间，我那位同事非常感动，连声说着"谢谢"。从那以后，我们俩成了最要好的同事加兄弟。

类似的事情在我后来的生活中遇到很多，这些经历让我深切体会到助人为乐的满足感，更让我感受到"人间自有真情在"的人情味儿。因此，在日常工作和生活中，我也努力做一个主动、热情、实在和乐于助人的人。

比如与人见面时，主动打个招呼，让对方感到你很温暖；与人办事时，首先付出，让对方感到你很实在；与人交往时，学会换位思考，让对方感到你善解人意，通情达理。"人情味儿"又像强力有效的黏合剂，能把人心紧紧黏合在一起，凝聚在一起，使你的人际关系变得更加和谐，使你的工作和生活变得更加多姿多彩。

（2）为人要乐于助人，不怕麻烦，不求回报

参加工作不久，我在电工班当班长，班组成员谁家有困难，我都动员全班同事去帮忙。如谁家盖房子、抹个碱土房、秋天收割玉米、拉饲料、装烧柴等，甚至工友媳妇要生小孩，我提前告诉他这个月不用来值夜班了，我来替他。由于我的这些行动，极大地调动了班组成员的积极性，电工班年年被上级评为先进班组。

我当电工那个年代，家家生活都不富裕，家用电器也刚刚上市，左邻右舍都互相借东西。我家人口多，饭桌大，椅子多，锅碗瓢盆也齐全，邻居家来了客人就到我家，不是借桌椅，就是借碗盘，每次我都全程服务，洗刷干净后送到邻居家。我会电器修理，左邻右舍的电灯不亮了、吹风机不转了、门锁打不开了、电视机没图像了，都来找我。对待这些，我从来没厌烦过，每次都带着工具和必要的维修材料，登门服务。长此以往，邻居总觉得欠我人情，不是送点土特产，就是请我吃饭，我都婉言谢绝。我家一旦有个大事小情，他们都热心帮忙。如下大雨窗户忘关、晒的衣服没拿回来、小孩放学进不去屋、家里有活儿干不过来，邻居们都主动帮忙，每次我都很受感动。常言道："远亲不如近邻，近邻不如对门。"处好邻里关系，自己要首先肯于付出。

当同事、朋友和亲属有需求时，我都尽己所能，千方百计去帮忙。比如谁家有人生病时，让我帮助送医；谁有家庭矛盾了，让我帮助调解等，我都会尽力而为。事后，人们总是想方设法要感谢我，都被我婉言谢绝了。我认为：做人要重感情，看长远，绝不能现用现交现得利。助人为乐，不图回报，身心健康，人生幸福。

（3）做人要有正义感，传递正能量，要与人为善

有一天，我和单位同事一起聊天，当说到某领导时，他就下意识地说："这位领导私心特别重，每年春节前都在会上说要精减临时工，目的是让大家送礼。"我

说："你怎么知道的？"他说："我听说的。"我劝他："道听途说不可靠，咱俩不说这个话题。"当聊到另一位同事时，他又说："这个人业务很棒，但人品不好，与谁办事都想占便宜。"我赶紧又说："咱不说这个话题。"其实说者无意，但我听者有心。背后评论他人，而且语言偏激，容易惹起是非和矛盾，如果我们制止不了，那就应该保持客观公正的看法。

在乐于助人过程中，人要有正义感，传递正能量。凡是想说出的话，在脑子里过滤一遍，什么话该讲，什么话不该讲。凡是想做的事，也要三思而后行，哪些该做，哪些不该做。一个走得直、行得正、坐得端的人，别人才会愿意接近你、亲近你、相信你，助人为乐才有稳定的基础。

俗话说："近朱者赤，近墨者黑。"和什么样的人在一起，你就会成为什么样的人。总和酒肉朋友在一起，你只会喝酒；总和"麻"友在一起，你只会打牌；如果总和爱学习的人在一起，你就会把知识看得比较重要；如果总和喜欢交友的人在一起，你就会把友谊看得很重要；如果总和关注健康的人在一起，你就会把健康看得比什么都重要。因为一个有知识、有能力、有威望的人，才有资格成为一个正义的人，才有条件传递正能量。

曲宏达教授认为："义为肺之德，肺主气，司呼吸，合皮毛，在表之气有卫外防御之功，肺气足则无外感之虞。义德不足的人容易失道寡助，内心悲凉，悲则气消，肺气受损，身体抵抗力下降，容易频繁外感，甚至内伤，患呼吸系统感染乃至肿瘤等，且病后不易康复。"

3. 礼德——没有规矩，不成方圆，待人以礼不过喜

《论语·学而》中有言："礼之用，和为贵。先王之道，斯为美。"就是说以"礼"作为社会行为规范的准则，其目标就是一个"和"字。遵序约礼，家庭和睦、人际和美、社会和谐。礼的核心要义是敬畏，敬畏规则，敬畏法律，敬畏德高望重的长者。心存敬畏，行有所止。其中，"没有规矩，不成方圆"告诉人们，做任何事情都要有规矩、懂规矩、守规矩，用规矩约束人们不做出格的事。

礼德修养高的人，与人相处懂得互相尊重、互相爱护和彼此赞赏。做事守礼，明白道理，自觉遵纪守法。知道什么正确、什么不正确，懂得哪些该做、哪些不该做。有礼的人，因敬人而人敬之。

礼德品格缺乏的人，常常自以为是，狂妄自大。不能正确认识自己，不尊重别人，不遵纪守法，想说什么就说什么，想干什么就干什么，精神难以内守，狂喜损伤心气。

在我老家就有这样一件事儿，亲兄弟三人共同经营一个鱼塘。大哥精细勤恳，主动负责管理，定期注水，割草喂鱼，鱼也长得很快。每年冬季封冻前，大哥就同两个弟弟商量好，用大眼网把大鱼捕上来，平均分成三份，自己也不多得。这样留

下小鱼来年继续生长，年复一年，说得上是遵序有礼。可是两个兄弟媳妇总怀疑大哥占便宜，多得了鱼，在背地里说大哥的不是。有一年开春，老二家里来了客人，他自己拿着网去捕鱼，大眼网捞不上来，就用小眼网大小鱼一起捞。自己吃不了的拿去送礼，剩下的鱼就晒成鱼干，贮存起来慢慢享用。老三看老二自己去打鱼心里愤愤不平，到了端午节也去捕鱼。老三知道鱼塘里的鱼所剩不多，干脆用上小眼网，把鱼塘中剩下的小鱼苗全部捕捞上来。这样他还觉得自己吃亏不够本，于是又买了一群鸭子在鱼塘里放养，清澈的鱼塘变成了浑浊的臭水坑。鱼塘废了，维系多年的骨肉之情也随之土崩瓦解，兄弟三人从此断绝来往，形同陌路。

后来听村民介绍说，老大憨厚正直、懂得规矩、乐于奉献，村民们都愿意与他交往合作，与人合伙建起了养猪场、养鸡场。两个孩子也考上了大学，家庭和睦，本人身体健康，60多岁了还像年轻人一样身体健壮。老二自私小气，贪图便宜、不讲亲情，闭门过日子，种了10多亩地，遇到困难时谁也不愿帮忙。他本人经常失眠多梦，渐渐地精神也不太正常。老三奸诈霸道、唯我独尊、目中无人，没有一点儿敬畏之心，整天和几个酒肉朋友大吃大喝，晨昏颠倒，玩物丧志，最后身患重病。

这件事给了我很多启示。亲兄弟之间相处共事，缺少礼俗礼德，不讲规矩和规则，都会酿成如此后果，联想到一个团体或者一个企业，那会成什么样子？因此，在做任何事情时，都要遵循一定的规则，管好自己的言行。

第一，尊重他人有规矩。在日常生活中有很多不成文的规则，人人都应自觉执行。比如尽量回家吃饭，晚回去一定提前告诉家人；尽量使用公筷，不能用自己的筷子给别人夹食物；住宅小区出入大门和上下楼梯时，让同行的老人、残疾人、抱小孩的人、拉货的人先行；开车路过斑马线时，让行人先行，不能鸣喇叭；咳嗽、打喷嚏时，及时用纸巾遮住口鼻；与人相约尽量提前一天打招呼；别人和你说他喜欢的东西时，即使你不喜欢也不要反驳等。当你尊重别人时，别人自然就会尊重你、信任你。有一次我到小区门外取快递，四箱大米我自己一次拿不了，正在犹豫时，过来一位保安帮我把米拎到电梯上。原来我每次出入小区，见到保安都打个招呼，已坚持多年，尽管保安经常轮换，但他们都认识我，都愿意帮助我。实践使我体会到，尊重别人，就是尊重自己，也是帮助自己。尊重他人不仅是一种礼貌，也是一种修养。

第二，礼尚往来懂规矩。礼尚往来是中华民族的传统美德。春秋时期，孔子在家讲学，季府总管阳虎特地去看望他，孔子借故不见。等再一次去看望孔子时，阳虎特地给孔子留了一只烤乳猪，他知道孔子最讲究礼尚往来，终于得到孔老夫子的回访。在现代社会，礼尚往来是人际关系中最基本的原则，也是维持关系长久的"润滑剂"。因此，重视"感情平衡法则"，学会还"礼"，也是不可缺少的做人之道。

例如：熟人来电话一定要接，当时接不上过后也要回；碰面时，别人打招呼一定要回应，不方便说话时也要招手示意；同事、朋友要求见面时一定要见，时间安排不开时也要说明情况。在学习中指导过自己的人要还"礼"，因为人家付出了知识和时间；在工作中支持过自己的人也要还"礼"，因为人家付出了精力和智慧；在家庭生活中关照过自己的人也一定要还"礼"，因为人家付出了亲情和友情等。根据不同情况，采取不同方法礼尚往来，如电话感谢、节日祝福、信息交流、介绍朋友、帮助搭桥、适当小聚、馈赠小礼品、支持工作、帮助解决生活中的困难等。

我相信，送人以礼就是抬人一尺，别人自然会敬你一丈，在互敬中获得更多人心。有一位老乡，帮助家乡引进一个大项目，因为当时招商引资有奖励政策，但是给奖金他不要，送土特产他也不收，因为他的不图回报，让我很受感动。直到他退休后，我带着家乡土特产再去看望他时，他才同意收下。这件事也感动了很多知情的老乡，他们纷纷以不同方式，为家乡的发展建言献策。

古人云："礼尚往来，往而不来，非礼也，来而不往，亦非礼也。"这是古今中外一条礼貌待人的重要准则。也就是说，施人恩惠却收不到回报是不合礼的；别人施恩惠给自己，却没有回报，也不合礼。应该做到"滴水之恩，当涌泉相报"，这样才能使友好的感情在良性循环中持续。

第三，遵纪守法守规矩。每个人都不可能离开社会独立生存，有人群的地方就有规则。国有国法，家有家规，没有规矩，不成方圆。只有在法度的约束下，才能"海阔凭鱼跃，天高任鸟飞"，真正获得成功的喜悦和自由的快乐。

为此，在日常工作生活中，我都自觉遵章守纪，做一个遵纪守法的好公民。敬畏法纪是礼德的表现。比如：走人行步道斑马线时，红灯停、绿灯行；工作时间按时上下班；在资材库工作时，不吸烟和使用明火；财务管理中，不符合会计法的发票不准报销；在企业工作时，认真执行公司员工守则；在机关工作时，认真履行公务人员管理条例和廉政建设有关规定；在小区居住认真遵守社区居民文明公约。作为一名公民，必须认真执行国家的法律法规。

作为一名社会成员，只有养成遵纪守法的好习惯，才能成为对社会有用的好公民。以遵守市民行为守则为例，无论走到哪里，我都自觉遵守。不随地吐痰，不说粗话脏话，不乱扔乱倒垃圾，不乱穿马路，不向车窗外抛物等，这些都已成为我生活的常态和自觉行动。

实践证明，待人接物以礼相待，处事有序不失常道，自我有约束，不狂妄不过喜，心态就平衡，内心就安稳，身心就健康。如果与人相处互相猜忌，互相拆台，办事不讲规则，违法乱纪，势必喜乐无度，心神紊乱，从而导致心理疾病和心脏疾病。

曲宏达教授认为："礼为心之德。心主血脉、主神志，过喜伤心，喜则气缓，神志伤则失眠多梦，精力不能集中。行事守礼则不失常道，内心有所制约而无大喜狂妄之伤。反之则易导致心神紊乱，心理失衡，通过脑肠轴和内分泌代谢机制，导致血脂异常、血管内皮受损、皮层功能紊乱，易患心脑血管疾病和精神疾病，临床上经常出现心悸、健忘、失眠、心神不宁、头痛胸痛，甚至焦虑、癫狂、抑郁等症状。"

4. 智德——敏而好学，铸就智慧，明晓知识不恐惧

孔子曰："敏而好学，不耻下问。"意思是说天资聪明的人，不以向地位比自己低、学识比自己差的人请教为耻。告诉我们要善于学习、善于思考，不断感悟人生，启迪自己的智慧。因为一个人有了知识，就会琢磨事情，就能明白道理，就会产生智慧，处理事情就能得心应手。有了智慧，就能让人远离恐惧和懦弱，获得快乐和健康。

智德修养高的人，热爱学习，谦虚柔和，勤于求索，守正创新。为人处世明晓事理，善于发现，善于变通。同样条件下，能更出色地完成任务。在健康方面，能够不断总结自己的经验，吸取别人的教训，随时修正自己不健康的心理和行为。我经常接触有大智慧的学者、专家和教授，他们知识渊博、沉着幽默，绝大多数人健康高寿。

智德品格缺失的人，不爱学习、办事鲁莽，一般都是甘于平庸、遇事惶恐、常生忧虑。有的胆大妄为、不计后果，碰得头破血流。我经常遇见一些有钱无知的人，他们不知敬畏，贪恋吃喝，挥霍无度，最终导致失去健康或英年早逝。可见，智德对人的健康长寿太重要了。

在我刚刚步入社会时，结识了两位爱学习的人，影响了我的一生。

一位是我下乡当知青时的生产队队长，他虽然没读过多少书，但是非常善于学习。记得有一次给全体社员开大会，他背着双手，滔滔不绝。当讲到在生活中帮助别人打水、扫雪，平时修理自行车、帮扶老人、照顾孩子时说："我们一定响应毛主席的号召，向白求恩同志学习。'我们大家要学习他毫无自私自利之心的精神，从这点出发，就可以变为有利于人民的人。不管一个人的能力大小，但只要有这点精神，就是一个高尚的人，一个纯粹的人，一个有道德的人，一个脱离了低级趣味的人，一个有益于人民的人。'（《毛泽东选集》第二卷，第653-654页）"话音刚落，全场响起热烈的掌声。大家为队长非凡的记忆力而喝彩，我更为他的学习精神所感动。在他的带领下，全体社员团结一心、大干苦干。生产队的日值（每10个工分的价值）能达到1.6元钱，这在那个年代是不多见的。因此生产队年收入连续多年在公社排名第一，他也年年被评为公社学习毛泽东思想积极分子、模范生产队长。

另一位是我刚参加工作时的学徒师傅，时任机动科电气焊班班长，电气焊技术八级工。我和师傅共用一个更衣箱，更衣箱里除了工作服，全是书籍。他每天早上提前半小时到单位看书学习，工作之余书不离手。每次给我们讲电气焊课时，总是能举一反三，讲得通俗易懂。每次机动科召开企业管理研讨会，他的发言总是有理有据，令人佩服。由于师傅善于学习，善于管理，能力超凡而被组织关注，时间不长就被任命为机动科科长。在他的带领下，全科很快兴起学习之风、科学管理之风。

在我16岁到20岁这个年龄段，有幸遇到这样两位老师，使我真正体会到"书山有路勤为径"的意义。从那时开始，我爱上了读书，并养成了终身学习的习惯。

在企业技术岗位工作时，一边学习专业知识，一边学习演讲。

为了得到新书，我每周日休息时，都要到新华书店，只要发现有电气焊、电工、演讲方面的新书，一定买到手。为了提高演讲水平，我从参加工作开始，就订阅《演讲与口才》杂志。在学习过程中，书中重要的目录和段落，都用红笔画线或做上记号；杂志中的重要文章和演讲稿，都要裁剪下来装订成册；凡是名言警句、专业新技术、演讲新方法，都要用专门的学习记录本记录下来，反复学习。通过多年的学习、积累和实践，我的专业技术水平快速提升，在每次同行专业考试中都名列前茅。同时，我的演讲能力也迅速提高，见人会说话了，开会敢发言了，也能登上演讲比赛这样的大雅之堂了。

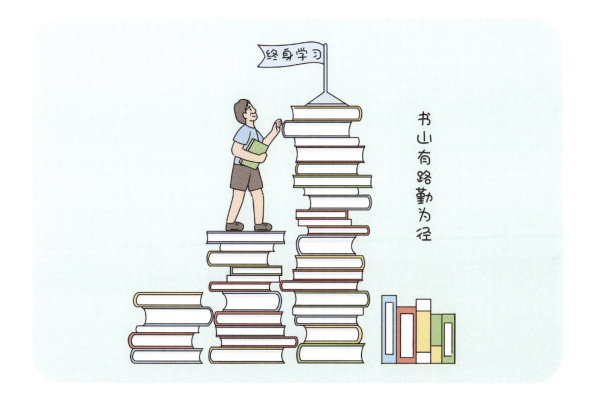

在企业管理岗位工作时，一边学习企业管理，一边学习写作。

为了提高自己的企业管理水平，我先后在工厂夜大和吉林大学刊授学院学习，重点学习企业管理和中文写作。为了提高写作能力，我经常为企业板报和广播站写报道，在省、市、县各级新闻媒体投稿，为企业撰写公文。我还经常去书店，凡是关于企业管理和写作知识方面的书籍，我看到后必买、买回必读，并且一直坚持学习。

在部门机关岗位工作时，一边学习经济管理，一边学习领导科学。

为提高自己经济管理水平，我参加函授学习，重点学习经济管理。因为工作特别忙，我努力处理好工作与学习的矛盾。按照学校规定，积极参加集中面授和考试，利用业余时间自学各门课程，按时完成各科作业。通过三年努力，我顺利完成学业，学到很多经济管理知识和管理方法。我还订阅了《领导科学》杂志，学到很多领导艺术和管理方法。在不断学习中，不仅提高了管理水平和能力，同时又研究出一套在业余时间学、在实践中学、在群众中学的理性思维的学习方法，受益匪浅。

退休之后，一边学习养生保健知识，一边做社会公益事业。

从退休之日起，我就加入了胡大一教授带领的"心肺预防与康复团队"，开始了我新的学习生涯。在这个团队中，虚心向各位专家学习养生保健知识，充实自己；主动参加各类专业培训和志愿者活动，提高自己；积极参加以《我的健康我做主——跟随胡大一教授学健康》为题的健康讲座，激励自己；不断修正自己的健康生活方式，完善自己。在不断探索终身学习、终身健康的人生之路上继续前行。

长期的学习和实践使我深深体会到"活到老，学到老"和"生命不息，学习不止"的真正意义，学习让我拥有一个不老的、向上的、积极的心态。通过不断学习，我增长了智慧，明白了许多为人处世、待人接物的方法和道理，遇事不退缩、不恐惧、不焦虑、不抑郁。即使在网络科技日新月异、迅猛发展的今天，我学会了使用电脑、手机，丝毫不担心与智能社会脱节，与年轻人交往也毫无违和感。因此，我建议，年轻人要珍惜光阴多学知识，养成终身学习的好习惯；中年人要趁年富力强，多读书、多看报、多学习，用知识武装头脑；老年人要趁着退休后无事一身轻，多看看电视新闻、网络信息，上老年大学，学一点自己喜欢的知识。每个人都应多读些科普读物、养生保健知识，养成健康的生活方式。

曲宏达教授认为："智为肾之德，肾脏为先天之本，作强之官，伎巧出焉，主骨生髓通脑，主生殖发育。"也就是说，一个人能完成高级技巧的工作，无论脑力劳动还是体力劳动，都需要强大的肾功能系统。正如沈自尹院士团队研究指出，肾生髓通脑与神经免疫内分泌系统相关，某些补肾中药可促进神经元再生，说明肾虚与脑的关联性，而神经元再生抑制又与焦虑抑郁和痴呆密切相关。自大生于无知，而无知亦产生恐惧，恐惧作为应激表现，常与神经元再生抑制伴行。所以，有智德之人，善于学习，追求创新，能力出众，没有懦弱和惶恐，维持童真与广泛兴趣，肾功能系统健全，动作灵活，思维灵敏。反之，快感缺乏，经常惊恐，活动迟缓，拖延而烦躁，不能专心成事。累积日久则出现肾虚表现，致使发脱齿摇、腰膝酸软、性欲低下，这与现代医学衰老、痴呆、抑郁、骨关节退变等病症相关。

5. 信德——诚实立人，信誉立业，信守规则不乱思

孔子曰："人而无信，不知其可也。大车无輗，小车无軏，其何以行之哉？"意思是说，如果做人失去了诚信好比车无双轮，鸟无双翅。他提示人们，人无信不立，

业无信不兴，国无信则衰。

信德修养高的人，老实厚道，言行一致，表里如一，有一颗慈善的心。表现为忠诚待人，不欺骗、不撒谎。诚实做事，信守时间和承诺，勇于担当。有事摆在桌面上，从不暗箭伤人，不说没谱的话，不做亏心的事。为人真诚，周围人都愿意跟他交往和合作。

信德品格缺乏的人，说话随意、办事马虎、表里不一。为了骗取别人信任经常信口开河，吹嘘自己，招摇撞骗。相约不守时、办事不守信、猜忌多疑，总好无端地指责抱怨他人，没有真心朋友。

我就遇见过两位卖鸡蛋的小生意人，她俩做生意的信誉不同，最终导致的命运也各不相同。

有一位老大妈，每天早上在我家附近的菜市场门口卖鸡蛋，别人卖的普通鸡蛋五角钱一个，她卖的土鸡蛋八角钱一个。她说鸡是自家在山里养的，每个鸡蛋都不超过三天，买回去一尝就知道了。我本着试试看的想法，第一次买了 10 个，老大妈主动帮我选大个的。回到家里煮熟后果然非常新鲜，蛋黄颜色呈深黄色，吃起来口感特别好，证明老大妈说的没有错。从此只要买土鸡蛋我就到老大妈那儿买，三年多来，我买了 2 千多个鸡蛋，一个都不差，相信老大妈就像相信我自己一样。三年过去了，老大妈不再卖鸡蛋了，听说被一位经常买鸡蛋的老板高薪聘去了，当了企业的收发员。她的鸡蛋每天都送到职工食堂，不用到市场上去卖了，儿子也被安排到这个企业上班。一位非常普通的农村老大妈，因为有诚信而受到他人的尊重和信赖，并由此改变了命运。

老大妈不在这儿卖鸡蛋了，又来了一位年轻妇女租了摊位。她告诉我这些鸡蛋是她家养的"蹓跶鸡"下的，自己吃不了拿出来卖，一点复合饲料都不喂，所有鸡蛋都不超过一周。第一次我也买了 10 个，回家煮熟后一尝，与老大妈的鸡蛋比较起来还说得过去。我又连续去了三周，每次买她的鸡蛋不是有一两个不新鲜的，就是掺杂进去三四个普通的鸡蛋，而且她捡鸡蛋时总是趁你不注意，混进去几个小点儿的以次充好。我有一种被欺骗的感觉，就再也不去买了，后来在卖鸡蛋的摊位上不见了她的踪影。听说她在这儿卖了半年鸡蛋，光顾的人越来越少，就改去卖菜了。又由于卖菜经常短斤少两，与人发生了很多不愉快的事，最后卖菜的生意也做不成了。

通过这两个人的所作所为可以看出，诚与信是立身之本、交友之道、经商之魂、为政之要，任何一个人都离不开它。信德又是"仁义礼智"四德的基础，如果一个人缺少诚信，就会造成仁德是虚的，义德是假的，礼德是伪的，智德是空的。因此，人无论在任何岗位上，与任何人相处，做任何事情，都要把诚实守信作为自己的第二身份证，走到哪里带到哪里。

待人接物讲诚信，内心和外表要一致。

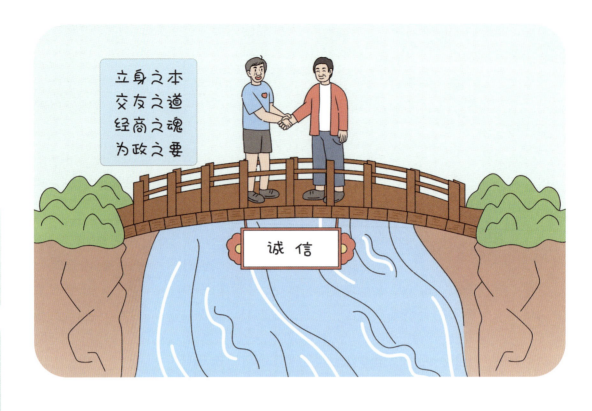

首先待人要真诚，无论与谁相识或相处，都得让对方感到你实在、厚道、善良、乐于助人。有一次，我和一位认识不久的老乡聊天，得知他父亲心脏不太好，想找一位心内科医生看看。正好我这些年跟随胡大一教授传播"心肺预防与康复"理念和生活方式，对心血管病有一定的认识。于是我主动询问了一些情况，又因为我对县医院心内科比较熟悉，便根据患者情况帮助老乡挂号约诊。

第二天我陪着老乡和他父亲去了医院，看完病后又送回家。老乡很受感动，他没有想到我会这样尽心尽力。

人际交往中，这类事情很多，我本着一个原则，即"真诚待人，诚实做事，将心比心，以心换心"。只有这样，别人才愿意接近你、相信你、结交你，以此获得更多人的信任。

其次接物要真诚。无论谁用到或求到我，都让对方感到我认真负责，落地有声。有一天，我接到一个老朋友打来的电话，说他儿媳妇要生小孩，让我在农村帮他买200个土鸡蛋。我说请放心，一定选最好的。我马上联系了三个地方，最后选择一家养鸡专业户。户主说他家小鸡都是散养的，现在正值秋天，草甸子上到处是蚂蚱，小鸡都是每天吃了蚂蚱下的蛋，个个保准。我说那好，下午到你家饲养场看看可不可以？他说太可以了，我在家等着你。于是，我又赶到养鸡场，一看果然如此，200多只母鸡都在草甸子放养，主人几乎不用喂，我亲自挑选了200个鸡蛋送到朋友家。事后朋友告诉我，家人第一次吃到这么好的鸡蛋，真是感激不尽。

在日常生活工作中，待人接物是一个人诚信的窗口，也是人际交往中最坚固的桥梁。每说出一句话，每做出一件事，都要对人对己负责。唯有真诚才能打动别人的心，唯有真诚才能换来别人的认可和信任。如果靠花言巧语来讨好别人，而心中却隐藏着虚伪和自私，什么事都不办，时间久了，任何人都不会买你的账，也不可能和你成为真正的朋友。

在待人接物的心理状态和言谈举止的处事态度上，我重点把握三个方面。一是实在、厚道，不说大话、空话、假话和气话，丁是丁，卯是卯，让对方感到你说话可信。二是热心善良，不刻薄、不指责、不挑剔、不抱怨，用人之长，容人之短，让对方感到和你相处舒服。三是做事务实、大气、不掩饰、不推脱、不懒惰、不图利，吃亏是福，甘于奉献，让对方感到你讲究、诚实、可交。只有这样，才能遇事不乱思，不但自己气定神闲，还会影响与自己交往的人，形成诚信的社会氛围，减少内卷，增进友谊和健康！

说话要诚信，说和做要一致。

言而有信，首先从遵守约定时间开始。凡是与别人约定见面时间，无论是走步、喝茶、访友等大事小情，我一般都会提前 5 分钟到达预定地点，宁可先到等别人，决不让别人等我，这已成为一种行为习惯。有一次，我和邻居约定第二天早上 6 点钟一起去菜市场。时间到了，我刚要下楼，固定电话突然响了，接起来是一个长途，通完电话后我预计走到会合地点要晚两三分钟，就赶紧给邻居打电话说明情况。

在日常工作和生活中，与同事、朋友、亲属和邻居约定时间是常有的事，每次我都把握两个原则：一是尽量避免迟到，事先把应该做的事都安排好，以免手忙脚乱耽误时间。二是一旦遇到特殊情况可能迟到，必须提前告之，免得对方焦急等待。我认为，一个人诚实守信就应该从约定时间这些小事做起，自我约束、自我管理、取信于人。

其次，答应别人的事一定要兑现。例如同志、朋友、亲属、老乡、邻居之间，平时难免有需要相互帮忙的事情发生。不论是什么事情，只要我答应了帮忙就一定落实，这不仅是对别人的尊重，更是对自己人格的证明。有一年春节，几位在省城工作的老乡回家乡过大年，在聚会时说到家乡鲜玉米特别好吃，又黏又甜，口感特别好。老乡们都说，那就等到秋天玉米熟时，给我们每人弄几穗吃个新鲜，我当时就答应下来。第二天早上醒来时我在想，昨晚酒后说的话必须算数。于是，我就把这件事记到备忘录上。秋天快到时，我又联系了玉米种植户，让他们待黏玉米熟了的时候通知我。鲜玉米收获那天，我专程赶到玉米地里一穗一穗地选，选定后每人装一箱，分别送到省城老乡们的手里。大家说半年前酒桌上聊天随口说的一件事儿，我们早就忘了，亏你还记得，大老远地跑来兑现承诺，真是守信之人。

在日常工作和生活中，凡是约定的事、答应的事、同意的事、承诺的事，无论事大与小，无论对方是谁，甚至是对子女的承诺，我始终把握一个原则，说出去的话必须算数，决不能只开谎花不结果。从语言上讲，要言而有信，在答应别人之前，就要想到守约，要仔细想一想自己能不能办到，必须有百分之百的把握，否则决不能随意许诺。从行为上讲，言必信、行必果。答应的事必须办，而且还要办到最好，让对方感受到自己的真诚和实在。如果一旦遇到特殊情况，时间有变或情况有变，也要第一时间告诉对方，说明原因，实事求是，取得对方理解和谅解。其实，每个人的心里都有数，你说过的话，办过的事，都会看在眼里，记在心上，不要以为自己比别人聪明。我觉得世界上最聪明的人就是言而有信、说话算数的人。

做事要诚信，想的和做的要一致。

做事讲诚信，首先从按时上下班做起。我常想，在单位上班，拿着薪水，享受着福利待遇，就应遵守时间，付出自己的精力、体力和智力，这是天经地义的事，也是对工作岗位最基本的诚信。所以，我无论在企业上班，还是在机关工作，在其位谋其政，谋当前虑长远。不迟到不早退成了工作习惯，不用谁来监督。一天早上，我骑自行车上班，刚一出家门车链子就断了，我赶紧把车子推回家。一看时间不多了，马上给骑摩托的邻居打电话，请他顺路送我一趟。恰巧他刚要上班，提前5分钟把我送到单位。我刚到办公室就接到通知让我参加一个早会，我按时到达了会场。实际上，每一个员工按时上下班，或者早来晚走，大家可能并不在意。但是，如果没有自我约束，经常晚来早走，领导和同事们心中都有数，受不受批评和惩罚是另一码事儿，起码在人们的心里你不懂规矩、不守信誉。

其次，在完成本职工作方面要诚实守信。一个人的成功，不是靠运气，而是靠智慧、能力和信誉换来的。一个人的岗位，不仅靠机遇，也要靠勤学、实干和诚信获得。因此，无论从事什么工作，在什么岗位上，都要严格要求自己，用真心实干、创新上进取信于组织、领导和同事。在企业工作担任电工班长时，我们电工班多次被评为县财贸系统先进班组。让我负责企业工会工作时，连续多年被省总工会评为模范职工之家。在部门工作时，我负责全县计划生育工作，又被国家计生委评为计划生育优质服务先进县、计划生育工作免检县。在机关工作时，组织上让我负责招商引资，我三年招商4个项目，投资都在亿元以上，还引进资金1亿元等。实践证明，靠自己不懈努力，把本职工作做到最好，才能得到信任、赢得荣誉。

工作中诚实守信，生活中也要行而有诚。比如我自学夜大、刊大、函大期间，按时缴纳学费，不抄袭论文，不作弊应付考试，不伪造个人简历；家庭生活中，按时回家吃饭，应酬不超过晚上8点，工资奖金透明，遇事与夫人商量；社会生活中，多与正能量的人在一起，不要心机，不去算计，勇于担当，多参加一些有意义的社交活动。

我认为行而有诚，"诚"是发自内心的真诚和坦白，无论做任何事，只要自己心中装着这件事，全心全意去做，没有做不成的。如果做什么事情都是朝三暮四、想入非非、尔虞我诈、急功近利、投机取巧，那就什么事都做不好，也做不成。所以，真正有大智慧的人都是以诚为本，不自欺、不欺人、不欺世，始终把诚实守信放在第一位。

曲宏达教授认为："信为脾之德，不信任则生忧思，思则伤脾，脾主运化水谷，脾主升清，脾为气血生化之源，水谷之气转化为营气和卫气，卫气有防御之功。"从现代研究来看，脾脏胰腺肠道确有这四方面作用。一主消化，二为腹脑功能，三为肠道造血功能，四为肠道免疫内分泌功能。思维稳定，内心安宁，没有应激，则消化系统稳定运行，而胡思乱想则生应激，导致胃肠黏膜溃疡或肠道痉挛、肠道内分泌免疫失衡，或导致胃炎、胃溃疡、肠易激综合征等消化系统疾病，肠道免疫紊乱又通过淋巴细胞募集轴致全身不同区域的炎症反应。

"仁义礼智信"五德，对应人体的"肝肺心肾脾"五脏，是建立在长期生活与医疗实践的基础上。

人生病有三个原因，有外在的，也有内在的，还有内外兼具的。外在的原因是风、寒、暑、湿、燥、火；内在的原因是喜、怒、忧、思、悲、恐、惊；内外兼具的就是饮食和生活起居。实际上很多疾病，包括很多不治之症都是人们自己"制造"出来的。

按照中医理论，人体是由"形、气、神"三部分组成的，三者合一。形，指人的外形；气，指人体的经络、气血；神，就是指人的精神。任何一个人，只要心正气就正，气正了形就正。如果精神或内心封闭，是一把打不开的锈锁，有病了用什么灵丹妙药都无济于事。可见中华民族传统美德，"仁义礼智信"的五德修养，对一个人的心理健康和身体健康有多么重要的意义。

6. 心灵美的偏见与误区

误区之一：心直口快是美德

心直口快是成语中的一个褒义词，是指一个人性情直爽、有话就说、开门见山、从不遮掩的性格特点。但是，也有另外一种"心直口快"的人，想啥就说啥，不对心思就骂街，从不考虑别人的感受，不管别人爱不爱听，甚至有些话是故意让别人恶心和难堪。当他的言论遭到别人质疑或反对时，他还能自我解嘲："我这个人就是心直口快，你们别介意。"这些所谓"心直口快"的人大体上分为以下三种类型。

第一类：想啥说啥。这类人只要他看不惯的、不对他心思、他内心不认可的事，不管是谁说的，当场就反驳。比如，当有人说到某某人交际面宽、朋友多的时候，他马上就说："都是一帮狐朋狗友，互相利用。"当有人说到某同志工作干得很出色时，他马上说："整天弄虚作假，欺上瞒下。"当有人说到地瓜叶、苋菜炒着好吃时，他马上说："那都是猪草，不是人吃的。"当有人说到戒烟限酒时，他马上说："啥都不喜好，还活着干啥？"……口无遮拦、信口开河，根本不在乎别人的感受。

第二类：烦谁骂谁。有些人不知道感恩，总觉得政府、社会、同事都对不起他，看谁都不顺眼。当人们在一起聊天，说到政府某个部门或某些领导时，不管了不了解、熟不熟悉，他都是骂字当头："我就烦他们，没有一个好东西。"当有人说到每天要看电视节目，了解关心国家大事时，他立刻就骂："都是吹牛皮，弄虚作假糊弄老百姓，我从来不看。"这种人全凭意气用事，以偏概全，经常拿局部当整体，拿个案当全部，把表象当成本质。不仅自己惹气生，听者也反感。

第三类：听啥信啥。这类人经常把道听途说的低俗猎奇事件当新闻，当作茶余饭后的谈资。好像这个世界上，凡事他知道得最早，懂得也最多。当网上爆料哪个名人出现花边新闻了，他立即转发；当道听途说哪个老板"进去了"，他逢人便讲；当谣传退休人员的工资今年不调不动了，他也大肆宣传。诸如此类的事儿，常常是说过几天后，不是被辟谣了，就是被事实更正了。对此，这类人从不汲取教训，依然我行我素，总是把自己当成诸葛亮，把别人当成阿斗。

综上所述，这些"瞪眼说瞎话""满嘴跑火车"的人，表面上看似很聪明、很直率，实际上是情商、智商都不高的人，是德行不够的人。主要表现在以下三个方面：

一是想啥说啥的人，仁德不够。唯我独尊，不尊重别人，不会换位思考，不懂得用一分为二的方法去看待人和事。总认为自己啥都比别人强，别人谁都赶不上他。不知道人外有人，天外有天。所以想啥说啥。这类人往往性格急躁、易怒、狭隘，缺少包容，怒而伤肝，易气滞血瘀。

二是烦谁骂谁的人，礼德不够。狂妄自大，喜怒无常，做人不讲规矩，做事没有尺度。他并不明白，任何政府部门、单位领导都在努力把工作搞好，都有很多付出。但是随着社会发展和群众需求的变化，仍然会有很多地方不尽如人意，这是发展中的问题，也是正常的。然而有些人不知道政策法规，不懂业务，不了解内情，更不明是非，只要一提到政府就是不好，一说到领导都是不行，一涉及社会就牢骚满腹、骂声不绝。

三是听啥信啥的人，智德不够。知识匮乏，偏听偏信，一知半解，夸大其词。他并不明白，凡是新闻、消息都有正规的来源渠道，那些马路新闻、小道消息，大都是一些仇视社会或是别有用心的人故意制造谣言，混淆视听。正所谓"谣言止于智者"，真正有头脑的人一不相信，二不传播。然而听啥信啥的人平时不读书、不看报、不关注《新闻联播》。他们热衷于网络新闻和小道消息，专注于猎奇、花边和所谓的头条，信口胡言，不负责任。

俗话说："刀子嘴豆腐心，德性不好难做人。"那些所谓"心直口快"的人，实际上就是懒得动脑的人，也是德性较差的人。因此，我们在日常生活中要引以为戒，

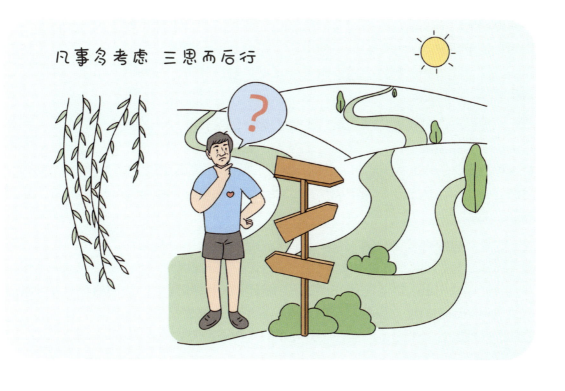

"话到嘴边留半句""三思而后行"，要有"口德"，做一个受人欢迎的人。

误区之二：诚实守信易吃亏

诚实守信是中华民族传承下来的优良道德品质，也是每个人的道德基石。做人不撒谎、做事不欺骗、经商不作假，忠实履行自己的责任和义务，这是做人的起码标准。然而有些人觉得太实在容易吃亏，所以他让别人讲诚信的同时，自己却不讲诚信。写论文剽窃抄袭、卖东西短斤少两、办企业偷税漏税、承诺的事情拖着不办等，总认为这样的交往成本低，交易成本也低。

有一位民营企业老板，办企业不把心思放在管理上，而是想方设法逃税、避税，多次被税务机关处罚。一喝点酒就大话连篇，答应帮人办的事回头就忘得一干二净。他认为有一些事需要诚实，但有些事需要变通，守规矩的人反而吃亏。他的这种心理和处事方式，最终导致了企业经营失败和做人的失信，最后一败涂地。

有一位卖菜小商贩，每次卖菜都说是自家种的，不上化肥、不打农药。量秤时，不是缺斤少两，就是算账时多加钱。后来改卖鱼了，不是说自己钓的，就是说自己用网打的，以此来证明是野生的，不新鲜的鱼也说是新鲜的。开始有些人信以为真，纷纷去买，时间长了，人们逐渐看清了他以次充好、短斤少两的经营作风，最后不再光顾。后来有人劝他做生意应讲诚信，他说："经商经商，无商不奸，太实在了吃亏。"其实，他没有算过账来，失去了诚信，失去了顾客，失去了生意，最后连做人的根基都失去的时候，吃亏的还是他自己。

现实生活中，凡是认为诚实守信易吃亏的人，到头来都是吃了大亏。正如俗话说的"贪小便宜吃大亏"。而不怕吃亏、愿意吃亏、诚实守信的人，恰恰是吃得眼前亏，赢得长远利。所以，做人做事一定坚持诚实守信，可从以下三个方面来加强自我管理。

一是讲出的话就要言而有信。很多人都有过这样的体验，与人初次见面，如果感到这个人厚道、真诚，就愿意与他交流，也会愿意长期交往。如果你接触的人都有这种感觉，在相处中都是这种共识，你的人缘肯定会好。反之，如果你接触到的人，冷酷、虚伪、自私，在相处中假话、大话、空话连篇，你就一定要心存戒备，敬而远之。

二是答应的事就要一诺千金。一个人的能力有大小，社会活动范围，人际关系也不一样。无论帮助别人办什么事情，自己没有十分把握时，不要轻易向别人承诺，有几分把握就实事求是地说几分。如果随便向别人轻许诺言，承诺的事根本办不到，结果耽误了别人的事，也把自己的人缘搞臭了。在家靠父母，在外靠朋友，助人为乐的人，朋友肯定会很多，能办事会办事的人决不会吃大亏。

三是事业上诚实为本，爱岗敬业。不管时代怎样变迁，社会怎样发展，诚信永远是做人做事的根本。在什么岗位上，都要爱岗敬业，尽职尽责，充分发挥自己的聪明才智和专业特长，把工作做得有声有色。任何领导都喜欢脚踏实地的下属，每个员工都喜欢值得信赖的上司。一个缺失诚信的人，永远没有立足之地。

总之，说话不算数、许诺不兑现、工作不负责的人，意味着丢失了品德、丢失了信誉。久而久之也会让自己的良心不安，形成心理负担，劳心伤神，肯定有害健康。这个损失才是人生最大的损失，这才是人生中最大的吃亏。

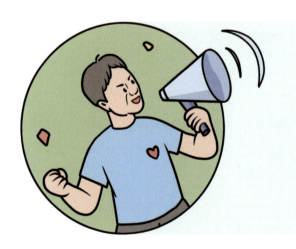

我总结：

心灵美 德在先，
厚德载物容世间，
修好五德益五脏，
德性圆满心自安。

十一　家和睦，人平安

常言说，家和万事兴。从养生保健的角度来说，家和、气顺、心情好，人就会少生病。一个家庭什么最重要？不是房子、车子、票子，而是父母、伴侣、孩子，说到底，人最重要。一家人身心健康、其乐融融、平平安安，这才是人生中最宝贵的财富与最大的福气。

家庭，是一棵参天大树，可以为你遮风挡雨；家庭，是一处平静的港湾，可以让你停靠休息；家庭，又是一个疾病防控中心，调整身心、预防慢性病、管理健康……都从这里开始。

《黄帝内经》说："百病生于气也。"有专家指出："人的疾病70%来自家庭，生命中70%的喜怒哀乐，都与家庭有关。"如果一个家庭，大闹三六九，小吵天天有，家庭成员的心情绝对不会好。如果夫妻之间各揣心腹事，遇事不沟通，整天愁眉苦脸，怨气冲天，久郁成病那也是自然的。如果家庭成员作息不规律，饮食不健康，运动不坚持，那这个家庭成员的身体也就没有了健康保证。所以，想让老人、伴侣、孩子都能够身心健康，拥有一个和睦的家庭是一切的基础。

1. 传承良好家风

"忠厚传家远，诗书继世长"是我的家训，而彼此谦让、尊长爱幼、夫妻恩爱，更是我们代代相传的家风。

我父母一辈子对子女教育严格，与邻里相处友善，对亲戚热情关心，和朋友相交以诚，是出了名的好人、善人。二位老人之间，更是相互体贴、互敬互让。父亲从没有过大男子主义作派，即便是工作一天回来，再累也要帮母亲操持家务。母亲更是时时为父亲着想，悉心照顾。在我的记忆中，老两口从未红过脸，更别说是吵架了。正是在这样的家庭氛围中，日子过得再拮据，我们也感到舒心快乐，所有家庭成员都健健康康。对于青少年时期的那段幸福历程，当时并没有觉得有什么特别。但是，当我们兄弟姐妹都结了婚，有了自己的家庭之后，尤其是看到身边形形色色不同境遇的家庭，才真正体会到家风、家训，乃至父母影响的重要性。我常常庆幸有严父慈母这样的人生指导老师，他们的言传身教使我们懂得了成家立业、做人做事的基本道理，同时我们也把父母的优良传统传承下来，融入自己的家庭生活之中，并影响着我们的后辈。

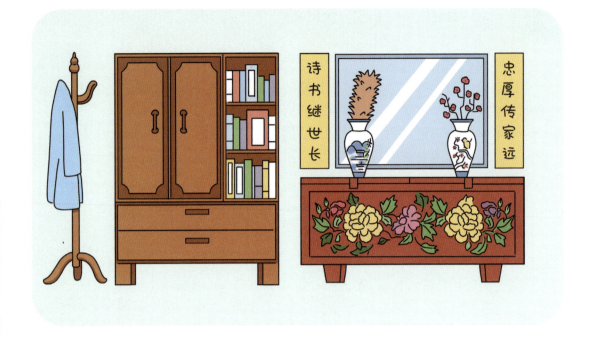

　　家庭中，**大事共同商量**。这一点很重要，和睦的家庭不存在谁当家谁说了算的问题。大事协商，小事沟通，以免节外生枝让原本和睦的家庭产生不愉快。

　　有一件事，虽然已过去了 40 多年，但至今仍然让我记忆犹新。那时我刚结婚，夫人家的一位亲属从乡下来城里找到我，说要买种子化肥，带的钱不够了，向我借 1000 元钱，过一阵就还给我。我夫人的亲属有急事，这个忙是一定要帮的。我也没有多想，到银行把仅存的 1000 元取出来，直接给了他。这在当时是很大一笔钱了。回到家里跟夫人一讲，夫人马上说："借钱的事你咋不跟我商量商量？这个人很不可靠，整天赌博。去年还从我手里借去 100 元钱至今未还，你这 1000 元钱肯定是打水漂了。"这时我才意识到，今天的事做得是有些草率，应先与夫人沟通、商量一下再决定才对。

　　吃一堑，长一智。从此，在我们家庭里，大到换房子、买家电、投资股票；小到出外旅游、请客吃饭、人情往来等，夫妻间都充分沟通，达成共识后再做决定。家庭大事商量，便于汇聚智慧，集思广益，避免失误；小事勤沟通，统一意见，减少差错，避免误会。沟通与协商的背后，体现了夫妻间的尊重与信任，使夫妻关系变得更为融洽。

　　夫妻间，小事互相谅解。夫妻长时间在一起生活，柴米油盐酱醋茶，哪有舌头不碰牙的？有些事情看法不同，有些兴趣爱好各异，这都很正常，关键是如何对待和处理。有人说，"夫妻之间要恩爱，不争对错"，我非常赞同这个观点。在我结婚后不久就遇到这么一件事，有个周日，我去单位加班。上班前，我告诉夫人中午回家吃饭，下午继续加班。我上了半天班中午回到家，发现家里没人，清锅冷灶。

给夫人打电话，她说正和几个同学一起逛商店，忘了我回家吃饭这件事，并很抱歉地说马上回家做饭。我说你就别回来了，星期天能和老同学凑在一起不容易，我自己弄点吃的没问题。于是，我自己动手做了汤，热了饭。午饭吃得晚了，午睡也是马马虎虎，下午又去加班，弄得有几分忙乱。有些夫妻可能因为这种小事就会大吵一架，但我觉得夫妻间应该相互谅解，心中没有一丝的不快。

夫妻生活在一起，生活中的小事、琐事、烦心事，随时都可能碰到，不可能事事都顺心如意。比如，一不小心，饭烧煳了，菜做咸了，盘碗打碎了；一不注意，离家时灯忘闭了，停水后水龙头忘关了，炒菜时油烟机忘开了；一时疏忽，衣服买小了，水果买贵了，牛奶买过期了；一时着急，钥匙落家了，手机忘带了，房门忘锁了；说话观点有分歧，作息时间不一致，吃饭口味不一样；等等。这些鸡毛蒜皮的事，生活中经常会碰到。一旦发生，一是要好言劝慰，"别往心里去，谁都有失误的时候。""花钱买教训更值得。""下次注意点。"二是无论如何不能斤斤计较，要迅速把它淡化掉。爱尔兰作家萧伯纳说过："家是世界上唯一隐藏人类缺点与失败的地方，它同时也蕴藏着甜蜜的爱。"多年来，我们在处理夫妻间关系上都是理解和包容，两个人时时站在对方角度看问题。因此几十年朝夕相伴，没有因为家庭的琐事闹过别扭红过脸。

我认为，作为家庭里的男女主人都应懂得，家不是讲理较真儿的地方，赢了道理就输了感情；家不是争对错分高下的地方，争了对错分了高下就伤了感情；家也不是翻旧账的地方，翻了旧账，揭了伤疤更伤感情。如果家庭生活中总是锱铢必较、相互指责、彼此抱怨，遇事就要争个里表、谁是谁非，都是夫妻不成熟、少涵养、缺修炼的表现。夫妻间要互相包容、互相谅解才能有和谐的家庭、健康的身心。

邻居间，有事热心帮忙。俗话说："远亲不如近邻，近邻不如对门。"事实也正是如此，一旦家里遇到什么紧急情况，邻居往往能更早发现，更及时地支援。有一次，我在外地出差，家里那几天没人。左邻仓房的自来水管道突然爆裂，水淌进了我家仓房里。右邻及时发现，第一时间打电话给我。我又立刻打电话给另外一个邻居帮我处理。当他打开仓门时，积水已经深有10厘米，于是他赶紧动手把水清理干净了，又把浸泡过的物品搬到外面去晾晒。由于处理得及时，未造成损失。如果等我出差五天后回来再发现这种情况，可能损失就大了。好邻居的帮助让我很受感动，从中也体会到处好邻居关系的重要性。

多年来，虽然我数次搬家，但是每次都能和邻居处成好朋友。日常见面热情打个招呼；从农村老家捎回来土特产，给近邻和对门送去一点儿；谁家有个大事小情，买张车票、捎一个快递、陪去医院、照顾一下小孩等，能帮尽帮；左邻右舍经常在一起聊聊天、喝喝茶、散散步、跳跳广场舞，逛逛农贸市场。邻里间以诚相待、友好相处，共同生活在和谐的环境里，也促进了各自家庭关系的祥和美满。美国密歇根大学一项针对老年人生活的社区调查结果表明，邻里关系和谐的老年人中，患脑卒中风险降低 48%，心脏病发病率也降低 50%。可见家庭关系、邻里关系，对老年人的健康更加重要。

2. 营造温馨氛围

在每天 24 小时中，成年人只有 1/3 时间在工作岗位上，其他时间大多在家庭中度过，可见营造一个快乐的家庭氛围至关重要。一个温馨的家庭，夫妻双方心往一处想，劲儿往一处使，日子就会过得红红火火；一个和谐的家庭，夫妻之间互敬互爱、相互激励，事业发展就会蒸蒸日上；一个民主的家庭，夫妻之间感情融洽、互相体谅，双方都能心情愉悦，身心健康。

家务方面，夫妻共同承担。刚结婚的时候，我正处在创业阶段，每天都有繁重的学习和工作，家庭中自然形成男主外、女主内的分工模式。夫人为了支持我的学习和工作，承担了所有家务。每天早上格外忙碌，她一边准备早餐，一边还要照顾我的母亲。一会儿孩子哭了，她又急忙跑去看看孩子。一家人吃完饭后，她又赶紧收拾餐桌、洗刷碗筷。上班时间到了，她又急忙给孩子换衣服，骑着自行车把两个孩子分别带到幼儿园和学校。望着她风风火火忙碌的身影，我心存感激又满怀愧疚。即便她任劳任怨，我不能袖手旁观，并且想到父亲年轻时的表现，我更是觉得无地自容。为了家庭和儿女，也是为了妻子和自己，我必须改变，担负起男人的责任。

于是我开始挤时间做家务，先从简单易行的做起。早晨起床后，整理房间物品，打扫室内卫生，然后再去学习。夫人看我为她分担家务很高兴，但也有些不适应，表扬我的同时又怕耽误我的时间。"你去学习吧！我自己干。"她越这么说，我就越想多干点儿。每次吃完了饭，我主动收拾桌子、倒垃圾。只要时间允许，早晚到菜市场去买菜，上下班去接送孩子，在做家务过程中，培养了自己的家庭责任感，也增进了夫妻感情。

实践告诉我，做家务不仅是体力活，也是技术活。有一些家务活儿不通过学习，还真的就做不好。于是，我虚心向夫人学习，由易到难，由简到繁。夫人做菜，我就学着蒸饭；夫人做面食，我就择菜洗菜，尝试着上灶；夫人用洗衣机洗大件衣物，我就用手搓洗小件衣物，我的手劲大，手洗小件衣物洗得快，水拧得净。在夫人的指导下，我又学会了一些做家务的小技巧。如擦窗户，用喷上清洁剂的报纸擦得更干净；吃完饭洗碗用食品清洁精，油渍更容易清除；白色衣服泛黄，洗涤时在热水中加一些柠檬，泡一会儿就会更白……。在紧张的工作和学习期间，我每做一样家务，心里就会增加一分对夫人的爱意。在共同的家务劳动中，不仅增进了夫妻感情，也能培养两个人共同的情趣爱好。总之，主动做家务，不需要太多理由，只要爱家爱妻子就够了。

学习方面，双方相互支持。20 世纪 60 年代，我们夫妻俩都是初中没有毕业就当了知青，没有机会读高中、上大学。参加工作后，我们都如饥似渴地学习、恶补知识。我从事管理工作，就读刊大、函大，自学演讲、学习写作和专业知识。夫人做财务工作，主动学习《会计法》，经常利用业余时间练习珠算，快速打传票。当时我们生活比较拮据，但在学习上舍得花钱。我每月几乎拿出一半工资去买书、订刊物、交学费，对此夫人非常支持，毫不吝惜。她还经常告诉我，到书店只要遇到需要的书就尽管买，我的工资不够她还有。

有一年，函授学习结业考试前，我在家里复习三天，夫人为我清理写字台，安装台灯，端茶倒水，一日三餐更是精心准备。这些都增加了我的学习热情和考试信心，每次单科考试均顺利过关。我先后拿到了刊大、函大管理专科和本科的毕业文凭，这对我的工作有极大帮助。夫人的财务专业技能也不断提高，在长春市人保系统珠算百题加减法和百张传票比赛中，名列第三。又代表长春市参加吉林省人保系统团体比赛，在珠算百题速算法比赛中，一目三行心算后，再用珠算加法，取得了全省团体比赛的亚军，还多次被省、市人保系统评为技术标兵和业务能手。

工作方面，伉俪彼此共勉。我从企业到政府部门一直负责管理工作，夫人从商业部门到保险企业，先后做批发和财务工作，无论在什么岗位上，我们始终没有松懈过。在处理工作与家庭、公务与家务的关系中，安排得井井有条、合情合理。

一是在工作中互相鼓励，互不干预。夫人经常对我说，你在单位从事管理工作，要爱岗敬业、团结同志、遵纪守法。夫人的提醒我始终不忘，并时刻把握好自己。回到家里我从来不讲单位的人和事，夫人也从不过问。我也经常提醒她，一定按《会计法》和公司要求管好财务，凡是不合理的票据，一律不予报销或核销，要把好财务关，夫人对我的忠告也铭记在心。我们夫妻间互相鼓励和促进，我先后被评为政工师、助理经济师，并获得"长春市劳动模范""吉林省劳动模范"等称号。夫人年年被单位评为"先进工作者"，多次被省市财产保险系统评为"行业标兵"。

二是在工作中互相支持，互不埋怨。我的工作是起早贪黑的时候多，出差的次数多。我每次起早，夫人都准时为我准备好可口、营养丰富的早餐和出差必需的衣物用品。只要我回家吃饭，无论早晚，夫人都把饭菜做好，等着我共同用餐。有时预计回家太晚时，便提前打电话告诉她不要等我，可是她每次都等着我到家一起吃饭，这已成了她的生活习惯。夫人当年在百货批发站工作，每逢星期天几乎都到单位去卸货入库。我嘱咐她，卸货的时候要注意安全、量力而行。我在家里照顾孩子，做好饭菜，你就放心加班。正是我们俩在工作上的互相理解、互相支持，我们一直是单位的工作骨干。

三是在工作中互相关照，不扯后腿。年过 40 岁后，正是上有老下有小的阶段。妻子的贤惠给我做出了表率，她孝敬双方父母，悉心照顾老人的生活起居。她关爱孩子，注重家庭教育，悉心指导孩子学习。我每天上班时，她都会把干净的衣服、鞋帽放到衣架和鞋踏上，让我没有一点儿后顾之忧。我也尽量地挤时间，多承担一些家务，减少妻子的劳动强度，不扯她的工作后腿。

健康方面，夫妻互相提醒。人们常说，夫妻在一起生活久了，生活习惯越来越相似，甚至长相也会越来越接近。这是双方生活方式相互影响、脾气秉性相互磨合、健康状况相互关联的结果。特别是我和夫人一起学健康以后，我们更加注重互相学习、互相提醒，在关注自己健康的同时，更关心对方的健康。

（1）每天晚间看完《新闻联播》，夫人会提醒我一起做平板支撑，然后泡泡脚，睡前喝一杯白开水，九点钟准时睡觉。

（2）每天早上起床后，我会提醒夫人，喝一杯白开水，然后一起去公园走半小时。如果去买菜，夫人会提醒我，注意荤素搭配，做到食物多样化。

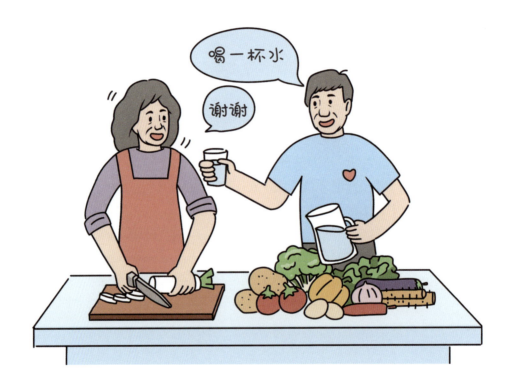

（3）夫人经常提醒我，尽量不叫外卖，少去饭店吃饭。外出就餐时，会提醒我别喝酒，早点儿回来。

（4）夫人曾患腰间盘突出症，膝关节炎。我经常提醒她，适量走路，达到一万步即可。如果一旦腰部、膝关节、韧带、肌肉有一处疼痛或不适时，应停止运动或减少运动量，待调整后再循序渐进地运动。

（5）我们俩都不吸烟，参加一些集体活动时互相提醒，注意防范二手烟。

实践证明，夫妻任何一方的健康生活方式，都会给对方带来积极影响。因此，夫妻间必须共担家庭责任，互为对方的健康负责，才能有一个和谐的家庭环境。

一个幸福温馨的家庭，不仅需要家务方面夫妻同甘共苦，齐心协力；在事业上同舟共济，比翼齐飞；在学习、交友、健康等方面，互相理解，互相支持；遇到困难时，更需要彼此抚慰，共渡难关。决不能像俗语说的那样"夫妻本是同林鸟，大难来临各自飞。"

3. 构建和谐家庭

常言道："家庭小社会，社会大家庭。"家庭是社会的一个细胞，社会又是由一个个这样的家庭细胞所组成，社会的和谐需要无数个和谐的家庭。

我们家是一个大家庭，包括双方父母、子女以及双方兄弟姐妹等几十口人。多年来，我的大家庭中没有产生过纠纷，甚至都没"红过脸"。这让我十分欣慰和自豪。我认识一个朋友，他也有一大家人，但是兄弟姐妹之间互不来往，甚至清明节给父亲扫墓都相互避开，让他十分头疼。他虽有钱，但没有家庭幸福。德国诗人歌德说过："无论是国王还是农夫，家庭和睦是最幸福的。"因此，构建一个尊老爱幼、互敬互爱、向上向善、彼此信任的和谐大家庭，让家人快乐健康，是我和夫人多年努力的目标。

（1）感恩父母孝为先。在这个世界上，没有谁能比生你养你的父母更亲近。父母含辛茹苦地把我们养大，当他们风华正茂，我们年龄尚小的时候，体会并不深刻。但是当父母年龄大了，身体衰弱了，到了风烛残年的时候，我才明白陪伴有多重要。就像歌中唱的那样"找点时间，找点空闲，领着孩子，常回家看看……老人不图儿女为家做多大贡献，一辈子不容易就图个团团圆圆。"

这需要从四个方面做起。

一是带着孩子常回家看看。尽量多挤出些时间，常去看看双方老人，陪他们聊聊天、吃顿饭。三代人经常在一起亲近亲近，老人会非常开心，也有助于孩子健康成长。如果遇到特殊情况，比如临时出差、工作脱离不开、孩子考试，或者远方来客，实在没有时间回去，也要给父母打个电话说明情况，一定要保持经常性的沟通。

孝敬父母，一定从生活中的点点滴滴做起。要关心他们的生活起居，关心他们的情绪变化，关心他们生活中的每一个细节。到了秋季，新的米、面、油上市了，帮助老人备足；到了双休日，买点鱼、肉、蔬菜，给老人做一顿丰盛餐食；平时也经常带点应季的水果、坚果、牛奶回到老人身边。父母健在时丰衣足食、子孙满堂、开心快乐，这就是最大的尽孝。

我认识的一对老年夫妇，都是高级知识分子，他们把一双儿女送上了大学，又送到了国外留学，孩子们学业有成，也都成家立业，但是人在国外也不回来了，甚至很少与老人联系。老两口非常孤独，有时后悔地感叹：人生最大的失败是让儿女

第一章　第二章　第三章　第四章

接受了西方教育，让他们丧失了中华民族"百善孝为先"的传统美德。可是他们的儿女并不觉得自己有什么不对，面对父母的抱怨大为不解。"你们也不缺钱，缺什么我们就买给你们，这样生活不是很幸福吗？还要我们怎么样？"但是孝敬父母不是花钱就能达到目的的，陪伴往往比金钱更重要。即使不能时时陪在父母身边，也应该多打打电话，经常视频通话，让父母感受到子女的关心。

在与老人接触时，应细心观察他们的心理变化，耐心倾听他们的诉求，一旦发现有心理问题，应及时疏导，调理情绪。

有一次我回家看望老母亲，发现她闷闷不乐。一问才知道，原来是与邻居玩牌输了 30 元钱，更令她生气的是一个牌友还欠她 20 元钱。我问明了情况，赶紧掏出 100 元钱说："玩牌有点小输赢是正常的，牌友们找不开零钱也是常有的事，您生一肚子气，不是拿别人过错惩罚自己吗？您玩牌的目的主要是锻炼脑力，一点小输赢别当回事儿。"一席话说得老母亲眉开眼笑，小小的不愉快也云消雾散了。

还有一次，我和夫人去看望岳父岳母，一进屋发现老太太正在生气。原因是有人摘了她后院的杏子，而且还把树枝折断了，熟杏也掉了一地。老太太看见了去劝阻，那人不但不听，还骂骂咧咧的，这就让岳母更加气上加气。我问明了原委就说："这点小事儿您犯不上生气，就当您老请客了。我给您带来了一箱苹果，比杏子好吃，我现在就给您削一个。"当我把削好的苹果送到她手里时，老人家立刻笑容满面，满肚子的火气也没了。

常言说"老小孩儿，小小孩儿"，人老了难免有些孩子气。当老人遇到这些生活小事儿生气时，赶紧帮他们排解一下，也许再遇到大事儿时就能想得开了。经常与父母沟通，他们也愿意和子女诉说自己遇到的难题和困扰。当发现老人出现烦躁、焦虑、易怒、伤感等坏情绪时，我们也可以帮他们换个环境、换个心境。比如创造机会让他们与老友、亲友聚会、聊天；鼓励老人们多参加一些社区、社会上的文化娱乐活动；督促老人们多去散散步、逛逛公园和市场，让他们从中找到生活的乐趣。

在与老人沟通和交流时，千万不要把自己的消极情绪、负面信息带给他们。如夫妻吵架了，被领导批评了，与客户争执了，与人发生矛盾了，开车剐碰了等，免得父母为你担心和忧虑。

二是要关心双方父母的健康状况。人过 60 岁后，多少都会患有不同程度的慢性疾病。父母怕麻烦子女，有病不愿说，更不愿去医院，讳疾忌医是老年人的通病。当儿女的一定要学一点医学和养生保健常识，帮助双方父母早预防、早发现、早治疗、早康复。我父亲和岳母身体都有点肥胖，体检发现血压、血脂异常。我们就经常提醒二位老人，按时服用降压药和降脂药物，少吃肥肉、动物内脏和油炸食品，多到户外走步、跳广场舞，我们也不买高脂肪食物给他们。由于重视了他们的养生保健，两位老人的身体健康状况逐渐好转。

三是无论工作多忙、事务再多，都要把关注父母的身体变化放在心上，发现一点蛛丝马迹，必须刨根问底。我在与母亲交流时发现她有心动过缓症状，有时还骤停。我赶紧陪她去医院检查，医生告诉我，老人的心率太低，容易出现心脏骤停情况，建议安装心脏起搏器。在医生的治疗下，母亲手术后心脏跳动正常，精气神儿也足了。在与父亲交流时得知他大便带血，父亲说可能是痔疮所致，用几天痔疮药，很快就会好了。我说这不行，必须到医院检查，结果确诊是直肠癌。我马上为他办理住院，去做手术。由于发现及时，治疗得当，加上我们兄弟姐妹的悉心照料，父母得了大病也都成功康复，得以乐享天年。

四是双方父母有一位去世了，对另一位老人必须倍加呵护。我父亲去世后，母亲整天以泪洗面，子女们除了劝说外，大家天天陪着她走亲戚、旅游，分散她的注意力。母亲情绪稳定后，我们兄妹五人争相接她到家里，她想住谁家就去谁家。母亲住在哪里，哪里就成了大伙儿共同的家，人来人往，充满欢声笑语。同时我们也经常安慰母亲，人的生老病死是自然现象，虽然父亲走了，但我们还要好好地活着，这样父亲在九泉之下才能够放心、安心。老人家慢慢想得开、放得下了，性格也开朗起来，幸福地安度晚年。

我岳母去世后，岳父形孤影单，无法独立生活，子女们就轮番陪伴他，照顾他。一年以后，在大家的劝说下，七十五岁的岳父又找了一个老伴儿，两位老人日子过得幸福安逸，儿女们也倍感欣慰。现在有不少年轻人，父母有一位先走了，就坚决反对另一位再择偶生活。为了家产，为了脸面，甚至和老人反目成仇。其实，老来有伴儿，相依为命，安度晚年是一件好事。想让老人多活几年，应该尊重老人的选择，我们讲孝顺，如果没有顺，孝也就无从谈起。

（2）培养子女有方法。有人说："真正晚年的健康和幸福，有两条很重要。一是子女立业不让老人操心，二是老人身体健康不让子女操心。"其中，子女有稳定收入、和谐家庭更重要。按照我国的传统，养儿防老是大多数人推崇并认可的理念，很多老年人都把晚年托付给子女。因此，培养孩子有一

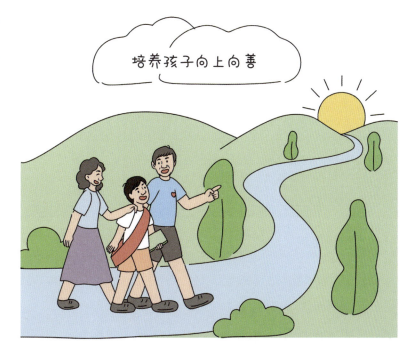

培养孩子向上向善

技之长，有积极向上、向善的人生态度，有感恩友善的性格非常重要。

注重培养孩子有一技之长。我们家中摆放着几幅朋友的绘画作品，儿子从小就喜欢凝神观看，并且问这问那，我知道他是对绘画感兴趣，于是我就为他找到相关辅导老师，让他能够十几年如一日地坚持学习，我还鼓励他到专业院校继续深造学习，这也让他找到了自己的事业，他毕业后一直从事相关专业的工作。另外，他对电脑表现出浓厚的兴趣，购买大量书籍，自学编程、设计等。那还是在 20 世纪 90 年代末，人们对电脑都不太熟悉的时候。我知道后，告诉他要学就要学会、学懂、学透。为此，在他毕业实习阶段，鼓励他到电脑公司打工，学习软硬件知识。后来，他用业余时间制作了网站，规模一度达到每天 5 万人的访问量。这些成就的获得，我觉得离不开父母对他兴趣爱好的培养。

实践证明，培养一技之长，对于孩子未来的成长、就业和发展至关重要。往往有一些家长，今天让孩子学唱歌，明天让孩子学跳舞，后天又让孩子学绘画，朝秦暮楚，弄得孩子疲惫不堪，学习兴趣也没有培养起来。父母培养目的不明确，都是三分钟热度，孩子的学习也不可能持之以恒。在学习面前，孩子可能遇到困难，有时可能打退堂鼓，坚持不下去。这时父母应帮助孩子调整心态和情绪，找回自信，从中发现孩子的与众不同，或者别人不具备的竞争潜力。要让孩子知道，任何成功从来不是一蹴而就的，必须具备克服困难的信心和勇气，只有自律的孩子长大后才有出息。

培养孩子积极向上、向善的人生态度。孩子还未长大时，你播下什么种子，就会结出什么果实。当孩子考试取得好成绩时，我们就要给予表扬，考得不好也要及时鼓励。当孩子选上了班干部时，我们就要给予支持指导，培养其积极向上的性格和健康的心理素质，从小懂得尊重老师，学会与同学相处。参加工作后，也要鼓励孩子爱岗敬业、开拓创新。

在孩子成长过程中，一是要维护孩子的自尊心。有的家长认为，"不打不骂不成人，自己孩子说两句，骂两句，打几下没关系。"其实不然，这样做会使孩子的自尊心受到打击，对很多事情丧失信心。二是要经常表扬肯定孩子。孩子做好一件事情之后，家长就要去赞扬、去鼓励，培养孩子对生活的积极态度。三是家长要以身作则，处处起模范带头作用。要让孩子好好学习，自己就要热爱学习，要让孩子天天向上，自己的工作就要积极进取，为孩子树立好的榜样。

培养孩子感恩友善的性格。做父母的首先要做到夫妻和睦、孝敬长辈、关爱子女，孩子耳濡目染，才能养成感恩的品质。让孩子知道爷爷奶奶、姥爷姥姥对晚辈的爱虽然是无条件的，但要懂得回报。当爸爸妈妈工作一天回家后，倒一杯热水端到面前；当爷爷奶奶、姥爷姥姥到家里来，请他们入座，洗一盘水果放在面前；逢年过节给长辈们打个电话请安问好，常回家看看等。

要让他和邻里之间的孩子们一起玩耍，当他们之间发生矛盾时，应该及时教育引导自己的孩子，耐心给他讲解为人处世的道理。以后无论在哪里学习、工作和生活，都要懂得与人为善、理解包容、讲究诚信、甘于付出。人生观的培养比兴趣爱好的培养更加重要，具有正确的人生观，在社会上才会有广阔的发展空间。

（3）一奶同胞心相连。俗话说得好，"兄弟同心，其利断金"，当遇到困难时能无私为你提供帮助的，除了父母，最多的是同胞兄弟姐妹。他们是人生路上并肩携手而行的亲密伙伴，从小到老都一直相互依靠。每当我看到已过世的父母和全家人在一起的老照片时，许多往事涌上心头，让我感慨万端。靠父母的培养，靠兄弟姐妹的帮助，我才完成学业、成家立业。回顾走过的人生历程，让人沉浸在无比幸福和快乐之中。在我们这个大家庭中，在孝敬父母方面，兄弟姐妹们从不斤斤计较，有能力的多奉献一点，有困难的少付出一点。在父母晚年生活方面，我的二弟和妹妹给我做出了榜样，夫人的大姐给我们带了个好头。父母健在时，老人经常召集兄弟姐妹们在一起聚一聚。妯娌之间、连襟之间情同手足、互敬互爱、互通有无。父母不在时，同胞兄弟姐妹来往更多。作为兄长，我首先起到带头作用，特别是都到了退休年龄以后，这种无法割舍的血缘关系，是任何人际关系不可替代的。怎样才能有这样融洽的关系呢？

一是平时常沟通，互相有了解。我退休后，夫妻双方的兄弟姐妹的沟通联络更加频繁。我们经常用视频通话、互发微信和短信的方式，通报生活情况、健康状况、出行旅游行程等，互相学习、交流和借鉴，过好老年生活，做到老有所养、老有所乐，甚至老有所为。

二是没事常聚会，一起多交流。每年我们双方兄弟姐妹都要聚几次，晚辈们也都一起参加，大家在一起谈生活、谈健康、谈子女工作和晚辈教育，重温家风家训。逢年过节团聚、旅游，遇有大事互相参与，充分体现一家亲。

三是健康常提醒，生病及早治。兄弟姐妹谁身体发胖了，谁吸烟咳嗽了，谁经常熬夜了，谁有心事想不开了，彼此间都互相提醒，劝导养成健康生活方式。谁一旦身体不适或患上慢性病，我都会陪他们到医院找相应的专家及时救治。

兄弟姐妹之间的感情，是不可替代的骨肉亲情，是割舍不断的血缘、血脉，是人间最美好的手足情。

4. 家和睦的偏见和误区

误区之一：常在身边无孝子

俗话说："久病床前无孝子。"说的是父母卧床时间长了，子女就会失去耐心，就不会像以前那么孝顺。现在，很多家庭又出现"常在身边无孝子"之说，意思是说陪伴父母时间久了，子女会厌倦，也就不会再像过去那样孝顺了。其实，这种说法有失偏颇，关键看怎么去理解。

一位邻居，有三个子女，其中两个在外地工作，只有小儿子陪在身边。外地子女经常拿点钱给父母，逢年过节也都回家看看，父母感到很温暖、很知足。日常生活都靠小儿子照顾，小两口持家有方，柴米油盐，一样不少，生活起居，照顾周到，老人家一旦有个头疼脑热更是日夜陪护。但是老人家还是经常不满意，不是嫌说话声大了，就是感觉语气不对。不是说饭做硬了，就是抱怨菜炒咸了……经常唠叨，有时还发一顿脾气。在外地的子女有时给买件衣服，或者寄钱回来，老人逢人便说，夸他们如何孝顺。而对身边小儿子经年累月的付出，却从不表扬。

还有一位同事，两个孩子，一个在外地工作，一个在本地上班。二老独立生活时，身边子女无微不至地关心，换个煤气罐，买个粮送个菜随叫随到。父母年龄大了，父亲又患上了脑梗死，为了更好地照顾父母，儿子就把老人接到自己家一起居住。时间长了，老人出现很多不好相处的表现，爱说教、爱唠叨、爱发火、爱挑剔，甚至掺和小夫妻间的事，说儿媳妇如何不好等，弄得小夫妻俩无所适从、哭笑不得。有时，子女争辩几句，老人家就感到心里不舒服，常常生闷气。于是认为：身边无孝子，远方儿女亲。

为什么会出现"常在身边无孝子"之说呢？其实，人世间很少有不心疼孩子的父母，也很少有不孝顺的子女，只不过表现的方式方法各有不同而已。因为相互间的沟通方式出了问题，才导致形成这种结论。如果双方都能够从自身找找原因，这种情况也可能不会发生。

从子女角度应把握以下四个方面：

一是要拥有一颗孝心。父母一辈子不容易，不仅给了我们生命，还为我们的成长遮风挡雨。父母老了，孩子们就应该像乌鸦一样反哺，做到"百善孝为先"，孝敬老人是子女们应尽的责任和义务，并且要持之以恒，不讲条件。

二是不要和老人较真儿。父母年龄大了，各种退行性病变不断增加，性格肯定发生变化。他们会把许多心里话向身边的人倾吐，唠叨几句很正常，发点牢骚也无可厚非，当子女的应该理解、包容，正确面对，千万不要挑剔、指责。对老人说的话，不反驳、不争论、不否定、不责备，同时再给一张温情的笑脸，这样，与父母的感情就会越来越深。

三是父母开心就好。父母也有自己的爱好，自己的朋友圈，自己的生活方式，只要他们开心就是最好。他们愿意做饭，就要经常赞美；他们愿意运动，就要经常鼓励；他们愿意找老同事、老朋友聊天，就主动帮助搭桥；他们愿意看电视连续剧，就把电视让给他们；他们愿意旅游、拍照，就定期安排等。只要条件允许，父母愿意做的事就让他们去做，老人们觉得好才是真正的好。我们常常说"孝顺"，仔细地想一想，只有做到顺，才能尽到孝。

四是多给一些关爱。要让老人乐享天年，子女不留遗憾，就要多方面关怀他们。

在精神上多关怀，让老人感觉子女是他们晚年的依靠。在心理上多关怀，有了"喜怒忧思悲恐惊"时，让老人感到子女能帮助化解。在生活上多关怀，让老人逐渐养成健康生活方式，少得病，晚得病，不得大病，争取做到生活上始终能自理。在疾病治疗康复上多关怀，老人一旦有了病，要及时治疗，日夜守护，帮助康复，让老人感到子女的亲情、爱心和孝道，增强老人健康生活的信心和勇气。

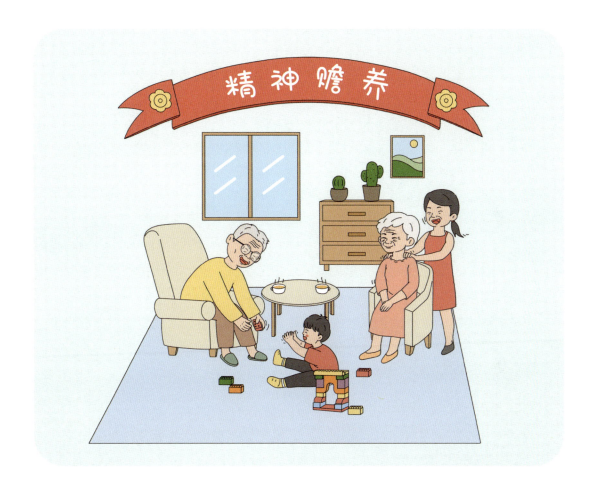

吉林省农安县 106 岁老人蔡玉香的小女儿林淑香说得好："顺着老母亲说就是道理，让母亲开心就是责任，老母亲多活几年就是回报，这就是身边子女最大的孝心。"

从父母角度应把握好以下五个方面：

一是多一些理解。陪伴老人的子女大多也都年过半百，他们不仅上有老、下有小，还有自己的事业和交际圈。当老人的要尽量减轻他们的负担，能承担的家务就多干点，权当锻炼了。能帮助照顾孩子的尽量帮一把，就当言传身教了。有一分余热发一分光，共同营造幸福的家庭生活。

二是少一些唠叨。外地子女不在一起生活，没有什么可挑剔的，长时间在一起生活的子女反倒容易暴露缺点。常言道：没有舌头不碰牙的，老人要学会一分为二地对待所有的孩子。当身边子女的所作所为与自己想法不一致时，只要没有大的原则问题，老人最好"装聋作哑"，很多事情假装不知道，有些事情假装看不着，不要唠叨。这样，子女不烦，自己心安。

三是多一些赞美。在子女陪伴过程中，子女说什么都好，做什么都对，送什么都要。要学会赞美，每个人都爱听表扬话，子女也不例外。当子女说的、做的不符合自己心思时，要注意控制情绪，千万不要大发脾气。当你发脾气时，脾气好的子女会保持沉默，但是心里也会不舒服，直脾气的子女可能就会顶撞你，场面就会非常尴尬。因此，对身边的子女多赞美少挑剔是上策。

四是少一些干预。当父母的一定要有边界感，不能过多干预子女家庭的事，更不能背后唠叨儿媳、女婿和亲家的事。对子女的说教也要讲究分寸，适可而止。因为子女们毕竟已长大成人，有自己的人生观、价值观和世界观，凡事都会有自己的看法和主意，他们已经具备了独立思考和处理自己事情的能力。如果他们不主动征求老人的意见，就尽量不去过多干预孩子的事情，否则，就容易产生矛盾。

五是多一些体贴。老伴老伴，到老更需要伴儿。到了晚年，除了身边子女照顾以外，老两口互相体贴、互相照顾非常重要。一起说话唠嗑，一起互相微笑，生活上都能自理，心灵上彼此慰藉，携手同行，子女们也和父母一起享受幸福和快乐。

吉林省农安县 102 岁隋英杰老人说得好："别人啥事我都能看明白，但啥事我都不说，人老了掺和的事越少，心里越平静。"

只有互相理解和包容，双方自我改变，才能"孝子常在"。

误区之二：夫妻吵闹是正常

我认识一位朋友，年轻时家境困难，结婚后又和独生女的妻子住在岳父家。多年来，妻子像对待长工一样，对丈夫吆三喝四，导致他们三天两头吵架。碍于有老人，每次吵架，丈夫总是忍气吞声。就这样过了十几年，当两位老人去世之后，丈夫再也无法忍受这种吵吵闹闹的夫妻生活，毅然决然地离婚了，一个家庭就这样解体了。

日常生活中，经常看到身边有吵吵闹闹过日子的夫妻，双方之间很少心平气和地说话，只要一开口就说对方的错误，挑对方的毛病，语言中经常带有嘲笑、贬低、挖苦、讽刺、羞辱的语气和味道，而且都是因为生活中一些鸡毛蒜皮的小事儿闹得不愉快。如回家吃饭晚了、经常不洗澡了、起床不叠被子、总看手机、臭袜子随便扔、说话不着调、工作不上进、没交几个正经朋友等。三天一小吵，五天一大闹，甚至两个人好几天不说话。不但没有觉得不正常，反而认为哪有夫妻不吵不闹的。

为什么会出现这种现象呢？其实就是夫妻双方思维方式和交流方式出了问题。有些人采用绝对化思维方式，总觉得对方家庭条件、学历、专业、岗位都不如我，瞧不起对方。有些人采用指责式交流方式，总爱挑对方毛病，只顾表达自己，完全忽视对方感受等。要解决夫妻吵闹问题，夫妻双方应注意以下四个方面。

一是互相要尊重。在社会上，同事朋友互相尊重，才能友好相处。在家庭中，夫妻间互相欣赏，才能和睦幸福。任何一方决不能成为两面人，在社会上表现一样，回到家里表现又是一样。要懂得茫茫人海，夫妻能走到一起实属缘分，比谁都亲。"百年修得同船渡，千年修得共枕眠。"要相信自己的选择，对方永远是最好的。千万不要想方设法去改变对方，而首先要改变自己。经常用文明语言去沟通，如"您好""辛苦啦""早安""晚安""没关系""请原谅""谢谢"等。经常用一个微笑、一个拥抱、一个敬礼来交流，尊重对方就是尊重自己。我的一位老邻居，男人很大气，见面不笑不说话，不管是左邻右舍还是夫妻相处，人缘非常好。还有一位老乡，对周围的人包容理解、谦虚谨慎，在家也是好脾气，同事和爱人都喜欢他。这两个人身体都非常好，这与家庭和睦、夫妻和谐密切相关。

二是彼此要包容。俗话说："人非圣贤，孰能无过。"任何人都有优缺点，夫妻两个人在一起生活，两个人都有着不同的性格、爱好、兴趣和习惯，都有着各自的处事风格。但夫妻之间要"心有灵犀"，相向而行。谁的意见好就按谁的意见办，只能讲情，不要讲理。多想想对方的优点长处，少看缺点不足。既然走到了一起，多一些包容，少一些挑剔，爱人永远是最好，对方说得全都对，这就是恩爱夫妻最好的思维和相处方式。

三是说话有分寸。夫妻在一起生活，难免会有看法和想法不一致的时候，沟通是处理矛盾的最好方法。任何事情夫妻双方一沟通，说出来就完事了，观点不一致是"角度"问题，而不是"是非"问题。在爱情里没有谁对谁错，尽量多倾听对方意见，避开争吵雷区。一时不理解的地方，也要尽量避免争论，特别是不要在父母面前争论，不要在孩子面前争论，更不要在外人面前争论。夫妻一争论，别人以为你们吵架了，可能造成负面影响。如果夫妻一方一旦生气了，也不要说狠话，什么"瞎了眼了""我倒血霉了""你让我恶心"等。更不要给对方贴标签，什么"你是废物""你是蠢猪""跟你爸一副德行""你就像你妈"等，夫妻说话有分寸是一门艺术，更是一种修养。

四是处事讲原则。"大事商量，小事原谅，不争对错，不翻旧账。"

大事商量，不自作主张。如资金、房产、车辆、股票、旅游等家庭中的大事，夫妻都要有知情权和决策权，必须事前沟通商量，免得决策失误，增加不必要的烦恼。

小事原谅，永不责怪。如锅烧煳了、碗打碎了、灯忘关了、钥匙忘带了、衣服买贵了、水果买烂了等。这些事情发生在谁身上都觉得不好意思，不仅不要指责，反而应低声安慰，"没关系""岁岁（碎碎）平安""下不为例""今后注意点"等，宽容对方就是宽容自己。

不争对错，适度让步。夫妻相处有分歧是难免的，没有必要非得分个输赢、论个对错。家庭不是赛场，没必要分个输赢；家庭又不是战场，不需要论个胜负。有时道理可能赢了，但亲情受到了伤害，实在得不偿失。家和万事兴才是永恒不变的真理。

不翻旧账，过去的永远过去。凡是爱翻旧账的人，一般都是小心眼儿或是爱记仇的人。越翻旧账越来气，等于火上浇油，不仅伤害夫妻间感情，还会影响到整个家庭和谐，最终痛苦的是自己。因此，"打人不打脸，说话不揭短"，更何况对自己的爱人，把不愉快事情统统忘掉，这才是最聪明、最有智慧的人。

说到底，处理好家庭关系，人才能心平气顺，生活才能幸福美满。人的很多病都是由于生气导致的，气大伤身后，后悔也晚矣。

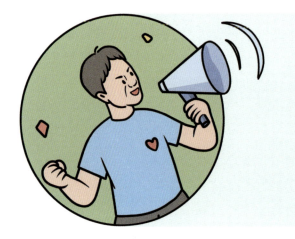

我总结：
家和睦　人平安，
感恩百善孝为先，
夫妻恩爱白头老，
兄弟姐妹心相连。

十二 寿百岁，养天年

胡大一教授说得好："90 活不过，那是你的错。""不到 99，轻易不要走。"人活七十古来稀，但按生物学原理推算，人的正常寿命应是 120 岁左右。为什么绝大多数人活不到 90 岁？有的甚至在 20 岁、30 岁就英年早逝了呢？为什么有人却活到 100 岁，有的人甚至活到 110 岁、120 岁呢？胡大一教授强调："除了社会、经济、环境、医疗和遗传因素以外，主要是生活方式问题。"

带着这个课题，2021 年年初，我在国内的北方和南方各选择一个县（市），进行了一次百岁老人的走访调研。北方，选择了我的家乡吉林省农安县；南方，选择了我的第二故乡，海南省五指山市。重点调查研究两个问题：一是百岁老人如何养成健康生活方式，二是我国北方和南方的生活方式有什么不同。

走访座谈中，所接触的老人在回顾自己的百年经历时，都津津乐道、激情满怀。子女们在介绍老人情况时，都滔滔不绝、无比荣耀。左邻右舍谈到老人家庭时，都感慨万千、羡慕不已。有的家人和邻里不失风趣地说："老人总觉得 60 岁时还很小、70 岁时不觉老、80 岁时到处跑、90 岁时随时找、100 岁时精神好，现在成了'家中宝'。老人们阳光乐观的人生，让他们越活越年轻。"

1948 年，《世界卫生组织宪章》中提出："健康不仅是没有疾病或虚弱，而是在身体上、精神上和社会适应方面的完满状态。"1990 年，世界卫生组织对健康又有新的阐述："即在躯体健康、心理健康、社会适应良好和道德健康四个方面皆健全。"通过走访调研，我发现，虽然百岁老人大多数没

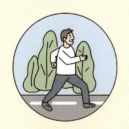
身体健康

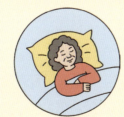
心理健康

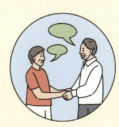
社会适应

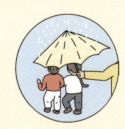
道德健康

读过书，也没学过养生保健知识，但在人生实践中，却总结出很多有利于自己健康和长寿的好方法和好习惯。比如，身体健康不肥胖、心理健康不失眠、家庭和睦子女孝、道德健康心灵美。老人们始终保持这种状态，完全符合世卫组织给健康下的定义，也符合胡大一教授提出来的"健康长寿三字经"的要求。他们用健康的生活方式，活出自己的健康人生，诠释了"寿百岁，养天年"的秘诀。

调研期间，当地卫健委、民政局、乡政府和村委会都给予了积极协助。一是提供了 2021 年县（市）人口数据：农安县总人口为 120 万人，90 岁至 99 岁人口为 1582 人，占总人口的 13.1‰，100 岁人口为 42 人，占总人口比例的 0.35‰。五指山市总人口为 11 万人，90 岁至 99 岁人口为 315 人，占总人口比例的 28.6‰，100 岁人口为 24 人，占总人口比例的 2.1‰。二是提供了百岁老人的详细资料：出生年月日、家庭住址、联系方式、健康状况等。并帮助推荐年事虽高，但能生活自理，能与人交流，子女能介绍情况的百岁老人。三是选派县（市）乡（镇）具体分管的同志，陪同我一起走村入户、走访调研。与百岁老人、身边子女、了解情况的邻居一起面对面交流、座谈和多次沟通。对受访的百岁老人的人生经历、生活方式、个人爱好、家庭情况和本人健康状况等，做了深入了解，掌握了第一手资料。在此深表感谢！

1. 百岁老人的长寿秘诀

（1）百岁老人一生身体健康，没有肥胖的。在我走访的这些百岁老人中，个个都是体形匀称，血压、血脂、血糖和尿酸等指标基本没有高过，五脏六腑也很少有过炎症。他们在 90 岁之前很少患病、很少感冒，也很少吃药。最重要的一点，是百岁老人的一生中吃动平衡，劳动不过累，远离烟、酒和槟榔。

饮食：老人们的一生中，基本常年是粗茶淡饭，吃肉不多，也不挑食，养成了清淡的饮食习惯。南方 104 岁老人王英强说："我年轻时饮食上不讲究，胃口好，什么都吃，但什么都不多吃。每天三顿饭，定时定量，以蒸煮方式为主，从来不多放油盐。年轻时丈夫上山打猎，家里总有肉吃，但我从来不多吃，肉吃多了胃里不舒服。"可以看出她年轻时就保持了很好的饮食习惯，并且这些饮食习惯对健康长寿都十分有利。

劳动（运动）：我调研的这些百岁老人，大多数都是农民，为养家糊口，每天都辛勤劳作。白天下地干活儿，早晚忙于家务，还要赡养老人、照顾孩子，每天忙个不停，从小就养成爱劳动的习惯，到了老年自然都闲不住。南方 117 岁何亚烈老人说："要长寿就是别让自己闲着，每天做一些体力活儿。"她 60 多岁时，照样到田里干农活儿，双手能拎着两个大水桶去浇地；80 多岁时，还能自己种菜园子；100 岁后自己洗衣服，用电饭锅蒸饭、蒸菜，到户外散步，在屋里来回推椅子。南方 104 岁王英强老人的孙子说："从我记事起，从来没看见我奶奶闲着过，总爱找活干。"北方 104 岁顾月川老人的儿子说："我父亲热爱劳动，热爱运动，干什么活儿都有窍门，但从来不过累。"可以看出他们在不过累的情况下保持一定量的劳动强度。

个人嗜好：这些百岁老人基本不吸烟，不喝大酒，也没有嚼槟榔的习惯。虽然有的老人喝了一辈子酒，但都是糯米酒，每顿也不多喝。比如南方 103 岁胡英令老人说："我年轻时喝点米酒，到了老年，逢年过节也偶尔少喝点，但不喝大酒，也没喝醉过。"可以看出他们都没有不良嗜好。

百岁老人们生活简朴，作息有规律，注意吃动平衡，身体始终不肥胖，因此，基本没有高血压、高血脂、高血糖、高尿酸的。老人们一生中远离烟、酒和槟榔，即便是沾一点烟酒也有一个"度"，加之其他生活方式都很健康，因此很少患病。由此看来，养成健康生活方式，从年轻时就开始管住嘴、迈开腿、零吸烟、莫贪杯、别过累，保持这些习惯是至关重要的。

（2）百岁老人一生心理健康，没有失眠的。在我走访调研时发现，所有百岁老人饮食清淡，一直保持适当的劳动或运动，心态和睡眠也都特别好，胸怀宽广，深明厚慈。累了就睡觉，醒了就微笑，不生气，不熬夜。90 岁之前身体无大病，100 岁之后心理无疾病。这也告诉我们，人的心理健康、睡眠充足，内心无污染，心静自然眠，是健康长寿的关键。

心态：老人们性格开朗、心胸豁达、不计恩怨、不计贫富、随遇而安。他们一生历经战乱、灾荒、饥饿、贫穷、半路丧偶、子女早逝等多样的困苦磨难，但他们凭借坚强的毅力、乐观的心态、自强的精神，战胜一切困难，忧愁不往心里去，困苦不为隔夜愁。南方 109 岁老人王玉青 40 岁时丈夫过世，她坚强面对生活，和子女们一起生活 70 年，每天都乐乐呵呵。南方老人王春梅，老伴去世后，72 岁开始独立生活，至今 113 岁，每天仍活得有滋有味。

睡眠：老人们顺应天时，日出而作，日落而息，生活起居都十分规律。入睡快，睡得足，睡眠质量好。很多老人吃完晚饭后，稍微活动一会便去睡觉，并且还保持午睡的习惯。北方 105 岁顾月川老人是位高级工程师，他每天晚上 10 点钟前一定睡觉，早上 5 点钟必须起床。退休前每天午睡保持半小时，退休后每天午睡在 1 ～ 2 小时。

百岁老人们性情随和、心态乐观、内心强大，善于自我调节情绪，乐于接受新生事物。面对生活中的各种艰难困苦，都有一个积极向上的心理状态。从来不着急、不上火、不抱怨、不发愁、不失眠。这些长寿老人的鲜活事例，也验证了一个人的好心态、睡眠足是健康长寿的重要保证。

（3）百岁老人一生具有极强的适应能力，适应生活、适应环境、适应社会，只有"适应环境"的生命，才有可能变成真正意义上的长寿。走访调研中发现，很多百岁老人家庭生活不富裕，但他们都热爱生活、与人为善、乐于助人、教子有方，在社会上人缘好，在家庭中有威信。关系和谐、内心稳定。有的老人虽然晚年有过疾病，但在子女呵护下，都能转危为安。这也告诉我们，为人的善良守正、乐助人、人缘好、家庭和睦、子女孝顺，是幸福长寿的根本。

　　同事关系：老人们都沉稳谦和、平易近人、宽宏大度、爱岗敬业。前面提到的顾月川老人，在工作岗位上，年年被评为创新能手。曾有两项技术创新，被《人民日报》做重点报道，他也因此成为后辈学习的榜样。每当顾老大寿之期，很多后辈、同事前来为他祝寿，不忘他对企业、对社会做出的卓越贡献。104 岁老人王英强、103 岁老人胡英令，年轻时都担任过村妇女主任，曾带领全村妇女修水库、建梯田、种水稻，和男同志一样成为艰苦创业的模范，受到村民的尊重和信任。

　　邻里关系：老人们都是勤快人、热心人，谁家有个婚丧嫁娶等大事小情，他们都主动张罗在前，谁家有困难都尽力帮助。北方 114 岁钱亚芝老人，在 20 世纪 60 年代三年困难时期，邻居家小孩吃不饱，她就把自己都舍不得吃的玉米面窝窝头分给孩子们吃，看见邻居孩子冬天衣服太单薄，她就把自己的旧衣服改了给孩子们穿。孩子们的鞋子坏了、衣服有洞了，她就主动帮助修修补补。因此，她得到了全村人的敬重。

　　家庭关系：老人们基本上都是当家人，治家有道、教子有方、家庭和谐、子女孝顺。北方 106 岁蔡玉香老人，有 6 个子女，培养出一个大学教授、一个部队师级干部、两个乡镇干部、两个机关干部。个个成才、人人孝顺，到了晚年子女们不论多远，无论多忙，每年都必须抽时间陪老母亲几天。小女儿日夜守护在母亲身旁，天天哄着老母亲开心欢笑。北方 105 岁顾月川老人，6 个孩子先后考入清华大学等国家重点大学，毕业后在各自岗位上成绩突出、品质优秀。在单位爱岗敬业，在家孝敬父母，三儿子夫妇和父亲在一起共同生活近 30 年，对老人照顾得细致入微，三儿媳妇因此荣获北京市颁发的"孝老爱心"荣誉奖章。

　　百岁老人善于适应生活、适应环境、适应社会，在人生的不同时期，都能从容转换角色，应对各种变故，并保持一颗乐观镇定、积极向上的平常心。特别是到了晚年，在子女们悉心照料下，健康快乐每一天。由此可见，乐助人、家和睦对任何人来说，都是与健康长寿紧密相关的。

　　（4）百岁老人一生道德健康、心灵美好。在我走访调研时看到，所有百岁老人都是正直善良、心胸坦荡、待人宽厚、处人真诚，用美好的心灵铸就百岁人生。

　　心灵美：老人们生性乐观、积极向上，严格要求自己，但是遇事却能先为别人着想。人生中无论遇到什么事情都有解决问题的办法，无论身处什么环境和条件都能吃、能睡、能乐。特别是到了晚年，即便在承受疾病、孤独和寂寞的同时，仍然能够做到心灵美好、善待他人。北方 114 岁钱亚芝老人，105 岁高龄时不幸骨折，卧床近 10 年，但是她仍然活得有滋有味。她喜欢鲜花，注重卫生，每天听收音机，给身边人讲故事，给家人送微笑，给自己添乐趣。高尚的道德情操，强大的内心世界，超凡的适应能力，是常人所不及的。

　　综上所述，健康的生活方式是我国南方和北方百岁老人长寿共有的秘诀，把握身体健康、心理健康、道德健康和社会适应，是自我健康管理的重要内容。

2.北方南方的地区差异

我所调研的海南省五指山市和吉林省农安县，两个地区相距万里之遥，地缘、气候、生存条件和生活方式等诸多因素千差万别，并且长寿老人占总人口比例相差悬殊，2021年的人口统计数据显示五指山市90岁至99岁老人数量是农安县的2倍，100岁老人数量是农安县的6倍。那么南北方的地区差异在什么地方呢？

第一，生活环境差异。海南温度高、湿度大，空气中负氧离子含量高。常年有新鲜蔬菜、水果，而且品种多，野生蔬菜也多。一年四季适合户外劳动和运动。而北方四季分明，冬季寒冷而且时间长，持续半年左右。北方冬季一般吃冬储蔬菜，品种也很单调。人们户外劳动和活动减少，很多人待在家里"猫冬"。这些都是影响人们饮食和运动的因素。另外，北方春秋两季温差大，人们容易感冒，因此，北方人患呼吸系统疾病的人相对多些。

第二，饮食习惯差异。南方人口味清淡，以清炒、蒸煮居多。北方人口味偏重，多以油炸、煎炒、腌制为主。南方人肉食以鱼、鸡、鸭偏多，北方人肉食多是以猪、牛、羊为主，而且有些人喜欢吃动物内脏。所以，北方人患高血压、糖尿病、冠心病和脑卒中的人相对要多。

第三，劳动（活动）习惯差异。南方人一年四季都能户外劳动，而北方人冬季户外劳动和户外活动比较少，很多人不能保证运动量。所以，北方人肥胖者居多，高血压、高血脂、高血糖、高尿酸的患者基数也比较大。

第四，烟、酒、槟榔的差异。南方人吸烟的少，嚼槟榔的多，喝酒的人也不少，但多以喝糯米酒或黄酒为主。北方人奉行"大风大雪大碗酒，酒不醉人人不归"的心态，喝白酒的人多，并且吸烟的人也比较多。尤其以前的农村，甚至有"大闺女叼着大烟袋"的现象，女性吸烟的比例也比较大。因此，北方人患心脑血管、呼吸系统疾病的人要比南方多。

第五，性格差异。南方人一般性格温婉，心态比较平和。北方人大多性格直爽，脾气相对暴躁。事实证明，情绪平稳的人比情绪易波动的人更容易长寿。所以，北方人猝死的比例相对较高。由于性格原因，南方人吃饭时喜欢细嚼慢咽，而北方人吃饭常常狼吞虎咽，这都与身心健康、寿命长短有关。

尽管南方和北方在环境、气温、空气、饮食、运动、人的性格、习惯爱好等方面有所不同，但所有百岁老人，无论在哪里生活，他们的生活方式都大同小异。在日常生活中，他们注意好习惯的养成，并能够坚持一生，这是他们健康长寿的根本原因。

为什么很多人寿命短呢？我在走访调研中，不仅研究百岁老人的生活方式，也从反面例子中找原因。从中不难发现，所有寿命短的人生活方式都不健康，不健康的生活方式必然导致生活方式病，就是我们常说的慢性病。患上这些慢性病后，仍不改变生活方式，随心所欲，我行我素，就会使小病变大病，大病变绝症，最后导致早亡，这就是通常所说的"木桶理论"效应。

木桶理论，是指一个木桶能装多少水不是取决于最长的那块木板，而是取决于最短的那块木板。一个人的寿命长短，就取决于两块短板。一是生活方式上的短板，二是身体因素中的短板。胡大一教授的"健康长寿三字经"中有 12 个要素，哪一项内容是你的短板，你就会患上哪一方面的疾病。当你已患某种或多种慢性病，还不去治疗，也不改变生活方式，最后要命的恰恰就是这块短板。例如口味重就可能导致血压升高，高血压就可能导致脑出血；吸烟就可能导致肺癌；酗酒就可能导致肝癌；一个人长期身体肥胖，就可能导致脑梗死或心肌梗死……人的寿命长短，最后取决于患病最重的那个身体器官，就是这个器官的疾病，无情地结束一个鲜活的生命。

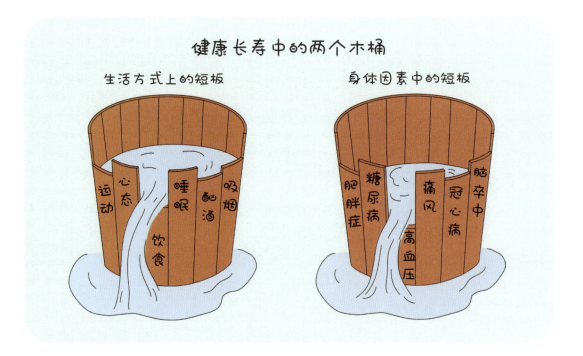

木桶理论和百岁老人的人生经历告诉我们，任何一个人想要健康长寿，必须时刻关注自己的两块短板：一是生活方式上的短板，它影响你的身体健康。二是身体因素中的短板，它决定你的寿命长短。如果不能尽快补齐这两块短板，那么我们的生命之桶会以短板为基础，让生活质量变差，让寿命缩短。因此，我们要向九位百岁老人学习，补齐我们的短板，让生命之桶，盛满更多的健康之水，去浇灌我们的百岁人生。

3. 九位老人的百岁人生

本章节重点介绍，2021 年我两次走访调研的我国南北方 9 位百岁老人的健康人生经历，或许能给读者提供一些有益的启示。

北方——吉林省农安县五位百岁老人生活方式简介

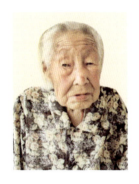

北方：钱亚芝　114 岁

◆ 1907 年 7 月 17 日生
◆ 女
◆ 原籍：吉林省公主岭市双城堡乡
◆ 现住址：吉林省农安县合隆镇八家子村
◆ 职业：农民

钱亚芝出生在一个贫苦农民家庭，没读过书。从小性格独立、自强，坚决抵制裹脚陋习。16 岁出嫁，一生养育三子两女。老伴 78 岁去世，二儿子结婚后就和她生活在一起。钱亚芝老人在其乐融融的家庭氛围里已经度过近 50 年。

心态平和，心理强大。 钱亚芝老人是个心胸宽广，内心强大的人。一生中经历过许多痛苦和坎坷，在每一次磨难面前，她总是意志坚强、坦然面对。

钱亚芝的丈夫 30 多岁时双目失明，她立刻转换角色，挑起了这副家庭的重担。克服重重困难，耕种 1.8 公顷土地，抚养 4 个孩子，里里外外一把手。把日子过得红红火火。

她 70 多岁患上白内障，看东西模糊不清，但也没影响她下地干活儿和在家里缝缝补补。她 100 岁那年，国家实施了"白内障免费复明工程"，儿子儿媳陪她去医院做了白内障手术，使她重见光明。如今 114 岁还能穿针引线，缝补衣服。老人家逢人就说，我从心里感谢共产党、感谢国家。

她 105 岁时不幸跌倒一次，造成髋骨骨折。虽然得到救治，但从此站不起来，一直卧床到现在。然而老人依然性格开朗，没有丝毫悲观厌世情绪。每天最大乐趣是听收音机里的一些专题节目，听完还时常给身边人讲故事。她经常趴在窗台上看花，拿着小笤帚把自己睡的火炕打扫得干干净净。老人家强大的内心世界和超凡的适应能力，令家人和邻居们十分佩服。

老人家一生聪明智慧、心态平和，很少发脾气，吵架拌嘴的事儿少之又少。二儿媳说："老人非常会处理人际关系，也非常会调整自己的情绪，偶尔有点不高兴的事情就不吃饭了，直到情绪好转了再去吃饭。她自己说，生气了吃饭会'做病'。当我们看到她不吃饭时，就想方设法找一个话题，给她讲一些开心的事情，她的情绪很快恢复正常。"

老人家在艰辛和坎坷的一生中，锻造了百折不挠的坚强意志，养成了乐观向上的生活态度。

家庭和睦，与人为善。钱亚芝的夫家有一大家子人。但是她特别能干，做饭、洗衣、针线活儿等各种家务活儿样样出类拔萃，给一大家子人做布鞋、做衣服全村出名。她对老人孝顺，对同辈关爱，一家人和和美美、欢欢乐乐生活在一起。老人家过去经常说："我怎样对待老人，将来我的晚辈就会怎样对待我，不孝的家庭很难有平安富足的生活。"事实也证明了这一点。

老人与二儿子一家共同生活近50年。二儿媳非常孝顺，所有家务活儿自己抢着干。母亲眼睛近乎失明时，她天天用手拉着母亲，老人家一天也离不开儿媳妇。钱亚芝常说："我这一辈子就是舍不得我二儿媳妇。"二儿媳也常说："老人家一辈子受那么多苦，多不容易呀！孝敬老人是我应尽的责任。"

钱亚芝大度、善良、热心肠，对晚辈十分关爱，对邻居热心帮助。在双目失明期间，看不见孩子们长什么样，靠听声音就知道每个孩子是谁家的。每当有孩子来到身边时，她都会将点心、水果拿出来分给孩子们吃，从不吝啬。村里的孩子们成家立业后，分布在全国各地，每逢年节或回来探亲，都要过来看望这位"老寿星"。每当邻居有困难时，她都会伸出援手。邻居们说："1960年三年自然灾害时期，邻居家的小孩吃不饱，她就把自己舍不得吃的玉米面窝窝头分给孩子们吃；看见邻居孩子冬天衣服太单薄，她就把自己的旧衣服改了，给孩子们穿；当有的孩子鞋坏了、衣服有洞了，她就主动帮助修补或做新的……"

老人家心灵手巧、吃苦耐劳、勤俭持家、自强自立的能力堪称一流。庄稼院里的活计样样精通，会扶犁、打垄、铲地、收割、刨粪等农活儿，不逊男劳力。做家务诸如做鞋成衣、缝破补绽、炖菜做饭，样样干净利索。白天下地干活儿，晚上还要在油灯下缝缝补补。老人家一生节俭，一小块布头都舍不得扔，给儿女们做新的、穿好的，自己的衣服补了又补。还经常给孩子们做玩具，做学习用具，孩子们都喜欢她。老人善于沟通、善于换位思考，尊重他人，经常替他人着想，与人相处十分融洽。村中有一个智力障碍者，常常被人耍笑，但她从不嫌弃，更不与人评论是非。因此，老人家受到全村人的尊重和爱戴。

生活规律，饮食有节。钱亚芝老人日常生活非常规律，每天吃饭、睡觉、干活儿时间基本固定。晚上8点钟睡觉，早上4点钟起床，中午还要睡一会儿，哪怕打个盹儿也行，现在114岁了还一直坚持这些好习惯。一生中除农忙季节吃三顿饭，其余时间都吃两顿饭。她认为，吃两顿饭好，容易消化，胃也舒服。每顿都吃七八分饱，无论节庆日还是平时，无论吃什么，每餐都如此。她自己说，一生的饭从来没吃"饱"过。她从不挑食，什么都吃。爱吃土豆、粉条、木耳、酸菜、鱼，不爱吃肉，特别是猪、牛、羊肉吃得更少。由于 40 岁前牙齿全部掉光了，于是，爱吃一些软烂的食物。100 岁以后开始喝粥，有时还喝点牛奶或酸奶，吃一点儿点心。老人家喜欢喝凉水，有时喝点汽水，每天早晨起床后和晚上睡觉前一定喝一次水。

当谈到长寿这个话题时，二儿媳对我们说："老人家心大，遇到什么事都不往心里去；处人从不计较，什么事儿在她心里都不当事儿；吃饭睡觉非常规律，到点吃饭，到点睡觉；一辈子总也闲不住，95 岁前还能全屯子走，身体特别轻便。"这也许就是钱亚芝老人的长寿秘诀吧！

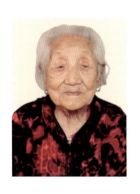

北方：蔡玉香　106 岁

◆ 1915 年 7 月 22 日生
◆ 女
◆ 原籍：吉林省农安县开安镇
◆ 现住址：吉林省农安县农安镇
◆ 职业：农民

蔡玉香老人出生于一个普通农民家庭，生有两子四女，84 岁时老伴去世，86 岁时和三女儿一家在农村乡镇生活，95 岁时被小女儿接到县城一起生活。

宽厚善良，教子有方。蔡玉香老人性格开朗，善解人意，对晚辈慈祥疼爱，对邻里好善乐施，走到哪都受人尊重和喜欢。因为小叔子的妻子早逝，侄子从小没有母亲，她当自己孩子一样养大，做衣服、鞋先给他做，然后才轮到自己的孩子。与左邻右舍相处非常有亲和力，在农村居住时，邻居家的婶子大娘、闺女媳妇，都愿意和老人坐在一起谈天说地，有说有笑。谁家包了饺子、烙了馅饼，做点好吃的都往她家送，与老人一起分享。

老人在家是主事人，地里劳作，对外交往，家务活计，都是一把好手。老人胸怀宽广，教子有方。大儿子是大学教授、高级工程师，小儿子在部队担任过师级干部，大女儿和小女儿都担任过乡镇干部，所有孩子都被她培养成对国家有用的人才。老人家爱动脑、爱交流、爱娱乐、爱时尚。虽然年龄大了，但是穿衣服要鲜艳的，鞋子要绣花的，拍一张照片也要摆好姿势。谁要给她拍照，她百照不烦，相机一举她就摆姿势，不管大人小孩，谁来合影她都是笑容满面。

在老人 106 岁时，有一次家中来了客人，她还热情地把客人拽到火炕上，并不断说："往里坐热乎。"快到中午她告诉女儿"请客人下馆子，我拿钱。"老人一生宽厚善良，乐观向上，重视子女教育，处处以身作则。她告诉我们："自己为人处世做出榜样来，才能当得起这个家。把子女们教育好了成大器，他们知书达理才更孝顺。"

饮食自然，勤劳好动。蔡玉香老人日常生活做到了《黄帝内经》中的"饮食有节，起居有常，不妄作劳。"年轻时家里人口多，生活困难，每天粗茶淡饭，从不挑剔。到了老年，生活富裕了，子女们在饮食上也不做刻意限制，喜欢吃什么就吃什么。老人喜欢吃鱼头和红烧肉，孩子们就经常做给她吃；老人爱吃烧茄子，孩子们就时常从饭店给她买回一盘；老人爱吃水果罐头，孩子们就买回几箱，让她每天晚上吃一点；老人把鸡头、鸭舌、沙琪玛、核桃酥、酥饼当零食，孩子们绝不让她亏嘴。老人尤其爱吃玉米面菜包子和糯米面大饼子，最多时每顿能吃两三个，孩子隔几天就给她买一次。老人近几年开始喜欢喝茶水，每天上下午各喝两次，由于肌体缺水得到了改善，便秘也不治而愈。

蔡玉香老人勤劳一生，但是不过分劳作。一百岁前自己抢着做一些力所能及的家务。直到现在还是自己洗内裤，绝不让子女动手。临街的玻璃窗是她劳动锻炼的"基地"，早起第一件事就是擦玻璃。天气转暖后，经常坐着轮椅在小区里转转，看到熟人就停下来唠唠，小区的大事小情都能说得头头是道。有时候还盘腿打坐，闭目养神。

多次患病，转危为安。蔡玉香的孩子多，年轻时生活压力大，患过神经官能症。孩子们长大成人个个有出息，她的病自然就好了。90岁时患上肺气肿，子女们让老母亲多运动，春秋季注意保暖，预防感冒，老人家的肺气肿也逐渐好了。95岁时腰疼得厉害，不敢翻身，女儿每天早晨6点多钟抬着老母亲坐在轮椅上去诊所做针灸、按摩，持续3个月，终于把老人家的腰疼病调理好了。老人爱吃高脂肪、高热量的食物和超加工类食品，曾患过心脏病，子女们从此注意老人饮食的荤素搭配，少吃零食，增加活动量，心脏病再也没犯。

蔡玉香老人从90岁以后患病的次数逐渐多了，子女们如同《弟子规》里所说的那样"亲有疾，药先尝；昼夜侍，不离床。"不怕花钱，永不放弃，每次都使母亲转危为安。老母亲94岁、104岁时两次骨折，第二次骨折时，医院因为担心老人年龄太大，术中或术后可能产生诸多风险，提出作保守治疗。但子女们坚持给老人家做手术，表示决不能让老母亲一直被痛苦折磨。无论花多少钱，只要能治好怎么都行。经过医护和子女们一个多月的精心治疗和护理，奇迹般地使104岁的老人得以康复，成为骨科医疗史上的奇迹。老人出院时，院长组织骨科全体医护人员与老人合影留念，祝贺老人手术成功，康复出院。

子女孝顺，家庭和睦。人们常说："家有一老，如有一宝。"蔡玉香所有子女说："老妈就是我们心中的太阳，我们子女就是月亮，月亮因太阳的光芒而发光，也因太阳的永恒而循轨运行。""母亲在，家就在；母亲在，儿女们就有寄托；母亲在，兄弟姐妹就有去处，就能常团聚。"特别在老人家90岁以后，是最需要子女的时候，不仅在衣、食、住、行等各方面需要周到照顾，更重要的是精神赡养。人老了，绝不只是需要儿女回家看看，吃顿饭就走，或打个电话简单问候一下，而需要更深层次的情感关怀。老人家大部分时间都有子女陪伴，一旦不高兴时，80多岁的子女也照样被批评，可每次孩子们都是笑脸相迎、百依百顺。大女儿每隔几天就来看望老妈，总有说不完的贴心话。小女儿怕母亲睡床不习惯，专门做了可调节温度的"电热炕"。买了一台可调温的泡脚盆，每天晚上都用温水加藏红花给老人泡脚。为了哄母亲开心，子女们不管工作多忙、应酬多少，有时间就陪老母亲玩儿几把纸牌，让老人高兴。50年来，儿女们每年都回家与老母亲团聚几次，欢欢喜喜过大年、过生日；每个星期六是各地子女的"电话汇报日"，家住外省、市的子女和晚辈们，都要在这一天上午向老人问安。老人家会早早起来，梳洗打扮一番，等待子女们的问候。如果哪位晚一点，她就会寝食不安，因此，子女们从不迟到。

蔡玉香老人曾给自己制定三个长寿目标。90岁时制定一个目标，活到99岁；100岁时又制定第二个目标，活到105岁；105岁时又制定第三个目标，活到110岁。子女们都希望老母亲活到120岁再返老还童。

孩子们说，我们的老妈之所以健康长寿，是因为她宽厚仁慈，有颗包容的心；饮食自然，能吸收更多营养；勤劳多动，运动促进了健康；家庭和睦，子女孝顺，源自老人教子有方。

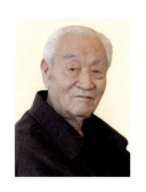

北方：顾月川　104岁

◆ 1917年5月4日生
◆ 男
◆ 原籍：吉林省农安县青山乡
◆ 现住址：北京市昌平区崔村镇真顺村
◆ 职业：工程师

顾月川出身于书香门第，1938年毕业于吉林省省立国民高等学校。毕业后一直在建筑部门工作，69岁从某建筑公司总工程师岗位上离休。老伴82岁去世，一生育有五子一女，80岁开始与三儿子一家人在一起生活，这是一个温馨快乐、幸福和谐的家庭。

拼搏进取，热爱运动。顾老大学毕业后，便从事建筑施工的技术指导和工程管理工作。在近50年的职业生涯中，他转战祖国各地，参与承建过20多个国家大中型重点工程。作为一名工程技术人员，他从不局限于坐在办公室里搞设计、画图纸；相反，老人家喜欢步行深入工地现场指导，答疑解难。1952年，他提出的"分段平行流水施工法"，创造了七天盖起一层大楼的奇迹。1959年，他倡导的"高压灌浆法"，把工作效率提高了4～7倍。对于这两项技术创新，当时的《人民日报》曾有大篇幅报道。

老人在工作上拼搏进取，在生活中热爱运动。据老同事回忆，在 70 年代施工中，从驻地到工地距离 6 千米路，他从不坐车，经常步行去现场。当有人问他，您不累吗？他笑着说："这算什么，我每天在工地上走得比这还多，这是锻炼呀！"他的心态特别好，不仅不把苦和累当回事，还开玩笑说，施工现场就是运动场地。因此，大部分时间都走个不停。这位老同事还回忆，有一次，年已 70 岁的顾老去看望一位老同事，5 千米乡路距离，他仍然坚持步行。并始终把步行运动当成工作与生活的常态，这也是他老人家长寿的重要基础。

老人离休后也不闲着，在石家庄和北京生活期间，积极参加门球运动。每天都坚持有规律地训练，经常参加各种比赛，一直是球队中的主力队员。平时坚持户外徒步运动，直到 90 多岁还能走很远的路。老人爱动脑，离休后一直订报纸，看完后又分类剪辑收集，80 岁时检测其脑电图，比五六十岁的人还好。老人家常说："要健康地活着就要坚持运动。"

老人喜欢田园生活，在他 90 多岁的时候，子女们在北京郊区购置了一套能种菜养花的房子，以满足老人家的心愿。搬进新居后，老人每天从早到晚忙个不停，把菜园当成锻炼的基地，既增强了体质，又增添了生活乐趣。

教子有方，子女孝顺。顾老一直生活在温馨和睦的家庭氛围中，家风淳朴、儿女成才、家兴业旺。六个孩子先后考入清华等重点大学，毕业后在各自工作岗位上成绩卓越，品德优秀。在外爱岗敬业，在家孝敬父母。顾老和老伴以身作则，言传身教，不吸烟，不喝酒。在家务方面互帮互助，在生活方面勤俭持家。在教育子女方面，从不打骂、训斥，让孩子感受父母之爱的温暖。如果孩子有过错，常采用疏导和讲故事的方法，引导其改正，培养孩子们的自尊心。教育子女注重精神富足，淡化物质享受。鼓励孩子们养成团结友爱、助人为乐、大公无私的良好品格。子女们即使身居高位，也从不占公家的便宜。这种优良的家风、家训、家教一直代代传承。

顾月川老人有六个子女，加上孙辈、重孙辈近 30 人，虽然大家身处祖国各地，但都以各种形式孝敬老人。离休后，顾老起初在石家庄独立生活，和二儿子住在同一个城市。二儿子每周都去看望父母，帮助干一些力气活儿。后来又到北京独立生活，子女们每到星期天、节假日都要去看望父母。老两口一旦有身体不适，孙女和孙女婿就去陪吃陪住。在 80 岁时被三儿子接到一起居住，儿子儿媳把两间卧室中的主卧让给老人。三儿媳妇在吃饭、睡觉、娱乐方面安排得无微不至、井井有条，三儿子在泡脚、理发、洗澡方面照顾得细致入微。定期为老人体检，陪老人钓鱼、打牌，88 岁时孙女陪着他去日本旅游，90 岁时子女们陪着他到三亚游玩儿。

现在，三儿子同自己 104 岁的老父亲，97 岁的老岳母，生活在一起，一家人和和美美。两位老人心情舒畅、无忧无虑、颐养天年。这样一个温馨和睦的大家庭，也成为居家养老的楷模，三儿媳妇因此获北京市颁发的"孝老爱心"荣誉奖章。

心态平和，生活规律。顾月川一生沉稳谦和、平易近人，无论是在技术岗位还是在领导岗位，对同事实实在在、满腔热忱，对工作勤勤恳恳、鞠躬尽瘁。在他90周岁、95周岁、100周岁生日时，单位都有很多人来为老人送祝福。老同事回忆说，顾老宽容大气、胸怀坦荡，在岗工作时德才兼备、气质儒雅、沉稳谦和、平易近人。离休40年来风范依然，待人更温和可亲，心态和涵养更让人敬重。

顾月川老人生活很有规律。一生爱干净、爱整洁，自己屋子收拾得干干净净，柜子里的东西摆放得整整齐齐，衣服叠得方方正正。每天晚上10点钟一定睡觉，早上5点钟必须起床，在岗时午睡半小时，离休后午睡1～2小时，因为心态好，从来不失眠。饮食上没有特别之处，年轻时什么都吃，什么都不多吃。口味较清淡，不喝酒，也不愿吃油腻的食物。

老人在87岁和99岁时因肠癌，做过两次手术，术后效果非常好，这都与他乐观向上的心态有直接关系。

当与子女谈及老人长寿之道时，三儿子和三儿媳妇告诉我们，老人的慈祥善良，内心强大；作息规律，生活自律；心态平和，无忧无虑，都是健康长寿的根源。

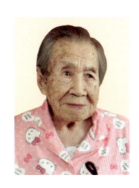

北方：隋英杰　102岁

◆ 1919年3月24日生
◆ 女
◆ 原籍：吉林省农安县鲍家镇段家村
◆ 现住址：吉林省农安县农安镇
◆ 职业：家庭主妇

隋英杰出生在农民家庭，因为父母比较开明，到了该上学的年龄，父母把她送到农安女子学校读书，不仅读完小学6年，因为时代原因还学了日语。28岁时，初婚续弦嫁给当时已有三个男孩的丈夫，婚后又生育两子两女。73岁开始和小女儿一家一起生活。

家庭和睦，母爱情深。隋英杰老人一生贤惠善良，待人和气，不说脏话，不发脾气，更不随意抱怨他人。生活中尊重丈夫，关爱子女。尤其是对先房的三个男孩更为厚爱，不让孩子有母爱缺失的感觉。老人婚后家境一度十分困难，但她只有一个信念，必须让孩子们读书，让知识改变命运。为了给先房的大儿子筹集上学的学费，她把自己珍藏的缎子被面、褥面、毛毯、首饰等嫁妆悉数变卖。大儿子参加工作后，她把自己心爱的毛呢大衣卖掉，给儿子买了御寒的棉大衣，让儿子感受母爱的温暖。二儿子是家里的主要劳动力，但隋英杰老人宁愿自己承担家里家外的一切劳动，也全力支持他参军入伍，到部队历练成长。二儿子不负众望，在部队服役期间，各方面工作都非常出色，后来成为干部。其他五个孩子有两个读完高中，一个读了中专，这在当时是非常难得的。

先房的三个男孩小时候特别淘气，大儿子10来岁时私自拿走家里仅有的10元钱，去买麻花。她知道后和颜悦色地说服教育，不训斥、不打骂。1959年困难时期，家里没有粮食，老人每天熬一大锅菜粥，每次她都把最稠的捞出来分给孩子们吃，最后剩点儿稀汤自己喝。

隋英杰老人在对先房儿子疼爱有加的同时，对亲生子女也关心备至。小女儿上小学时被选为学校文艺队队员，冬天每次排练演出回家很晚，沿途路上的农户家有很多散养的狗，老人就拿一根大木棍子，戴一顶大皮帽子，天天到学校附近去接。女儿演出需要服装和背包，当时家里没钱买不起，隋英杰就从村东头走到西头，挨家挨户上门求借，让孩子如愿。有一次演《红色娘子军》，需要长枪做道具，实在无处可借，老人家就带着木头，找木工师傅帮忙。枪做好了，她自己涂色刷油。90多岁时，还指导小外孙女学习写毛笔字，甚至为辅导孩子自学汉语拼音。

隋英杰老人一生为孩子们付出无数，但是她不求索取，不图回报。即便这样，她还常对别人说，想想为孩子们做得太少了，感到对不住他们。60岁步入老年后，生活上无论遇到什么困难，也不向子女张口。到了100岁高龄，每当子女给她端茶倒水、洗脚、推轮椅时，她还要说："麻烦你们真是过意不去。"她一生的大爱和付出，赢得了子女们的敬重，也给孩子树立了榜样。老人身边的七个子女，亲密无间，对老人都是争相尽孝。一家人和和睦睦，孝老爱亲，远近村民交口称赞。

兴趣广泛，助人为乐。隋英杰老人一生热爱学习、乐于助人、无私奉献，满满的正能量。因为读过6年女子学校，在当时算是有文化的人了。年轻时曾任过私立学校的老师，她讲课通俗易懂，深受学生欢迎。课余时间她还学会了理发，给学生理发只收半价，收入全部用来给困难学生交学费、买学习用品。婚后老人由于子女多，家务繁重，未能走向社会参加工作，令人惋惜。但是，这并没有影响她对学习的追求。年轻时她酷爱乐器和书法，忙里偷闲吹笛弄箫、写字临帖，90岁后仍坚持练习毛笔字，经常抄录一些警世格言，有些贴在自己卧室里，有些满意的作品送给身边的亲属、朋友和邻居，甚至有很多作品被年轻人珍爱和收藏。

老人当年家住乡村与县城之间的公路边，当时的公路都是土路，来回往返的乡村干部、村民都骑自行车。一遇到雨天，道路泥泞，自行车就不能骑了。很多人都把自行车放到她家门前，然后步行上班或去办事。老人心想，这些自行车上的泥巴如不及时清理，晒干后就不好弄了。于是，不管是谁的自行车，不管认识不认识的人，她都逐个把车轮上的泥巴抠下来，再把自行车擦洗干净，有秩序地摆放成一排。当人们回来取自行车时都感到非常意外，高兴得连声道谢！

隋英杰老人这样慈心善举的事儿有很多，她把帮助别人当成自己的快乐。至今，老家的乡亲们常把这些陈年往事讲给晚辈们听，传承着她的善良和美德。

作息规律，生活自律。隋英杰老人一生中作息规律，该干活儿时干活儿，该休息时休息。进入老年后，仍然坚持晚上8点钟睡觉，早上5点钟起床，每天保证有午睡，这个作息时间基本不变。在她的影响下，多年来，家人也养成早睡早起、作息规律的好习惯。老人家一辈子吃三顿饭，不挑食、不偏食、不暴饮暴食，也不喝酒。50岁前吸过烟，但每天吸得很少。后来到北京给儿子看孩子，为了孙子的健康，自己主动戒了烟。

隋英杰老人喜欢清淡饮食，经常把生胡萝卜当水果吃。吃水果不喜欢太甜的，最爱吃的是菇娘和樱桃。时常吃鱼和猪肉，但从不多吃，每次猪肉吃两三块，鱼肉吃几口，不吃动物内脏。零食有时吃点小糕点，喝点牛奶或冲一杯奶粉。老人91岁时，子女们开始给她吃点蛋白质粉，一天两羹匙，已坚持五六年。老人有时也喝点茶水。

老人家一生特别勤奋，40多岁时随丈夫在农村生活6年，面对艰苦的生活条件和繁重的农活儿，从不叫苦，也不怕累。为帮助丈夫挣回全年口粮，她主动参加生产队劳动。为多挣点儿工分，专挑男劳力干的重活儿干。收工后回到家里也不闲着，照顾孩子，打理家务，缝缝补补，常常忙到深夜。90岁之前，能帮助子女们买菜做饭。95岁以后还能刷碗、擦地板，勤劳爱动是老人一生的好习惯。

隋英杰老人90岁之前无大病，从没住过医院。60岁之前满口牙齿全部掉光，但对饮食并没有太大影响。94岁时患白内障，之后做了复明手术，又重见光明。101岁因走路不慎致使膝盖骨摔裂，在子女们的精心护理下虽已痊愈，但需坐轮椅。子女们经常推着老母亲上公园、去菜市、逛花鸟市场、晒太阳，尽量创造条件让老人开心快乐。

纵观隋英杰老人的一生，其贤惠善良，待非自己所生的三个孩子如同己出，关爱有加；乐于助人，帮助别人不遗余力；饮食睡眠有规律，劳动运动不停歇，这些都是她健康长寿、乐享天年的根源所在。

第一章

第二章

第三章

第四章

南方——海南省五指山市五位百岁老人生活方式简介

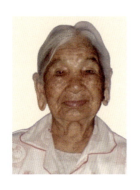

南方：何亚烈　117 岁

◆ 1904 年 1 月 20 日生
◆ 女
◆ 原籍：海南省五指山市番阳镇加艾村
◆ 现住址：海南省五指山市番阳镇
◆ 职业：农民

　　何亚烈生育过两个孩子，大儿子夭折，二儿子高中毕业考入医学院，后来当了一名医生。老人和丈夫一直在农村务农，独立生活。86 岁那年，二儿子将他们二老接到自己身边。六年后丈夫 102 岁时去世后，儿子、儿媳更加精心照顾老母亲的生活起居。多年来，老人在温馨和谐的家庭中安度晚年，尽情享受天伦之乐。

　　饮食清淡，喜欢喝粥。何亚烈老人饮食上非常讲究，最喜欢吃鱼茶和野菜。鱼茶是当地黎族、苗族招待客人的主要菜肴，也是传统美食，主要食材是高山熟稻米和淡水生鱼片，混合放入瓶中密封，经天然发酵后制成，味道鲜美。老人吃鱼茶时一定配山野菜，喝一点糯米酒，其乐无穷。她平时还喜欢吃山上的溪鱼、豆角等，很少吃肥肉，喜欢喝牛奶。每顿一碗饭、一碗菜，有什么吃什么，从不挑食。60 多岁时牙齿就掉光了，50 多年来一直喜欢吃软烂的米饭、蔬菜和鱼肉。换着做法喝粥，白粥、杂粮粥、蔬菜粥、八宝粥等，老人说粥油是米汤的精华，营养丰富。

　　生活规律，一生勤劳。何亚烈老人一直坚持每天吃三顿饭，什么都吃，什么都不多吃。每天晚上 8 点左右睡觉，早晨 6 点左右起床，中午一定睡一会儿。年轻时干农活儿十分利索，手拿一把锄头，肩挑一担水，走向田间，脚步轻盈。翻土锄草、提桶浇水、插秧割稻，不需任何人帮忙。在谈及自己长寿秘诀时，她说，就是不让自己太闲，每天坚持做一些体力活儿，既让日子过得充实，也锻炼了身体。60 多岁还到地里干农活儿，双手能提两大桶水去浇菜；80 多岁时，自己种家里的菜园子不要帮手；100 岁后，还经常自己洗衣服，用电饭锅蒸菜、蒸饭，到户外散步，在屋里有时来回推椅子，让全身动起来。

　　心态平和，家庭和睦。何亚烈老人慈祥善良，讲话不急不躁，从不发脾气，不骂人。她喜欢唱黎族情歌，跳黎族舞蹈，兄弟姐妹来家做客，她又唱又跳，逢年过节家人在一起，她都要唱一段、跳一曲，有时喝点米酒高兴了，也情不自禁地自己唱一曲、跳一会儿，乐观的心态让她无忧无虑。老人不仅能歌善舞，还喜欢看电视新闻节目，看抗日剧、看家长里短的故事片，感受人生百态，同时还喜欢给别人讲一段。老人的家庭非常和睦，儿子儿媳做错了事，她从不指责；老人有什么不对，儿子儿媳也不吱声。二儿子告诉我们："老人有老人的想法，子女也有子女的道理，遇到什么事情都不争辩，糊涂一会儿，一切都会过去。"

何亚烈老人一辈子不吸烟、不嚼槟榔。她一生无大病，只是到老年时，患上风湿性关节炎，遇到天气变化有时腿脚痛，颈部第4、5节椎体骨质增生。双眼曾患有白内障，101岁时做了复明手术，术后迅速康复。现在老人的身体基本无大病，健康又快乐。

当谈到何亚烈老人健康长寿时，二儿子邢明德医生总结为三点：一是老母亲性格平和，从来不急不躁，与人为善，与世无争；二是能吃、能睡，闲不住，不吃过荤过油腻的食物，作息有规律；三是一生中不吸烟、不喝酒、不嚼槟榔，喜欢唱歌跳舞，喜欢听广播、看电视，关心国家大事，豁达乐观。

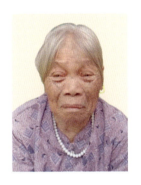

南方：王春梅　113 岁

◆ 1908 年 9 月 23 日生
◆ 女
◆ 原籍：海南省五指山市番阳镇孔首六村
◆ 现住址：海南省五指山市番阳镇孔首六村
◆ 职业：农民

王春梅出生在一个贫苦的农民家庭，受父母影响，从小就能吃苦耐劳。婚后生育七个女儿，老伴81岁去世时，还有两个女儿没有出嫁，母女三人一起生活了三年。72岁时开始独立生活，100岁时镇政府给她建了一间平房。她现已113岁，日常由亲属监护和村委会照顾，逢年过节女儿们从外地回来看望母亲，其余生活全靠自己。

饱经风雨，性格坚韧。王春梅老人一生历经千辛万苦，但从没表现出一点懦弱。日寇侵华时期，年轻漂亮的她，为了防备日本人的迫害，自己做主在脸上刺青；抗日战争时期，丈夫的弟弟参加了抗日队伍，在战斗中身负重伤，她参与营救，历时三天三夜，终于把人救回来；三年困难时期，她同男劳力一样修水库、造梯田，在山涧里种水稻，在山上种山兰米，从不叫苦叫累，被村里评为"妇女标兵"。老人一生含辛茹苦把七个女儿养大嫁人，可是她从来不向女儿们提任何要求。

王春梅老人在传奇的人生中，养成了坚韧不拔的性格。无论什么事情都由自己做主，强大的内心世界为一般人所不具备。到了老年，女儿们都争相提出赡养母亲，可她谁家也不去，非要在老屋里自己独立生活。百岁以后，老房子不能住了，乡政府为她盖了一间新房，虽然面积只有20平方米，但生活必需品样样齐全，小屋子被她收拾得干干净净。为了让老人安度晚年，村委会专门指定她的亲属为监护人，每天都要登门探视。逢年过节，女儿们都回家看望老母亲，与其团聚。平时乡政府供

第一章　第二章　第三章　第四章

应米、面、油。现在王春梅老人像年轻人一样，每天的日子过得有滋有味。监护人告诉我们，老人自己能克服的困难，自己能解决的问题，从来不麻烦子女和亲友，强烈的独立自主意识令人钦佩，与监护人相处也非常融洽。

勤劳乐观，饮食清淡。 王春梅老人从小家境贫穷，全靠自己勤劳的双手支撑着这个家庭。没有米吃就到山上开荒种地，种山兰米，要爬十多里崎岖的山路，日复一日，年复一年，锻炼出了好身体。没有菜吃，就到山上挖野菜。老人说，一家人都是靠吃野菜活过来的。到了老年不能到山上挖野菜了，就在房前屋后的小园里种菜供自己吃。现在 113 岁了，房前的一块菜地被她种得有模有样，菜品就有十几种。

老人年轻时家里人口多，买不起肉和海鲜，因此，也养成很少吃肉的习惯，一生饮食清淡。现在每日三餐多以野菜和小生菜为主，很少吃油和糖，盐也放得很少。到了老年，自己养几只鸡，逢年过节杀一只，改善一下生活，对她来说已很满足。

生活规律，习惯良好。 老人作息十分规律，晚上七八点钟就睡觉，早上五六点钟起床，每天按时吃三顿饭。据村里人介绍，老人从五六十岁时就是这样。一生不吸烟，不嚼槟榔，当我们问她为什么时，老人笑着对我说："烟和槟榔都会让人上瘾，凡是上瘾的东西，对身体肯定都有害处。"

村主任介绍说，老人享受低保，加上"长寿老人"补助，每月能有 1000 元的收入。生病有医保，现在也没什么大病，就是耳朵有点背。在乡政府和村委会的帮助下，在监护人照料下，生活上没有任何后顾之忧。老人年轻时乐于助人，村里很多人都受到过她的帮助，所以，现在很多人也愿意帮助这位老寿星。

监护人告诉我们：老人性格开朗，心态平和，善于自我调节情绪；生活独立，乐观向上；种菜吃饭都坚持自己去做，总不闲着；不吸烟，不嚼槟榔，不吃辛辣食物，这些都是老人健康长寿的重要原因。

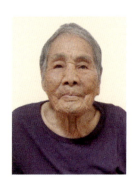

南方：王玉青　109 岁

◆ 1912 年 4 月 17 日生
◆ 女
◆ 原籍：海南省五指山市番阳镇毛组村
◆ 现住址：海南省五指山市番阳镇毛组村
◆ 职业：农民

王玉青一生育有三子两女，现在跟小儿子一家一起生活。40 多岁时丈夫去世，后来又有两个孩子先后早逝。突然的家庭变故没有把她击倒，老人家很快从巨大的悲痛中走了出来，带领子女们迅速开始了新的生活，在孩子面前充分展现出一个母亲的坚强果敢和对美好生活的追求与向往。

为人和善，能歌善舞。日常生活中，王玉青老人总是以理解和豁达的态度对待人和事，从来不与人闹矛盾，也从来不与人争辩是非曲直。与儿媳的关系如同亲生母女，与邻居相处如同兄弟姐妹。很多亲友和左邻右舍的姐妹们，有什么心里话也愿意向她倾诉。族群里的大事小情，都经常征求她的意见。老人家更是个热心肠，谁家有喜事、白事，她都主动张罗。有一位104岁的邻居好友王英强，亲密相处50多年，现在仍三天两头在一起聊天。老人的记忆力也好，每当回忆起年轻时的往事，总是眉飞色舞。

王玉青老人性格开朗，能歌善舞，直到现在，仍然如此。每当有客人来访或到重大节假日时，常会情不自禁地唱起黎族情歌，跳起黎族舞蹈。调研采访时，老人家说着说着就唱了一段《女放牛娃》，还是那样认真和专注。儿媳妇介绍："老人爱说话，看到儿孙们和熟人在门前路过，都是她先打招呼'干什么去？去干活儿？去喝酒？去唱歌、跳舞？'大家都喜欢她，愿意和她聊几句。"104岁时因不慎摔倒，腿部骨折住进医院。护士为了逗她开心，说花2万元钱买您一条腿行不行，老人一边比画一边下地走几步，开心地说："多少钱也不能卖呀，我还得留着它跑步呢！"

饮食清淡，生活规律。老人一生生活规律，太阳落山就上床休息，太阳出来就下地干活儿，每天一觉能睡到天亮，中午还要睡上一小时。饮食上从来不挑食，不偏食，五谷杂粮什么都吃，喜欢吃鱼头、蔬菜和喝牛奶，不愿吃肥肉，很少吃糖。爱吃白菜、地瓜叶等蔬菜，喜欢吃西瓜、香蕉、柑橘、苹果等水果。每天吃饭时间基本固定，早上6点，晚上6点，中午11点半，都很准时。80岁之前喜欢喝点米酒，后来滴酒不沾。一直喜欢喝山泉水，她说山泉水甘甜没有污染。经常用凉水洗澡，从不吸烟、不嚼槟榔、不吃辣椒。

一生勤劳，坚持运动。王玉青老人青壮年时就爱劳动，到地里插水稻、栽地瓜、种蔬菜。经常上山挖野菜，往返十几里也不嫌远，辛辛苦苦把五个孩子抚养大。后来当了妇女队长，带领全村妇女劳作，样样农活儿都会干，身体锻炼得结实硬朗。八九十岁时经常做一些家务，如做饭、洗菜、洗衣服、喂鸡鸭。年过百岁仍闲不住，天天扫地、擦桌子，拿着笤帚拍苍蝇，帮助邻居赶鸡鸭。与老人座谈时，她还高兴地拿来笤帚做拍苍蝇的示范。平时没什么事儿了，也要在走廊和庭院里走来走去。老人说："有能力做做运动，是最简单最有效的长寿之道。"老人的观点正好应验了英国的那句谚语："没有一个长寿者是懒汉。"

小儿子胡卫君告诉我们："老母亲乐观开朗，喜欢交流，一说一笑，从没见她生过气，发过火，人缘可好了；生活非常规律，到点吃饭，到点睡觉，100岁后仍如此；老人一生勤奋好动，爱劳动，爱活动，总也闲不住，这些可能就是老母亲的长寿秘诀。"正当我们说到此时，王玉青老人挂着拐棍，自己从门口的五六步台阶上走了一个来回，让在场的所有人都感到惊讶和佩服。

第一章
第二章
第三章
第四章

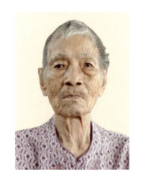

南方：王英强　104 岁

◆ 1917 年 6 月 6 日生
◆ 女
◆ 原籍：海南省五指山市番阳镇毛组村
◆ 现住址：海南省五指山市番阳镇毛组村
◆ 职业：农民

　　王英强出身农民家庭，以种地为生。她生育了四个孩子，两子两女。老伴 90 岁时去世，现与小儿子一家共同生活。王英强老人说："1950 年，她曾参加海南琼崖纵队送粮队，有一次与男同志一起，行军 10 天 10 夜，冒着枪林弹雨，把粮食送到海南岛前线部队，受到部队奖励。"后来担任妇女队长、妇女代表，带领全村妇女修水库、建梯田、种水稻，同男劳力一样干活儿。

　　饮食清淡，食物多样。王英强老人胃口很好，在饮食上向来不挑剔，什么都吃。平时最爱吃蔬菜、水果、土豆、地瓜，每天三顿饭，以蒸煮为主，定时定量，从不多放油盐。老人 70 岁时牙齿全部掉光，后来她就爱吃软一点、烂一点的食物。愿意吃肥一些的猪肉，但不多吃，一直保持比较苗条的身材。老人一生爱吃甜食，年轻爱吃甜水果，到了老年爱吃饼干、蛋糕、糖果、饮料等，家人不让她多吃。老人愿意喝牛奶，每天至少还要喝 5 大杯白开水。

　　热爱劳动，经常活动。老人年轻时就非常勤奋，刚结婚时经常回娘家，往返 20 多千米路都是步行，从不说累。在生产队劳动时，与男社员一样出力，什么活儿都干，从来不叫苦。实行山林土地承包后，自己在山上种山兰米。这种庄稼不用施肥，不喷农药，也不用浇水，全靠自然生长的野生水稻，具有很高的营养价值和药用价值。她每天在山上劳动十几个小时，回到家里还要做家务，除了睡觉没有歇息的时候。到了百岁之后也闲不住，自己洗衣服、叠被子、打扫室内外卫生，帮助儿媳妇和孙子干一些力所能及的家务活儿。孙子回忆说："从我记事儿起，就没见到奶奶闲过，总爱找活儿干，每天早睡早起，生活特别规律，104 岁了还动手擦桌椅，帮助择菜，'生命在于运动'这句话在奶奶身上体现得淋漓尽致。"

　　性格温和、能歌善舞。王英强老人性格乐观随和，总是乐呵呵的，和谁都能处得来，谁家有困难她都主动帮忙。在 20 世纪 60 年代艰苦的岁月，丈夫带回来的野猪等猎物，她都给左邻右舍分着吃。在家族中，她拿得起放得下，当家主事有威信。逢年过节，全家聚在一块儿，她带头唱黎族歌、跳黎族舞，和她在一起的人都能体会到和谐与快乐。老人到了百岁高龄也不甘寂寞，每天看看电视，与邻居聊聊天，在室外观观景，进屋里打扫卫生。作息也十分规律，晚上九点前睡觉，早上五六点钟起床，中午一定要睡上一小时，永远保持良好的精神状态。老人没有"隔夜愁"，遇到什么烦心事，睡一觉一切都云消雾散。

远离烟和槟榔，适量喝点米酒。王英强老人一辈子不吸烟，不嚼槟榔，不吃辣椒。年轻时喝点糯米酒，都是助兴酒，从来不多喝，到了老年，只有逢年过节时才少喝一点。老人家 70 岁之前没得过病，偶尔腰酸腿痛，热敷一下就好了。将近 90 岁时患上了白内障，眼睛看东西有点模糊，100 岁之后生活依然能够自理。自己经常在屋里屋外走来走去，依然保持爱活动的习惯。

当谈到老人长寿时，小儿子告诉我们：老人乐观无忧，与人为善，一辈子与婆婆、妯娌、儿媳之间未红过脸；热爱劳动，总不闲着，累了坐一会又去干活儿；不吸烟，不嚼槟榔，热爱唱歌跳舞；生活规律，平淡知足。

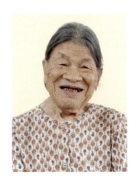

南方：胡英令　103 岁
◆ 1918 年 5 月 12 日生
◆ 女
◆ 原籍：海南省五指山市番阳镇毛组村
◆ 现住：海南省五指山市番阳镇毛组村
◆ 职业：农民

胡英令老人出生在一个农民家庭，既经历过饥荒、战乱，也享受了当今的太平盛世。在过去靠吃野菜、野果子充饥的年代，曾因食用不当中毒，险些丧命。在农村生产合作社时期，曾担任妇女主任。老人一生育有两子两女，老两口一直和小儿子住在一起，共同生活将近 60 年，丈夫 90 岁时去世。

性格开朗，乐于助人。胡英令老人心态平和，心胸宽广，不爱计较，邻里关系十分融洽，对别人的缺点能包容，跟任何人交往都不会生气，人缘特别好。年轻时在生产队担任妇女主任时，带领姐妹们参加农田基本建设，进山劳动，种植椰树、水稻和山兰米，连男社员都佩服她。她经常教育子女好好做人，并以自己的言行举止去影响他们进取向上。由于老人言传身教，孩子们都很优秀，成家后各个家庭美满、生活幸福。小儿子任村主任多年，群众信服。老人心态好，乐助人，爱家人，也爱全村的人，越活越年轻。神奇的是 90 岁前的白头发，现在又变黑了，令全村人羡慕。

生活规律，吃动讲究。老人一生作息规律，生活自律。晚上 8 点多就睡觉，早上 6 点钟就起床，每天一小时的午睡，基本不变。一辈子每天吃三顿饭，饮食上注意荤素平衡，油盐较少，多蒸多煮。平时爱吃蔬菜、水果、土豆、地瓜、豆腐。最爱吃地瓜叶、葫芦瓜、鱼虾螃蟹，吃肉愿意吃肥肉，但自控不多吃。一生勤劳能干，在生产队时带领妇女们干农活儿，什么活儿都会干；回到家里做家务，洗衣做饭，

第一章

第二章

第三章

第四章

洗洗涮涮，样样都干净利落。90岁以后自己还能种菜、种地瓜、养猪，到地里薅草间苗。冬天洗冷水澡，常年自己洗衣服。老人常说："干活儿一刻也别停，一旦停下来就老得快。"

习惯良好，家庭和睦。老人一辈子充满正能量，不吸烟，不嚼槟榔，不赌博，不贪酒。年轻时喝点米酒，到了老年逢年过节也要喝点助兴酒，但不多喝，也没喝醉过。老人和丈夫从不吵架，即使丈夫做错事，她也不去责备。家庭中始终保持敬老、孝老的优良传统，她对双方老人都特别孝顺，对自己的儿孙们爱而不娇惯，严厉而不苛刻。教育孩子们吃饭时要细嚼慢咽，碗里不剩饭，注意勤俭节约；在家里尊长辈、有礼貌；在学校敬师长，爱学习；在外面不打架，懂仁义等。在老人的影响教育下，孩子们长大后都知书达理、勤劳谨慎、仁义善良，受到人们的称赞。

当谈起胡英令老人长寿原因时，小儿子说："一是老母亲心态平和，凡事顺其自然；二是饮食节制，粗茶淡饭；三是勤劳好动，终身劳作；四是家庭和睦，子女孝顺；五是一辈子没生过大病，这些都是老人健康长寿的主要因素。"

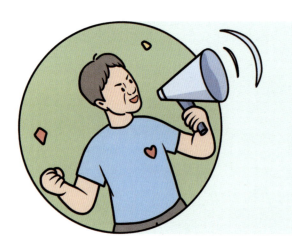

我总结：

寿百岁，养天年，
良好习惯恪守严，
心态平和不嫌厌，
幸福人生美梦圆。

第四章 人生感悟，自己健康自己做主

人这一辈子，只有健康和生命属于自己

人这一辈子，必须养成健康的生活方式

人这一辈子，自己才是健康和生命的总导演

人这一辈子，只有健康和生命属于自己

> 进入古稀之年，再回望自己走过的路，使我对健康和生命又有了全新的认识和更深刻的感悟。
>
> 感悟之一：人这一辈子，只有健康和生命属于自己。无论你处于哪个年龄段，无论你从事什么职业，无论你做任何事情，都应把健康放在首位。牢记生命至上，健康第一。

1. 健康是人生最大的财富

当一个人因为患病而失去了健康的身体，或者不能工作，或者不能自理，甚至还要支出大笔的医疗费，不仅自己痛苦，也给家庭带来了沉重的负担。

我认识一位出租车司机，40多岁时因脑梗死导致偏瘫。妻子被迫辞去工作，一面护理他，一面还要靠做钟点工，挣点生活费和孩子的学杂费。家庭一贫如洗，生活举步维艰。

还有一位50多岁的机关干部，突发脑出血，在医院重症监护室里抢救近二十天，仅自付部分的医疗费就超过18万元，用尽了家里全部积蓄。夫人成了他的专职护工，一家人的生活仅靠他一个人的基本工资维持，其困难程度可想而知。

现实生活中，这样的事例举不胜举。尽管国家出台了多项大病救助政策，但对于本来收入就不高的家庭来说，一位家庭成员一场大病，医疗费中的自费部分就成了他们的巨大负担，由此造成很多家庭因病致贫或因病返贫。所以说，健康才是人生最大的财富。

2. 健康是人生最大的尊严

当一个人突然半身不遂，卧床不起，脖子上伸出了一根管子来呼吸、鼻子插上一根管子进流食时，自己会感到失去了做人的尊严。

我认识一位民营企业家，也是当地有名的社会活动家，他患上了脑卒中已卧床一年多。当我去看望他时，过去风度翩翩的形象已经荡然无存。现在的他，语言表达不清，嘴里口水不断，下床走路相当困难。他夫人对我说："自从卧床后，他不希望见到任何人，总觉得自己没面子。"

有一天我在广场散步，意外遇见了一位认识多年的电气工程师。昔日的气宇轩

第一章

第二章

第三章

第四章

昂早已不见，现在口眼㖞斜，一瘸一拐地在走路锻炼。他见到我后，满脸苦笑地对我说："两年前患脑出血，留下了严重的后遗症，没法治了，能坚持走路锻炼是我最后一招。"说完，有些难堪地转身离开。

还有一位多年的老同事，我听说他病了，专程去看望他。但他已经不能说话了，用手比画着与我交流。他的夫人含着眼泪告诉我："因为是咽癌晚期，导致耳聋和失语。目前只能从脖子下引出一根管子来呼吸，从鼻子插进一根管子进流食。"此刻的老同事，面部没有一点表情，却主动避开了我的目光。

人患上大病以后，自己总觉得没面子，没尊严，这是可以理解的。人的气质和尊严是建立在健康的基础上，一场大病就有可能让你的一切化为乌有。然而，既然走到了这一步，就要学会以病为伴，与病同行。多向医生请教，坚持个性化的治疗和康复是最佳的选择，积极向上，自强不息是战胜一切病魔的有效法宝。

3. 健康是人生最大的幸福

有一首歌词虽然特别通俗，但是说的都是大实话："满桌佳肴，你得有口牙，腰缠万贯，你得有命花，垄沟里刨食是快乐好汉，病床上数钱那是傻瓜。"它告诉人们，健康才是人生最大的幸福。

我有一位朋友，曾经事业辉煌，家庭美满，就是因为多年不健康的生活方式而导致突发脑出血。虽然经过抢救脱离了生命危险，但是落下了半身不遂的毛病，行走困难。自从患病后，性格越来越孤僻，脾气也越来越大，动不动就又吼又骂，很多朋友都离他远去，在家养病已十多年。他的夫人对我说："人这一辈子，只要没病，没啥都行，十多年来我是吃尽了苦头。"是啊，一个原本幸福的家庭，就因为一个人的倒下而苦不堪言。

我在日常生活中也经常遇到这些情况：丈夫有病，妻子天天在医院陪护；妻子住院，丈夫起早贪黑地去送饭；子女患上大病，父母到处找医院、找医生，不惜倾家荡产等，不仅身体和心理承受巨大痛苦，家人也耗费着精力和财力，家庭幸福、人生快乐全部化作了泡影。

4. 健康是人生最大的责任

多年来，我曾有三位最知心朋友英年早逝，最大的 56 岁，最小的仅 43 岁，至今想到他们，心里依然酸楚。一个人的健康不仅属于自己，也属于配偶、子女、父母、兄弟姐妹等一家人。有多少人英年早逝毁了家庭，爱人生存无靠、衣食不保；有多少人英年早逝抛下子女，使孩子在痛苦的阴影中艰难成长；有多少人英年早逝抛下了父母，白发人送黑发人，造成了难言的悲哀；又有多少人英年早逝，离开了心爱的工作岗位，令事业蒙受损失，让同事和朋友痛惜、怀念。

因此，有人把健康和生命比作"1"，把人生的其他要素比作"0"，如学历、职称、岗位、地位、荣誉、金钱、家庭、爱人、子女、朋友等。如果有了健康和生命这个"1"，后面的"0"越多越有意义；如果没有健康和生命这个"1"，后面有多少个"0"都没有任何意义，一切等于零。

世界卫生组织前总干事长李钟郁，61岁脑血栓去世；美国苹果公司创始人乔布斯，56岁胰腺癌去世；著名演员高秀敏，46岁突发心脏病去世；著名演员侯耀文，59岁突发心脏病去世；沈飞集团原董事长罗阳，51岁心肌梗死去世；同仁堂集团前董事长张生瑜，39岁因心脏病去世；均瑶集团前总裁王均瑶，38岁因肠癌去世；中央电视台主持人罗京，48岁因淋巴癌去世……

他们年纪轻轻就离世了，可见没有了健康，失去了生命，其他的任何存在都没有了意义，因此，健康才是人生最大的责任。

所以，我真切地感受到，健康是财富，健康是尊严，健康是幸福，健康是责任，只要健健康康地活着，才是人生最大的成功。

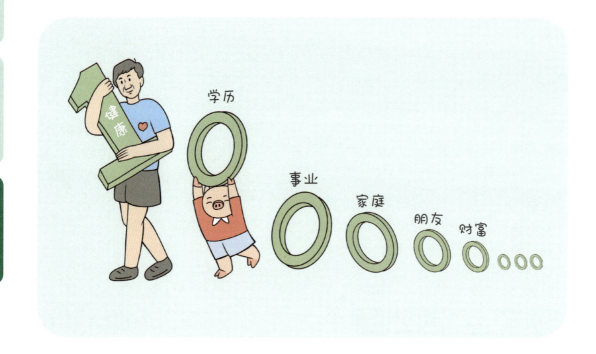

二 **人这一辈子，必须养成健康的生活方式**

> 感悟之二：人这一辈子，必须养成健康的生活方式，你才能不生病，少生病，晚生病，不生大病，并且行动得越早越好。因为，生活方式直接影响和决定你的健康和寿命。

1. 健康最大的敌人是自己

有些人嘴特别馋，啥香吃啥，无肉不欢；有些人身子特别懒，出门就坐车，上二楼也乘电梯，一步路都不愿意走；有些人特别喜欢熬夜，不到后半夜不睡觉，白天睡懒觉；还有些人特别有脾气，不是发火就是生闷气，总觉得谁都对不起他……

我有一位同事，特别能吃肉，从来不运动，1.78 米身高，体重 120 千克，不到 40 岁就因为心肌梗死去世。还有一位朋友，不到凌晨 2 点不睡觉，长年喝饮料，经常与员工发脾气，不到 50 岁患上了胃癌。事实证明，所有慢性病都是自己"制造"出来的。

2. 健康最大的陷阱是欲望

有些人吸烟有瘾，整日吞云吐雾；有些人喝酒有瘾，每天酒气熏天；有些人打麻将有瘾，一天不玩就抓耳挠腮；有些人看手机有瘾，一时不看就坐立不安；还有些人下饭店有瘾、叫外卖有瘾、吃烧烤有瘾、喝饮料有瘾等，胡吃海喝，乐此不疲。殊不知，这些欲望一旦成瘾，就变成了陷阱，就变成了疾病，甚至会导致死亡。

我有一位同事，吸烟、喝酒的瘾都很大，去饭店更是成瘾，46 岁因脑出血死亡。还有一位老乡，吃烧烤有瘾，喝高糖饮料更有瘾，不到 40 岁，身体严重肥胖，突发心肌梗死离世。这些例子说明，他们跳入了自己制造的陷阱。

3. 健康最大的误区是偏见

有些吸烟者，一提戒烟就拿别人当挡箭牌，说"我爷爷抽烟活到了90多岁！""某某人 100 多岁还抽烟呢！"有些肥胖者，一提减肥就找借口，说"我吃什么都发胖。""我喝凉水都长膘。"有些不运动者，一提运动就狡辩，说"总走把膝关节都磨坏了。""王八不动更长寿。"还有些人一说到少吃点肉，少吃点盐，少吃点油，少喝点酒时，马上反驳，"这也不让吃，那也不能喝，人活着还有啥意思？我宁可吃死，决不馋死。"……

在我们身边有很多这样的人，总认为自己干啥都是对的，说啥都有理，思维固化，行为偏执，最终酿成了大病。我在企业工作时就有这样一位同事，对于健康的生活方式，从来不听别人的意见，我行我素，不到 50 岁就因为胡吃海喝患了好几种心血管疾病。偏见毁了很多人的健康，害了很多人的性命，教训十分惨痛。

4. 健康最大的危险是无知

我曾遇到过很多因为无知而导致家庭悲剧的例子。年轻夫妇，由于缺少家具污染防护知识，致使他们 6 岁的孩子甲醛中毒夭折；亲哥俩长期吸烟，双双患上肺癌，导致早逝；有一家四口，父亲和两个儿子一个女儿，个个嗜酒如命，他们都因为患上肝癌而死亡……从某种意义上说，他们是死于无知、死于愚昧、死于不健康的生活方式。

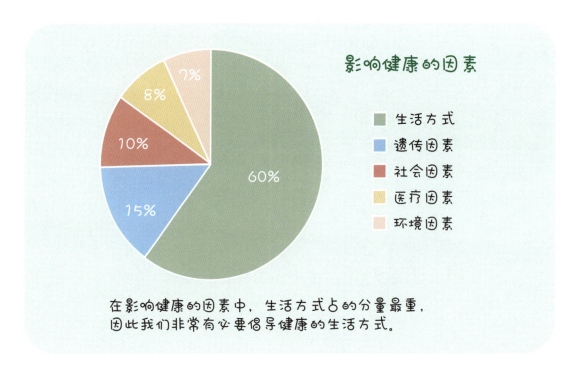

在影响健康的因素中，生活方式占的分量最重，因此我们非常有必要倡导健康的生活方式。

世界卫生组织对影响健康的因素总结是：健康 = 60% 生活方式 +15% 遗传因素 +10% 社会因素 +8% 医疗因素 +7% 环境因素。由此可见，生活方式对人的健康和寿命十分重要。如果每个人都能认识到自己生活方式存在的短板，并能及时修正自己，也许就能更健康、更长寿。

三　人这一辈子，自己才是健康和生命的总导演

感悟之三：人这一辈子，自己才是健康和生命的总导演。在这个世界上，没有任何人能代替你生病，也没有任何人能代替你承受疾病的煎熬，更没有任何人能代替你死亡，只有自己才是健康管理的第一责任人，自己的健康自己做主。而且不要等，应从现在开始，同时做好"三个自己"，即立刻改变自己，不断培训自己，严格管控自己。

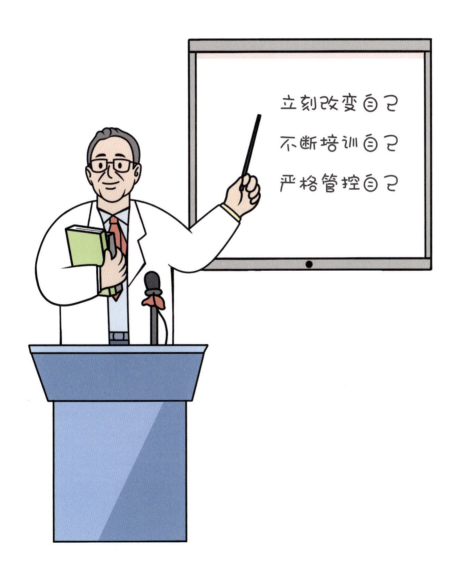

第一章

第二章

第三章

第四章

1. 立刻改变自己

如果你已经意识到生活方式不健康，那就不妨换个活法，立刻尝试改变自己。即由过去的傻吃、胡喝、瞎抽、茶睡、懒动等不健康生活方式，调整为少吃、多动、睡足、戒烟、限酒等健康生活方式。通过我 16 年的实践证明：不健康的生活方式，是导致我曾经身体肥胖和患上十余种慢性病的罪魁祸首；养成了健康生活方式，又是我减肥和所有慢性病康复的灵丹妙药。

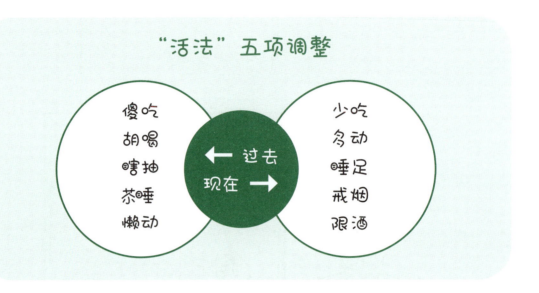

2. 不断培训自己

如果你对健康知识了解得还不够多，那么，为了自己的健康，就把去饭店、喝大酒、打麻将、睡懒觉的时间放弃，开始培训一下自己。

想要成功减肥吗？就应该把胡大一教授提出来的"健康口诀"牢牢记住："饭吃八分饱，日行万步路，少吃多动自然瘦。"并让它变成自己的实际行动。

想要把已经患上的慢性病治好吗？请把胡大一教授提出来的"慢病健康五大处方"落到实处。即治标找医生，对症下药，应用好"药物处方"；治本靠自己，改变不健康生活方式，应用好"营养处方、运动处方，精神心理 / 睡眠处方和戒烟限酒处方。"只有彻底改变不健康的生活方式，你服用的药物才能发挥最大的作用，你进行的治疗才能有更好的疗效，以达到标本兼治的目的。

想要一生不生病、少生病、晚生病、不生大病吗？就要把世界卫生组织提出来的"健康四大基石"和胡大一教授提出来的"健康长寿三字经"学懂弄通，做实做好。

世界卫生组织健康四大基石：合理膳食，适量运动，戒烟限酒，心理平衡。

胡大一教授健康长寿三字经：管住嘴，迈开腿，零吸烟，多喝水，好心态，莫贪杯，睡眠足，别过累，乐助人，心灵美，家和睦，寿百岁。

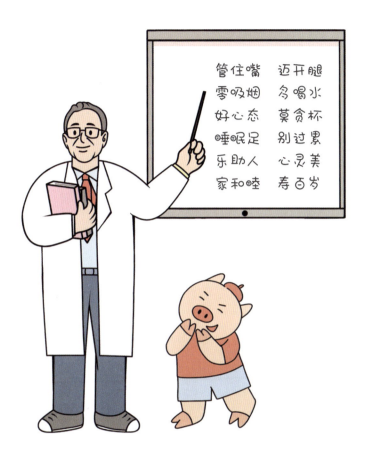

第一章

第二章

第三章

第四章

3. 严格管控自己

只有管控好自己健康的人，才能管理好自己的人生。当你认识到健康的重要性，又学到很多养生保健知识，就要把"健康四大基石"和"健康长寿三字经"具体化，落实到日常生活的一点一滴当中。

（1）我对胡大一教授"健康长寿三字经"的解读。

管住嘴，并不难，膳食宝塔记心间，三餐只吃八分饱，严格控制油糖盐。

迈开腿，成自然，日行万步不间断，主动行走六千步，快走三千出点汗。

零吸烟，离病远，老少铭记保平安，烟是死亡加速器，无数亡魂葬里边。

多喝水，定时间，饮水不逊日三餐，每天八杯白开水，生命健康有源泉。

好心态，胸怀宽，祛病防患胜灵丹，为人处世皆宏量，终生快乐赛神仙。

莫贪杯，也尽欢，怡情何须酒杯端，劝酒如同劝生病，伤心伤脑又伤肝。

睡眠足，精神满，早睡早起守时间，午休小睡是充电，精力充沛避疾患。

别过累，会休闲，轻松愉悦每一天，工作休息两不误，凡事有度不极端。

乐助人，存善念，仁慈博爱多奉献，赠人玫瑰手留香，大爱无疆情无限。

心灵美，德在先，厚德载物容世间，修好五德益五脏，德行圆满心自安。

家和睦，人平安，感恩百善孝为先，夫妻恩爱白头老，兄弟姐妹心相连。

寿百岁，养天年，良好习惯恪守严，心态平和不嫌厌，幸福人生美梦圆。

（2）我每天做好的"八件事"。

① 晚上睡足 7 ～ 8 小时。

② 回家吃好三顿饭。

③ 日行万步路。

④ 保持好心态。

⑤ 喝好九次水。

⑥ 两餐之间吃水果、坚果。

⑦ 一定做到零吸烟。

⑧ 最好滴酒不沾。

（3）我的健康快乐每一天（见表 4-1）。

表 4-1

大约时间	主要日程	具体内容
5:00	起床	晚上睡足 7 ～ 8 小时，"日出而作，日落而息" 起床前做"自我保健四宜"，即干洗头 300 次，干洗脸 200 次，按摩鼻通穴、迎香穴各 200 次，同时提肛 300 次。 小便后，定期量体重。 起床后喝白开水 200 毫升。
5:10	自学	学习 30 分钟左右，做什么工作学什么。从 54 岁开始，重点学习养生保健知识。
5:40	晨练	健步走 30 ～ 60 分钟。其中快走 30 分钟，每天晒太阳 20 分钟。
7:00	早餐	早上"皇帝餐"，营养丰富。饭吃八分饱，食物多样化。 餐后喝牛奶 250 毫升，然后漱口。

续表

大约时间	主要日程	具体内容
7:30	刷牙	早餐 20 分钟后刷牙，时间 3 分钟，采用"水平颤动浮刷法"。
8:00	上午工作	把工作当责任，当兴趣，干一行爱一行。 8:00、9:30、11:00 三个时段，每次喝白开水或淡茶水 200 毫升。 9:30 吃水果 150 克左右，吃后漱口。
12:00	午餐	午间"平民餐"，荤素搭配。饭吃八分饱，食物多样化，餐后漱口。
12:00	午睡	睡眠 30 分钟左右，中午不睡，下午崩溃。
13:00	下午工作	把工作当学问，当乐趣，干一行专一行。 13:00、14:30 两个时段，每次喝白开水或淡茶水 200 毫升。 15:00 吃水果 150 克左右，坚果 10 克左右，喝酸奶 100 毫升，吃后漱口。
18:00	晚餐	晚上"乞丐餐"，早吃、少吃、吃素、吃软。 常回家吃饭，饭吃 7 分饱，吃一个鸡蛋，餐后漱口。
19:00	运动	晚餐 30 分钟后运动，集中走 2000 步左右，全天达不到一万步时，睡觉前补齐。 周一、周五各做一次上斜俯卧撑，每次做 4 组，每组做 20 个。 每天做一次平板支撑，每次做 80 秒。
20:30	睡前	刷牙 3 分钟。 热水泡脚 20 分钟。 喝白开水 200 毫升左右。
21:00	睡觉	一天生活就要结束了，总的原则是：生活要简单，追求要高尚，欲望要有度，得失要想开，心静自然眠。

　　在人的一生中，想要自己的健康自己做主，就必须养成健康的生活方式，即合理膳食、适量运动、戒烟限酒、心理平衡、充足睡眠、生活规律。事实证明，养生保健应从未病时做起、从年轻时做起、从当下做起，只有这样，健康幸福才能与您终生相伴！

第一章

第二章

第三章

第四章

结束语

2022 年 5 月 1 日清晨 5 点，我写下了书稿的最后一行字。这时的海南陵水仍然天光未亮，万籁俱寂，而在我的东北老家，早已是日上三竿、街市喧嚣了。我搁下笔，靠在座椅上如释重负，但又有些许失落。历时十年，从东北到海南像一只候鸟，万里往返奔波，行囊中越积越厚的书稿，到今天终于完成了。抚摸着它，就好像抚摸着已长大的孩子，眷恋之情油然而生。

2012 年退休，到现在整整十年，笔芯用空了几十盒，写下的手稿和废弃的纸张恐怕两车后备箱都难以承载。十年来，写作基本成为我生活和工作的全部。为了它，绞尽脑汁、费尽心血，在学习中反复实践，在实践中不断总结，在总结中又细心领悟；为了它，夜以继日，须臾未曾放下。为了求证一个重要观点，不远千里去拜访相关专家；为了调研一个鲜活事例，不辞辛苦长途跋涉、翻山越岭去采访百岁老人；为了实践一项生活方式，三餐食物中，一碗一盘称重量、数品种；健步行走中，一分一秒数心率、算步数；日常喝水时，上午下午记杯数、算总数；每天睡觉时，晚间算小时、午间记分钟；遇到问题时，平心静气找答案，千方百计查资料……然后，再回到案头进行梳理。曾经几次毁掉原稿，另起"炉灶"，直到让自己感觉满意。今天，终于把它完成了，但仍然心怀忐忑，因为我还不知道广大读者朋友会给这份"考卷"评判出什么分数。

动笔之初，我的想法比较简单。《我的健康我做主——跟随胡大一教授学健康》这个讲演稿我早已烂熟于心。心想，只要把十几年来学习、实践、观察、总结的东西记录整理出来，形成一本小册子，送给身边的人就可以了。一则，把我的健康经历告诉大家，健康应从年轻时做起，从无病时做起，从当下做起，让人们不要走我的弯路。二则，提醒大家，尽早养成健康的生活方式，并融入日常工作、学习、生活之中。三则，如果现在已患上了某种慢性病，治标尽快找医生，对症下药。治本一定靠自己，彻底改变不健康的生活方式，自己健康自己做主。只有 14 亿多国人都健康，才能实现"健康中国"的宏伟目标。想归想，实际操作起来远比当初设想的要难得多。文字落到纸上才能成文，框架合理搭建起来才能成书。完成一部书，犹如在编织一片硕大的渔网，一纲一目的准确、每针每线的清晰，不能有半点差池。结果，这片网越织越大，线越拉越长，原计划几万字的小册子竟然变成了 36 万字的图书。

性格使然，半途而废从来就不是我的作为，无论如何也要把它完成，不到书成誓不休。今年，恰逢我 70 周岁，本书的完稿，也算是给自己制作了一份特别的生日礼物，让我的亲人和广大读者朋友一起分享，也同时献给我远在天堂的双亲。

十年的艰辛写作，是人生难得的重要经历，更是我一生的宝贵财富，辛苦着也幸福着，所有的一切都值得回味与留恋。写作的过程，也让我感受到了人间的真情与温暖。一部拙作，蕴含着众多朋友的无私帮助和无偿付出。虽然说是大恩不言谢，但我还是要把感谢二字在结语中记录下来，留给我的子孙后代，让他们永远铭记在心。

感谢我国首席健康教育专家王陇德院士，是他的力作《掌握健康钥匙》，开启了我健康心智的大门，为我指明了人生的健康之路。而且，在百忙中仍为本书行文作序，无疑为这本书增加了厚重的光彩。

感谢卫生部原副部长、国家中医药管理局原局长王国强同志，是他给我确定了演讲题目——《我的健康我做主》。让我跟随胡大一教授，深入乡村、社区、机关、学校、医院、企业、工厂、军营，用现身说法的方式讲健康，用自身经历做证明，让每个人都是自己健康和生命的总导演，每个人都是自我健康管理的第一责任人。最终，《我的健康我做主——跟随胡大一教授学健康》成为本书的书名。

感谢恩师，我国著名心血管病专家、医学教育家、国家卫生部首席健康教育专家胡大一教授。是他的《健康从"心"做起》让我学会改变自己、学会慢性病的预防和康复、学会养成健康生活方式。在我十年的写作过程中，胡大一教授多次悉心指导，增删批阅，这是本书成功出版的关键所在。

在我学习、实践和写作的过程中，还荣幸得到了诸多专家、学者的无私指导和帮助，在此一并感谢，不分先后。

感谢中国营养学会副理事长、北京大学第三医院运动医学研究所营养生化研究室主任、《中国居民膳食指南（2022）》修订专家委员会副主任常翠青教授；

感谢首都体育学院体医融合创新中心原主任、中华预防医学会体育运动与健康分会主任委员郭建军教授；

感谢北京协和医院神经内科原主任、国家卫生部首席健康教育专家李舜伟教授；

感谢北京大学人民医院医学心理科副主任医师曲姗博士；

感谢南方医科大学中医药学院曲宏达教授；

感谢原中国人民解放军第三〇九医院全军骨科中心副主任、脊柱外科主任李宏伟教授；

感谢吉林日报社原总编辑，吉林省文联党组书记、主席陈耀辉同志；

感谢光明日报社大健康版副主编田雅婷同志；

感谢中国抗衰老促进会常务理事兼副秘书长、中国抗衰老促进会慢病防控工作委员会总干事高凡迪博士；

感谢吉林日报社科教卫部主任刘怀同志；

在本书成书过程中，多次得到《健康时报》社副总编辑赵安平老师的指导，同时得到东北二人转剧作家宫庆山老师、吉林省农安县原计划生育局办公室主任王长文同志、中冶交通建设集团东北分公司程萍萍同志、吉林科学技术出版社编辑张延明同志的长期指导和帮助，在此深表谢意。

在历次讲座和本书出版过程中，又得到了刘斌、黄连军、王国辰、王乐民、孟晓萍、张显吉等同志的支持和帮助，在此表示感谢。

由于本人学历、经历、阅历有限，书中涉及的养生保健知识，都是我年过半百后学习和实践的总结，体会不深，感悟肤浅，语言欠缺，有些专业术语、专家论述、名人名言的引述、表述可能不够准确，其他方面也可能有疏漏或错讹之处。敬请各位专家、学者和读者朋友不吝赐教，本人不胜感激。

中国抗衰老促进会慢病防控工作委员会副主任

吉林省健康管理学会副会长

吉林省健康协会副会长

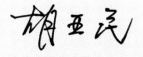

2022 年 5 月 4 日